JN330731

「写真で見る 姿勢均整術と整復手技」正誤表

訂正箇所		（誤）	（正）
p.6	目次 第5章 5行目	サーモグラフィ	サーモグラフィー
p.7	目次 第7章 3行目	足指関節・捻挫の場合	足関節捻挫の場合
p.10	参考文献［参考］欄	仙椎	仙骨
p.16	右下［参考］	もまず姿勢のゆがみ…	左より各写真下に(A)、(B)、(C)を付す
p.36	参考文献 3行目	（心筋反射）	（伸筋反射）
p.57	本文6行目	6. まず姿勢のゆがみ…	左より各写真下に(A)、(B)を付す
p.76	見出語	2. 上腕骨外側上顆炎	2. 上腕骨外(側)上顆炎
p.79	本文 2行目	指頭で触診する	指腹または指頭で触診する
p.90	腰椎の水平断面図	数字13脱落	13は1と2の中間層で触診に入る
p.91	本文 2行目	走行に合わせて、引き伸ばし…	走行に合わせて、軽く引き伸ばし…
p.117	本文 1行目	受者は仰臥位、	受者は伏臥位、
p.127	右下［所見］末尾に補足	…に付けておいて両足を操作する。	…に付けておく（両足を操作）．（江戸川病院医師コメント）
p.139	本文 9行目見出	モアレトポグラフィによる実験：	削除
p.142、144、146	図中	左手間接	左手関節
p.153	写真見出語	刺激前の左脊柱起立筋	「の左脊柱起立筋」を削除
p.157	参考文献 同追加	三角巾テープ……p.26	削除 橋本辰幸：3.三角筋テープ．キネシオテービング THE SPORTS（加瀬建造・監修），p.26. スキージャーナル㈱, 1999
p.177	本文 5行目	予備範囲をこえるものについても判断の材料となる	（この部分削除）
p.183	上写真 下写真		左より各写真下に(A)、(B)、(C)を付す 左より各写真下に(A)、(B)を付す （なお、右写真中の踵腓靱帯の引出線の先端は点線内まで伸ばす）
p.277	小文字（ ）部分	(13mm幅を……)	*（13mm幅を……）
p.277	②の文末に追補		（MP関節は軽度屈曲にする）

写真で見る

姿勢均整術と整復手技

長谷 愼一 著

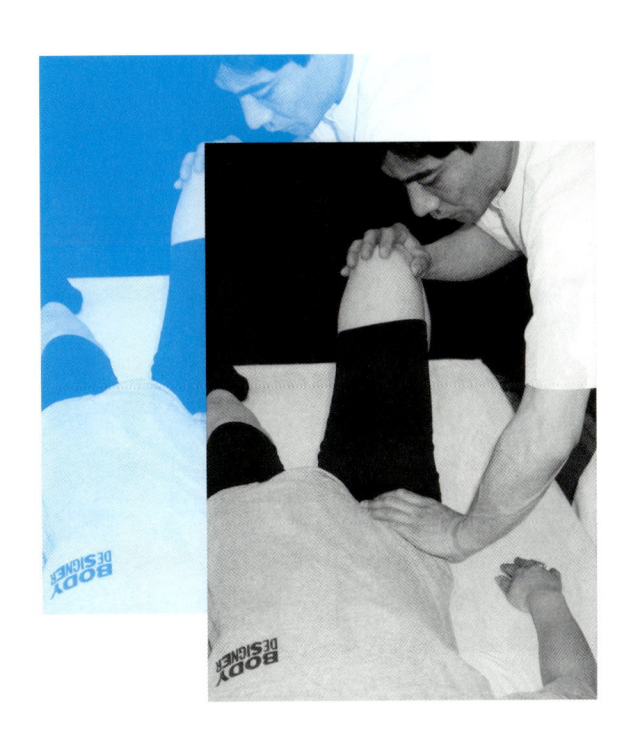

たにぐち書店

〈サーモグラフィによる実験〉
足の冷えを訴える40歳・女性の場合（手技療法）

施療前

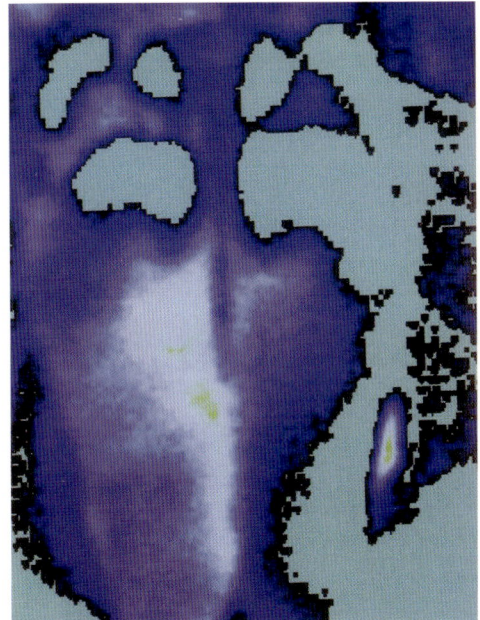

施療直後

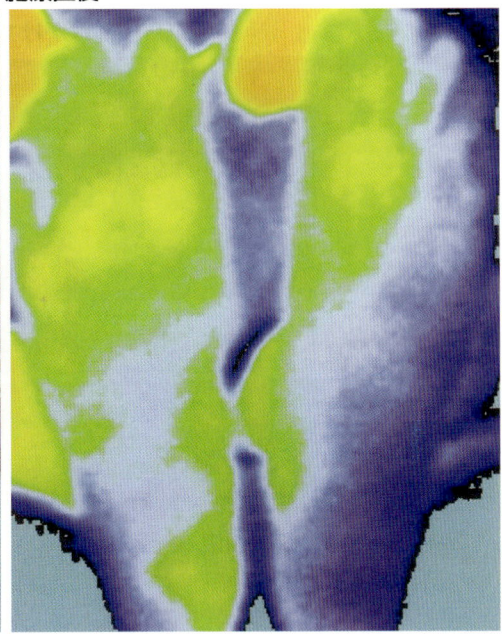

施療30分後

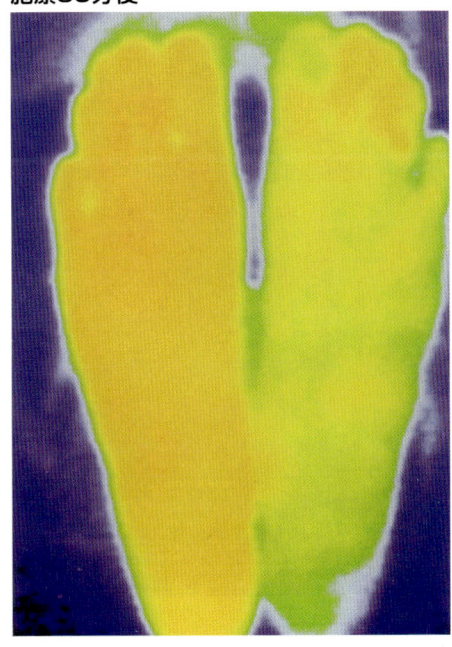

　右足はかなりの温度上昇がみられるが，左足は右足にくらべ足の冷えが強く，足関節捻挫の既往があることもわかった．

本文 116, 134ページ参照

〈サーモグラフィによる実験〉
急性胃炎で胃に鈍痛を訴える45歳・男性の場合（顔面・胃部の反射区の刺激）

刺激前

胸部から腹部にかけてのサーモグラフィである．とくに胃の部分は温度が低下している．

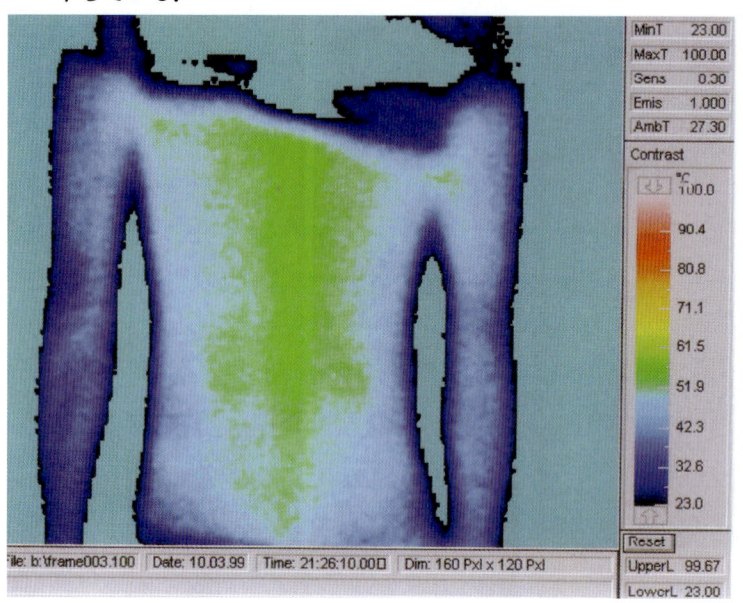

刺激後

刺激7分後には胸部から腹部にかけて温度上昇が認められる．

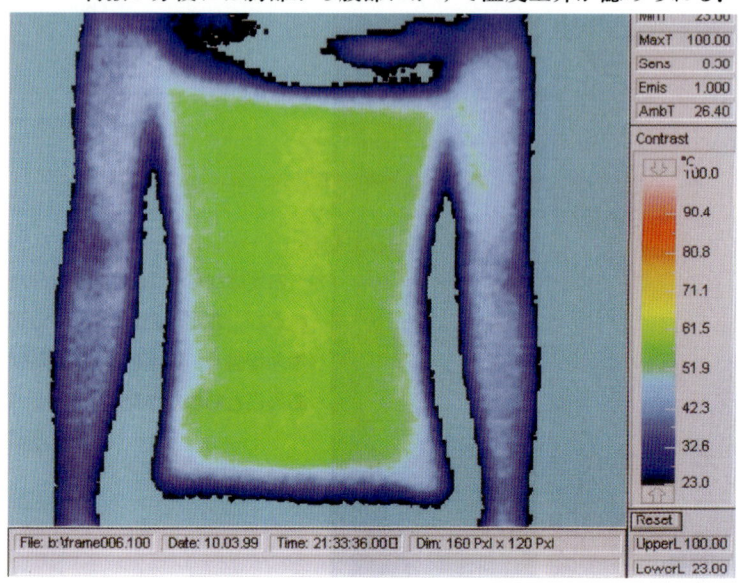

本文 141ページ参照

〈サーモグラフィによる実験〉
左右の膝痛を訴える68歳・女性の場合（頭の腰部反射区の刺激）

刺激前
膝前面から下腿部にかけてのサーモグラフィ．

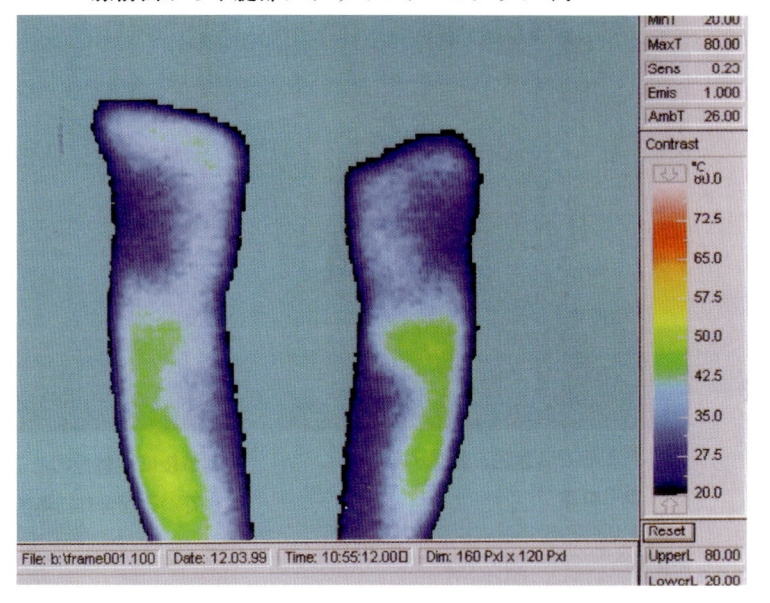

刺激後
刺激10分後，左右の膝部にかなりの温度上昇がみられる．

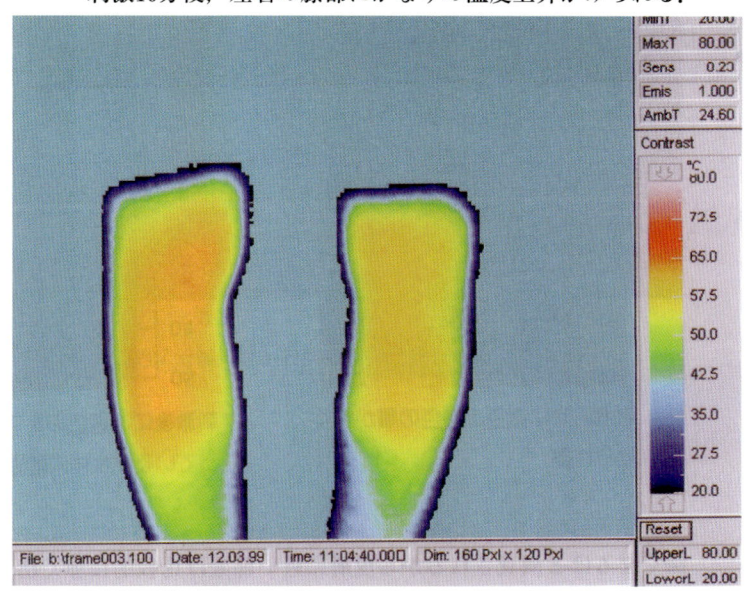

本文 143ページ参照

〈超音波による実験〉
腰痛を訴える63歳・女性の場合（頭の腰部反射区の刺激）

刺激前の右脊柱起立筋　　**刺激後（2日後）**

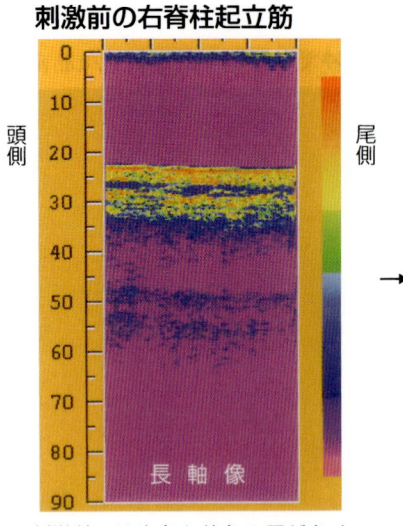

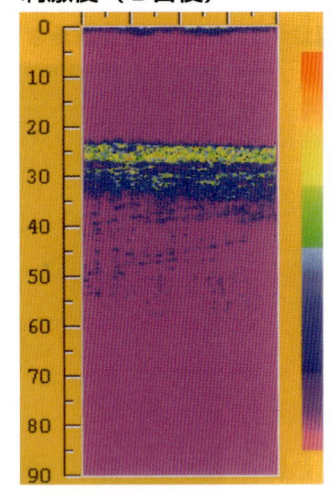

刺激前では赤色と黄色の層が多く見られる．　　刺激後には黄色のところは少し残っているが全体に青色がふえた．

刺激前の左脊柱起立筋　　**刺激後（2日後）**

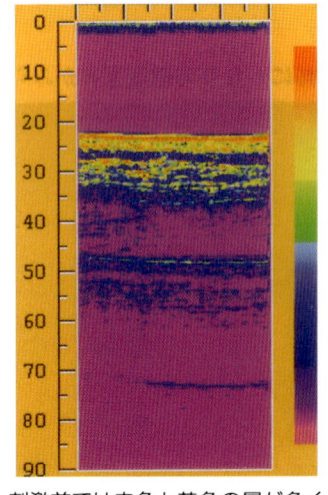

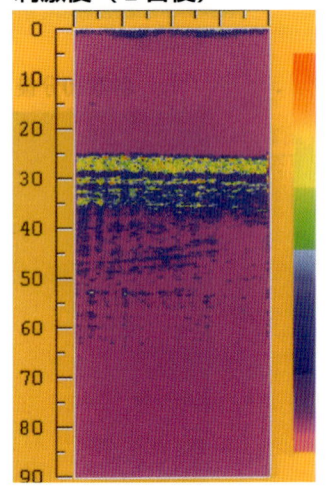

刺激前では赤色と黄色の層が多く見られる．　　刺激後には黄色のところは少し残っているが全体に青色がふえた．

深くなるほど減衰されるから皮膚に近い部分は比較的に赤く出やすい．
刺激前と後のゲイン調整は同じ条件で行なうこと．

本文 147ページ参照

〈サーモグラフィによる実験〉
左右の肘痛を訴える50歳・女性の場合（てくびの肘関節反射区の刺激）

刺激前

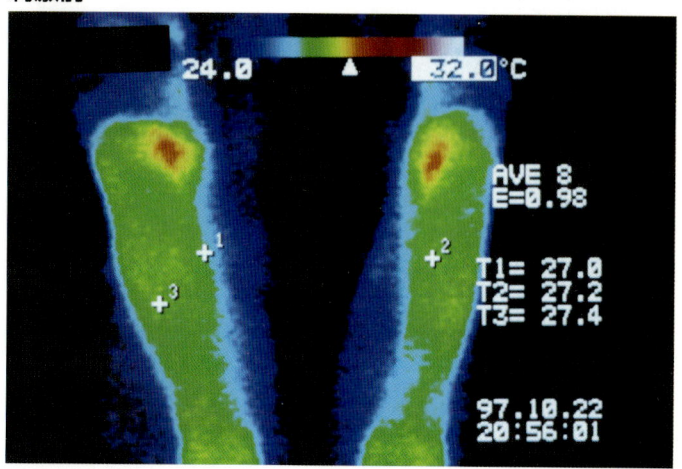

刺激後

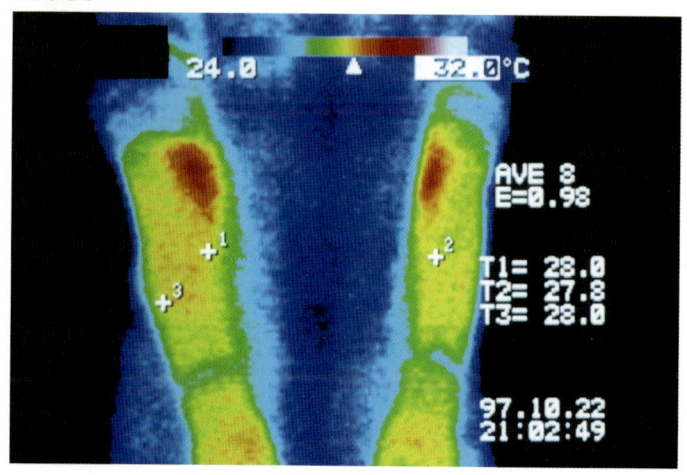

刺激約7分後には，右肘全体に温度上昇がみられる．

本文 151ページ参照

〈超音波による実験〉
腰痛を訴える50歳・男性の場合（てくびの腰部反射区の刺激）

刺激前の右脊柱起立筋 → **刺激後　翌日**

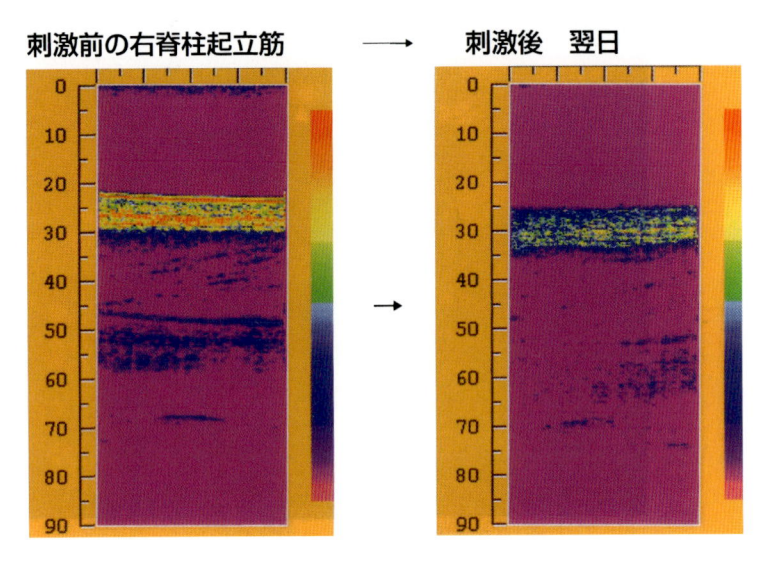

翌日には黄色部分が少し残っているが，赤い部分はほとんど見られない．

刺激前の左脊柱起立筋 → **刺激後　翌日**

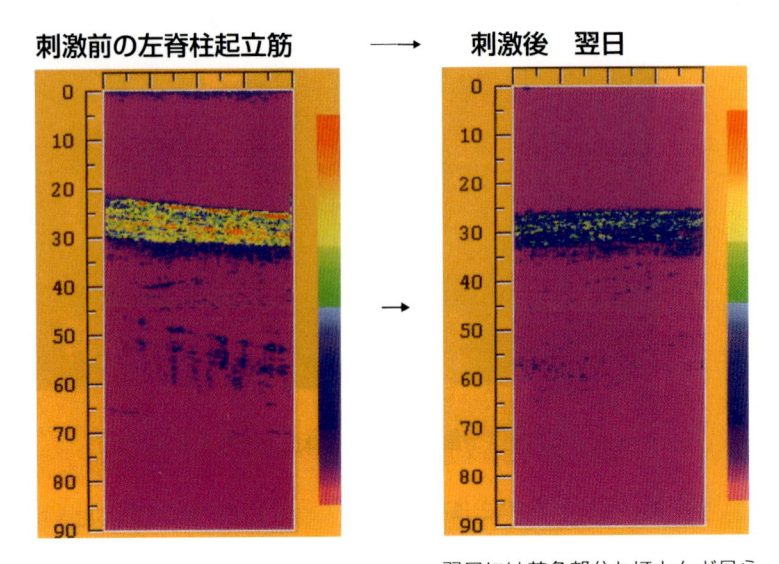

翌日には黄色部分もほとんど見られず，全体に青色になった．

本文 152ページ参照

はじめに

　私がこの治療の世界に足を踏み入れてから，18年の年月が過ぎました．単純に他人を治してみたいという動機から入ったこの世界ですが，年月が経てば経つほど，追求をすればするほど終点が遠くなり，奥行きの深い，終わりのない世界だと知らされました．

　私は，昭和58年に柔道整復師の資格を取得し，翌59年に姿勢保健均整専門学校を卒業．開業にあたって，柔整の理論と均整の理論，両者の特長をうまく活かした治療法はできないものかと考えました．

　もともと，柔整と均整とは，人体の骨格・筋肉系の調整を通じて治療を行なう点では共通しているものの，理論の基盤や展開，当然ながらそれに基づく学習内容には大きな違いがあります．柔整・均整の学校におけるカリキュラムを比較すると，前者では基礎課目に多くを費やす一方で実技が殆どなく，後者では実技指導は多く行なわれますが，基礎課目の時間が不充分なことに気づきます．実際に開業して日々患者に接していると，それぞれに一長一短があり，両者を修得していればこそ，より納得のいく治療が行なえることを痛感させられます．

　これについては，私たちが取り扱う疾患が，時代とともに変遷を遂げていることも大きく関わっていると考えられます．柔整師・均整師の社会的役割を考えた場合，治療の対象となるのは，原則的に骨折・捻挫など狭義の骨格・筋肉系疾患であり，中でも急性症状の手当てとその事後管理が中心とされています．均整では骨格・筋肉系のゆがみが内臓その他の症状に深く関係する点が理論の基盤に置かれていますが，これに対する社会的認識は未だ不充分です．

　しかしながら現実には，腰痛・肩凝りなど，いわゆる慢性疾患を訴えて来院する患者が少なくありません．つきつめれば，それらが自律神経の失調，消化器系や循環器系の慢性疾患などに密接に関わる場合も多く，患部である骨と筋肉だけに限定した診断・治療では対応しきれないのが現状です．高齢化社会・ストレス社会を反映し，近年では慢性疾患患者のほうがむしろ増加しつつあり，それなりの対応を求められるようになってきています．

　こうした現状にあって，柔整師は，限定された患部のみの治療に終始し，体全体のバランスを見失いがちです．さらに，炎症を抑えるツボなどを併用・利用することによって，より回復を早めるなどの可能性にも気づきにくいといえます．一方，均整師については，どんな場合もただ遮二無二体を動かすことのみに専念するのでなく，触らずに安静を保つべきケースとそうでないものなどを区別しつつ，効果的な調整・治療を行なっていくことが大切です．

　以上のような特色をもつそれぞれの理論・技術を融合した治療法を確立したいと

いうのが，開業にあたって私が抱いた願いでした．冒頭で述べたように，実際にはひとつステップを進むごとにまた新たな研鑽が必要となり，未だ終わりの見えない道程の途中にいるに過ぎません．それでも，18年の経験を通じて，少なくとも基本的な部分と日ごろ遭遇することの多い疾患については，均整を基盤としながら柔整の方法論を取り入れるという方向性で，ある程度体系だった治療を可能にすることができました．

そこで，自分自身にとってひとつの区切りとするため，また，この道をめざす後進の方々にとって少しでも参考になれば幸いと思い，この18年間に体験・会得した事例・理論・技術を一冊の本にまとめることを思い立った次第です．また，先輩諸先生方よりさらなるご鞭撻を頂戴する機会ともなれば幸いです．

なお，本書をまとめるにあたりましては，次の諸先生方に御指導・御教授を賜りました．この場を借りて深く御礼申し上げます．

東京厚生年金病院整形外科部長　伊藤晴夫先生
東京慈恵会医科大学解剖学教授　加藤　征先生
東都リハビリテーション学院教授　坂本元一先生
東京大学総合文化研究科教授　福林　徹先生
筑波大学名誉教授　藤田紀盛先生
守田内科医院院長　守田浩一先生

（五十音順）

1999年8月

長谷接骨院院長　長谷愼一

序　文

坂　本　元　一

　著者は柔道整復の技術を修得し，臨床経験を持ちながら，姿勢保健均整術を学び，学・技ともに充分身につけて現在，充実した診療の日々を邁進しておられる．そして，治療に対する心得，患者さんにどう対応すれば治療目的である癒しの力を発揮することができるだろうかと情熱をそそいで来られた真摯な心に敬服しています．

　今日までの臨床経験を通して得ることのできた問題を几帳面にまとめ上げておられます．

　我々も臨床家として気付いていたことも沢山ありましたが，それをまとめなければと思いつつも，仕事に追われて取り組むことができないでいるのが現状であります．それを長谷先生は，元来持っている研究心とバイタリティーで，臨床上必要だと思われることを，事細かく，しかもだれにでも理解することができるように分かり易く，その理論と実際を写真を駆使して克明に解説していただいたことに深い感銘を覚えます．

　多くの臨床家が日ごろ疑問に思っていること，気に掛かっていることなどをきっと解決へと導いてくれることと思います．ぜひ一読され，治療家諸賢の診療に役立てて下さることを願っております．（東都リハビリテーション学院教授）

目　次

扉・カラー口絵（i〜viii）
はじめに
序　文

姿勢均整の歩み ………………………………………………………………………… 8

第1章　均整理論と12種体型

1. 姿勢均整法の基本理論 ……………………………………………………… 9
2. 12種体型の特徴 ……………………………………………………………… 9
3. 各フォームと椎骨との関係 ………………………………………………… 10
　〈姿勢均整法による体型分類Ⅰ　F1〜12〉……………………………… 12
4. 均整3原則の欠如 …………………………………………………………… 14
5. 足圧分布測定装置について ………………………………………………… 14

第2章　臨床的な診方　診断の流れと注意点

1. 症状の判断と調整の進め方の基本 ………………………………………… 17
2. 視診・問診のポイント ……………………………………………………… 19
3. 触診のポイント ……………………………………………………………… 19
4. 体型の決め方と注意点 ……………………………………………………… 20
5. 姿勢均整における内界・下界とは ………………………………………… 22
6. 脊椎の見方 …………………………………………………………………… 23
　〈棘突起と横突起との位置関係〉………………………………………… 25
　〈良い姿勢・悪い姿勢〉…………………………………………………… 26

第3章　手技療法の基本

1. 触診の行ない方 ……………………………………………………………… 29
　指の使い方／筋肉の触診／椎骨の触診
2. 平衡性・可動性・強弱性の入れ方 ………………………………………… 33
3. アジャストメント（矯正）とは …………………………………………… 36
　くつろぎ傾斜圧に応じた調整法 …………………………………………… 37
4. アジャストメントのやり方 ………………………………………………… 39
　頚部捻転（受者を寝かせて行なう方法）
　頚部捻転（受者を座らせて行なう方法）
　腰部矯正（正捻転）　腰部矯正（逆捻転）　膝突き（脊椎矯正法）

第4章　疾患別手技療法

Ⅰ　操法の基本ポイント ……………………………………………………… 49
1. 肩関節周囲炎（五十肩）…………………………………………………… 51
2. 上腕骨外側上顆炎（テニス肘）…………………………………………… 57
3. 肩，頚の凝り ………………………………………………………………… 59

4. 頚肩腕症候群（手指のしびれ）……………………………………66
　　5. 頚椎捻挫／寝違え……………………………………………………69
　　6. 狭窄性腱鞘炎…………………………………………………………71
　　7. 弾発指（ばね指）……………………………………………………73
　　8. 慢性腰痛………………………………………………………………76
　　9. 坐骨神経痛（難治性）………………………………………………81
　　10. 急性腰痛症（軽症）…………………………………………………85
　　11. 急性腰痛症（重症）…………………………………………………89
　　12. 股関節痛………………………………………………………………91
　　13. 膝痛（変形性膝関節症）……………………………………………95
　　14. アキレス腱周囲炎／アキレス腱炎／踵骨骨端炎…………………100
　　15. 足関節捻挫（陳旧性）………………………………………………103
　　16. 外反母趾………………………………………………………………106
　　17. 顎関節症………………………………………………………………111
　　18. 冷え性…………………………………………………………………116
　　19. 足関節滑液包炎………………………………………………………121
　　20. ガングリオン…………………………………………………………122
　Ⅱ　手技療法の禁忌症と症例……………………………………………123
　　1. 頚髄症（75歳・男性）………………………………………………123
　　2. 腰部痛を訴える（35歳・男性）……………………………………125
　　3. 外反母趾（28歳・女性）……………………………………………129
　　4. 足の冷えを訴える（40歳・女性）…………………………………134

第5章　反射療法

　顔面反射区分布図………………………………………………………136
　頭の反射区分布図………………………………………………………137
　顔面刺激法………………………………………………………………138
　〈顔面反射区〉
　　サーモグラフティによる実験：急性胃炎で胃に鈍痛を訴える（45歳・男性）…140
　〈頭の反射区〉
　　①サーモグラフティによる実験：左右の膝痛を訴える（68歳・女性）………142
　　②モアレトポグラフィによる実験：肩凝り，腰痛を訴える（28歳・女性）…144
　　③超音波による実験：腰痛を訴える（63歳・女性）………………146
　てくび反射区分布図……………………………………………………148
　〈てくびの反射区〉………………………………………………………150
　　①サーモグラフィによる実験：左右の肘痛を訴える（50歳・女性）………150
　　②超音波による実験：腰痛を訴える（50歳・男性）………………152
　足底反射区分布図………………………………………………………154

第6章　固　定　法

　1. 肩関節周囲炎…………………………………………………………156
　2. 上腕骨外側上顆炎……………………………………………………158
　3. 頚の痛み・寝違え……………………………………………………160

- 4. 狭窄性腱鞘炎 ……………………………………………………………… 162
- 5. 弾発指（ばね指） ………………………………………………………… 164
- 6. 急性腰痛症（軽症・重症）・慢性腰痛症 ……………………………… 166
- 7. 膝痛（変形性膝関節症） ………………………………………………… 168
- 8. アキレス腱周囲炎／アキレス腱炎 ……………………………………… 170
- 9. 外反母趾 …………………………………………………………………… 172
- 10. 足関節水腫 ………………………………………………………………… 174

第7章　柔整分野での外傷対応例

I　捻　挫 …………………………………………………………………… 178
- 1. 捻挫の定義 ………………………………………………………………… 178
- 2. 臨床の場での基本的な流れ──足指関節・捻挫の場合 ……………… 179
- 3. 圧痛点による靭帯損傷部位 ……………………………………………… 180
- 4. 足関節ストレス撮影 ……………………………………………………… 181
- 5. 超音波観察（正常例） …………………………………………………… 182
- 6. 足関節捻挫の後療法 ……………………………………………………… 189
- 7. 早期機能改善のための自宅療法 ………………………………………… 193
- 8. 固定法 ……………………………………………………………………… 193
  - 〔1〕足関節捻挫の固定法 ………………………………………………… 195
  - 〔2〕膝関節捻挫 …………………………………………………………… 206
  - 〔3〕足指（趾）（DIP, PIP, MP関節）捻挫 …………………………… 215
  - 〔4〕手指（DIP, PIP関節）捻挫 ………………………………………… 223

II　橈骨遠位端部骨折 ……………………………………………………… 226

III　経験症例 ………………………………………………………………… 240
- 症例1. 槌指（マレットフィンガー）──17歳・男子 ………………… 241
- 症例2. 橈骨遠位端骨折（竹節状骨折）──12歳・男子 ……………… 245
- 症例3. 上腕骨遠位端骨折（外顆骨折）──10歳・男子 ……………… 251
- 症例4. 右足第四指基節骨骨折──45歳・男性 ………………………… 258
- 症例5. 右第一中足骨骨折──34歳・男性 ……………………………… 264
- 症例6. 下腿骨遠位端骨折（腓骨果部骨折）──16歳・女子 ………… 269
- 症例7. 手背部打撲──14歳・女子 ……………………………………… 275

巻末：10秒1ポーズ体操 ………………………………………………… 279

肩凝り／頚こり／手指・腕のしびれ／五十肩／猫背矯正／腰痛／膝痛
メタボリックお腹引き締め

イラスト・作図協力：竹口睦郎

犬伏　昇

姿勢均整術の歩み

　姿勢均整術の創始者は，今は亡き亀井進先生である．亀井先生は早稲田大学卒業後，東洋医学の理論に興味を抱かれ，経絡経穴（漢方），オステオパシィー（理学的骨格療法），カイロプラクティック（理学的脊椎矯正療法），スポンディロテラピー（脊髄反射療法）など，東洋・西洋の手技調整の理論を応用して各種技術の長所をとりいれた独自の手技療法の確立に専念され，昭和26年，身体均整協会の設立を果たされた．

　以後，姿勢均整術の歩みとしては，昭和45年に東京身体均整学院の創立があり，昭和50年に東京姿勢保健均等学院と改名され，昭和62年に至って学校法人小関学院姿勢保健均整専門学校となった．すなわち，ほぼ半世紀にわたる歴史をもつわけである．

　姿勢均整術は，正式には姿勢保健均整術といい，ひと言でいえば運動系の研究であり，正確に表現するなら「体表の知覚異常および体形のあり方を通じて体の中の変化を知り，これを調整するため，体表の一部に刺激を加え，体を均整にする体育手技療法」と定義される．そうした視点で人体をとらえるとき基礎となるのが，12種体型と平衡性・可動性・強弱性の3原則である．3原則はそれぞれ文字通り，平衡性は体のバランス，可動性は体の動き，強弱性は体の強さ弱さを意味する．「均整」とは，この3原則に偏りがなく，つりあいがとれている状態をいう．姿勢均整術では，この3原則に基づいて，人間の姿型（姿勢）を12に分類している（本文に詳述）．

参考文献

小関勝美：序文．姿勢保健均整法（Osteopathy），p.2-3．日本オステオパシー協会，1977

手嶋昇：1．定義．身体均整法（増補版），18．不昧堂出版，1989

小関勝美：均整術の三大原則とは何か．体のゆがみをなおせばみるみる病気がよくなる，
　p.40-42．現代書林，1985

第1章

均整理論と12種体型

1. 姿勢均整法の基本理論

　種々の慢性疾患については，症状の根源が「姿勢のゆがみ」に大きく起因することが知られている．すなわち，骨格の曲がりや関節の可動性低下，筋肉の硬結などに由来する姿勢のゆがみがあると体にひずみが生じ，さまざまな症状を引き起こす．この点に着目し，体型調整を通じて症状の改善を図る目的で確立されたのが姿勢均整法であり，近年急増の傾向にある慢性疾患に根本的な部分で対応しうる療法といえる．

　姿勢均整法による調整を行なうさいには，まず患者の体のゆがみがどの面にどのようにあるかを的確に判断する必要がある．そのため，ゆがみをもつ面や方向・体の特徴別に，人体を12種の体型（フォーム）に分類している．各体型はフォーム1，フォーム2‥‥（以下F1，F2‥‥と表記）と呼びならわす．このうち，F1～6は主に人体のいわゆる「癖」に，F7～12は骨格や筋肉の遺伝・体質的形質に主眼を置いた分類となっている．

2. 12種体型の特徴

　人体の動きを大別すると，基本的には前後・左右・左右への回旋という3種・6方向があげられる．6方向に偏りなく動くのが理想であるが，実際には大部分の人が，ことに何らかの慢性症状をもつ場合は，体のどこかにゆがみがあって動きが制限されている．これは動作の制限や傾向としてだけでなく，静的観察，つまり静止時の姿勢にも見いだせる．そこで，ゆがみの方向別に，まず6種の典型的な体型に分類できる．F1・2は前後型，3・4は左右型，5・6は回旋型であり，それぞれ体のゆがみに方向性が見られる．

　F7～12は，前述のように骨格や筋肉そのものの特徴を重視した分類法である．F7・8は肋骨，9・10は骨盤，11・12は筋肉の質に大きな特徴があるため，それ

それ肋骨型，骨盤型，骨格筋型とよばれる．12種の各フォームの具体的な特徴は，12～13ページに示すとおりである．

なお，一般に人体の体型分類を行なうと，その大部分はＦ１～６に属する．したがって，実際に日常の治療に役立てるにはＦ１～６を熟知しておけば，おおむね事足りる．Ｆ７～８は，遺伝的な形質による影響がことさら大きく出ている場合や，すでに長期にわたる症状が筋肉に影響を与えている場合などに考慮すればよい．

[参考] 簡単な体型の見分け方（ロンベルグ現象）
①爪先と踵をそろえて立つ．
②目を閉じて全身の力を抜く，
③そのままジーッとしていると体に揺れが起こる．
④揺れが起こっている姿勢が本来の自然な姿勢である．
⑤前後に揺れるものは前後型，
　左右に揺れるものは左右型，
　左右に回るような揺れは回旋型，
　体の動揺がなく安定しているものは，肋骨型，骨盤型，骨格筋型が多い．

3. 各フォームと椎骨との関係

以上にあげた12種のフォームでは，おのおの特定の背骨（椎骨）に異常（ゆがみ・ずれ・周囲の筋肉の緊張など）が現れることがわかっている．これを利用して，より正確な診断をくだすとともに，治療を効率よく進めるため役立てることができる．各フォームの，異常を生じやすい椎骨（重心椎骨）を以下にあげる（C：頚椎，D：胸椎，L：腰椎，S：仙骨，C_0：尾骨）．

前後型
・Ｆ１：C_4　D_5　$\underline{L_1}$　S_4
・Ｆ２：D_1　D_9　$\underline{L_5}$

左右型
・Ｆ３：C_1　D_2　D_{10}　$\underline{S_1}$
・Ｆ４：C_5　D_6　$\underline{L_2}$　S_5

回旋型
・Ｆ５：C_2　D_3　D_{11}　$\underline{S_2}$
・Ｆ６：C_6　D_7　$\underline{L_3}$　C_0

肋骨型
・Ｆ７：D_1　D_9　$\underline{L_5}$
・Ｆ８：C_4　D_5　$\underline{L_1}$　S_4

骨盤型
・Ｆ９：C_7　D_8　$\underline{L_4}$
・Ｆ10：C_3　D_4　D_{12}　$\underline{S_3}$

骨格筋型
・Ｆ11：C_2　D_3　D_{11}　$\underline{S_2}$
・Ｆ12：C_6　D_7　$\underline{L_3}$　C_0

※アンダーライン部は，そのフォームに対して最も重心（ストレス）がかかりやすい椎骨を示す（その外側の筋肉に緊張か，弛緩か，または強い収縮がみられる．

[参考]
椎骨の略称は，頚椎：cervical vertebra（vertebra：椎骨，複数は vertebrae，胸椎：dorsal vertebra（通常，脊椎を意味し，胸椎は thoracic vertebrae で略号は「Th」だが，均整では慣例的に「D」を用いる），腰椎：lumbar vertebrae，仙椎：sacrum　尾骨：coccyx の頭文字をとったもの。

第1章　均整理論と12種体型血

　これらの重心椎骨の所在部位と同支点（アンダーライン部）を解明するため，創始者亀井先生は1万枚余のX線写真を点検し，X線で照射したタイプ別の運動能力を追究した．その所見により，重心のかかる箇所，同支点が各人異なっていることを発見した．またこれらの脊椎について，背中の正中線上にある棘突起から左右どのくらいの位置に異常が見られるか，均整3原則のうちどの要素の欠如が見られるかについては，一定の法則性が見いだされている．姿勢均整法では，これを「観点」と称する．調整のための「調整点」と合わせて以下に示す．

※（注）以下でいう1～4Sとは，
- ・1S：1側：背骨の棘突起から左右に〔手の〕母指の幅1個分（解剖学的には下関節突起の位置）
- ・2S：2側：同じく2個分（横突起の位置）
- ・3S：3側：同じく2個半分（腰の肋横関節内縁の位置）
- ・4S：4側：同じく3個分（腰の肋横関節外縁の位置）にあたる．

〈体型による観点と調整点〉（体型：観点→調整点）
- ・前後型：1Sに平衡性の欠如→2Sに可動性を入れる．
- ・左右型：2Sに可動性の欠如→3・4Sに強弱性を入れる．
- ・回旋型：3・4Sに強弱性の欠如→1Sに平衡性を入れる．
- ・肋骨型：3・4Sに強弱性の欠如→2Sに可動性を入れる．
- ・骨盤型：1Sに平衡性の欠如→3・4Sに強弱性を入れる．
- ・骨格筋型：2Sに可動性の欠如→1Sに平衡性を入れる．

　なお，私は前ページの椎骨のうち，とくに腰椎（アンダーライン部）に着眼して診断を行なっている．F3・5・10・11はおのおの同系統の型の「観点」であるL_2・L_3・L_4・L_5に影響が現れるため，これを利用する．腰痛などの患者に対し，対応する腰椎2Sの部位を圧定すると，制限されていた特定の方向への可動性（動き）が速やかに回復するような例を多く経験している（詳しくはp.20「体型の決め方」参照）．

[参考]　各フォームと疾病傾向
　12種体型では，前後型，左右型などのフォームごとに，不調や症状を起こしやすい部位に一定の傾向があることも知られている．したがって，身心のウィークポイントも，この体型分類によって大まかに知ることができる．それを端的に示す体型別の別称と，とくに注意を要する症状．
- ・前後型（F1・2）：頭脳型…不眠症などの睡眠障害
- ・左右型（F3・4）：消化器型…消化器や食欲に関係する症状．とくにF3では胃，F4では肝臓
- ・回旋型（F5・6）：泌尿器型…排尿困難や頻尿など，排尿に関する症状
- ・肋骨型（F7・8）：呼吸器型…肺・気管支
- ・骨盤型（F9・10）：生殖器型…これらの体型は女性に多く見られる．生理痛・冷え性など
- ・骨格筋型（F11・12）：循環器型…F11は高齢者，F12は長期に病気を患っているものに見られやすい．ことに他の体型から急激にF12に移行した場合，生命の危険も考慮しなければならない．

〈 姿勢均整法による体型分類 Ⅰ：フォーム１〜６ 〉

Ｆ１（前後型）

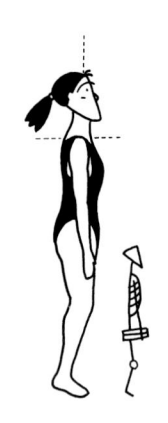

・顔は上向きぎみ。
・爪先に重心がかかっている。
・そのために膝が前に出ている。
・腕も前方に出ている。
・体は前に倒れやすい。

Ｆ３（左右型）

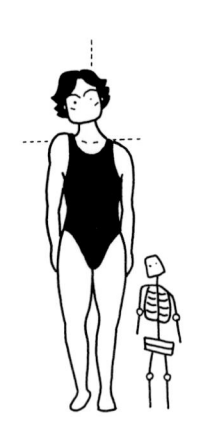

・右肩が上がり、顔は右に傾いている。
・反対に左肩や左腸骨（骨盤）は下がり、左足に重心がかかっている。
・右目より左目が小さい。
・体は左に倒れやすい。

Ｆ５（回旋型）

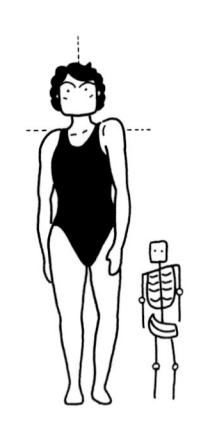

・左肩が前に出て上体は右にねじれている。
・体の重心は右足の踵と左足の爪先（厳密には〔足の〕母指側）にかかっている。
・体は右にねじれやすい。

Ｆ２（前後型）

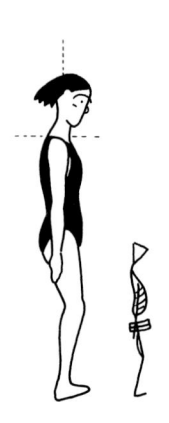

・顔は下向きぎみ。
・踵に重心がかかっている。
・そのために体は後方に傾いている。
・腕も後方に出ている。
・体は後ろに倒れやすい。

Ｆ４（左右型）

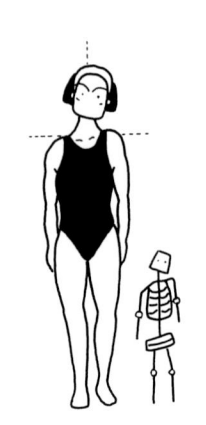

・左肩が上がり、顔は左に傾いている。
・反対に右肩や右腸骨（骨盤）は下がり、右足に重心がかかっている。
・左目より右目が小さい。
・体は右に倒れやすい。

Ｆ６（回旋型）

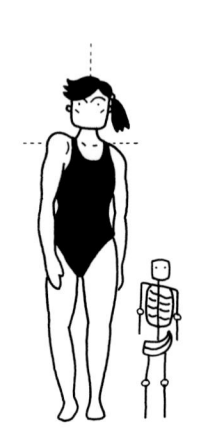

・右肩が前に出て上体は左にねじれている。
・体の重心は左足の踵と右足の爪先（厳密には〔足の〕母指側）にかかっている。
・体は左にねじれやすい。

〈 姿勢均整法による体型分類 Ⅰ：フォーム７〜12 〉

F７（肋骨型）

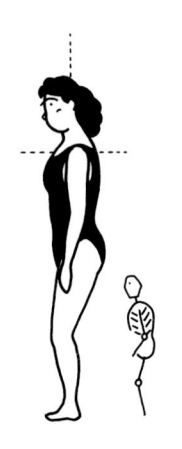

・肋骨が厚く、いわゆるハト胸。
・殿部は丸みを帯び、後方に出ている。
・胸郭はがっちりしているが、下腿は細く、全体に逆三角形の体型。

F９（骨盤型）

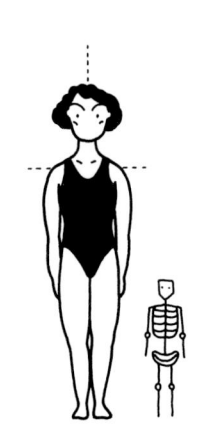

・殿部が丸みを帯びているが、小さく引き締まって弾力的。
・体は小柄で、全体的に子供っぽい体型。

F11（骨格筋型）

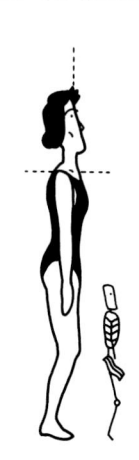

・筋肉が非常に硬い。
・腸骨が上がり、恥骨が下がっている。
・膝が曲がっており、その上に腰を乗せた感じになっている。

F８（肋骨型）

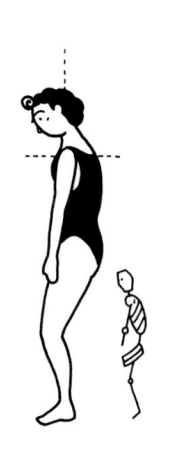

・ねこ背で肩が前に出ている。
・肩幅が広いが胸郭は扁平。
・重心は膝と両足にかかっている。

F10（骨盤型）

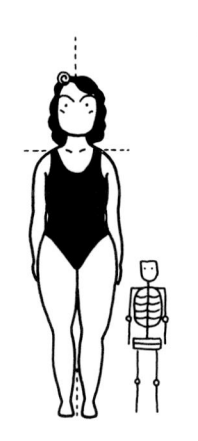

・殿部は平たくて大きい。
・その割に手足が小さい。
・体は全体的に丸みを帯びている。

F12（骨格筋型）

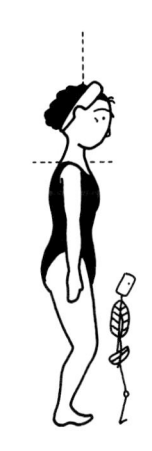

・筋肉が非常に柔らかく、弾力性が殆どない。
・腸骨が下がり、恥骨が上がっている。

4. 均整3原則の欠如

先に述べたように，平衡性・可動性・強弱性の3原則が適度に保たれているのが理想的な状態，すなわち「均整」である．絵に描いたようにバランス（平衡性）がとれていても，それだけで均整の条件は満たしたとは言えず，そのなかに程よい動きと強弱性・力強さがなければならない．いずれかが偏った形で亢進したのも均整を欠いた状態だが，ここではそれが欠如した場合について，椎骨や筋肉の状態，体の機能・反応との関係を下表にまとめる．

〈 脊髄神経反射から見た3原則の欠如の現れ方 〉

	椎骨の状態	筋肉の状態	脊髄神経の状態	機能面での現象	反応
平衡性の欠如	●左右上下、相対的に見ると釣り合いがとれていない（椎骨のずれ） ＊左右後下方変位 ＊左右前下方変位 ＊側方変位	●1Sを押すと心地よい痛み（鈍痛）を感じる	➡副交感神経優位（症状が慢性化するとこうした状態に陥りやすい）	➡関連器官の機能低下	
		●1Sを押すと不快な痛み（過敏痛）を感じる	➡交感神経の緊張状態	➡関連器官の機能亢進	
可動性の欠如	●椎骨は後方に突出している ＊後方変位 ＊前下方変位	●2Sを押すと圧痛として感じる	➡副交感神経が興奮状態	➡関連器官の機能亢進	●2Sの筋肉を圧定して動き・痛みが楽になるのは，運動系が原因である
		●2Sを押すと心地よい痛み（鈍痛）を感じる	………………	➡関連器官の疲労・弱化	
		●2Sを押すと筋肉の弾力低下を感じる	………………	➡関連器官の機能低下	
強弱性の欠如	●椎骨は陥没 ＊前方変位 ＊後下方変位	●3Sを押すと圧痛として感じる	➡交感神経（血管運動神経）の乱れ	────	
		●3Sを押すと過敏痛として感じる			
		●4Sを押すと硬結を感じる	➡運動神経（筋枝）の乱れ		●4Sは運動神経の支配であり，特定の姿勢や動作で反応が出やすい

5. 足圧分布測定装置について

体型について，より客観的な観察を行なおうとするとき，基本的な要素となるのが「重心」のかかり方である．各フォームの重心のかかり方については専用の測定器，すなわち「足圧分布測定装置」を用いた実験で証明されている．この装置は超小型荷重電気変換器（共和電業）を使用し，きわめて短時間に容易に，足圧の分布

第1章　均整理論と12種体型血

並びに経時的変化が測定・記録できるように設計されたもので，恩師　坂本元一先生によって考案・開発された．

　被検者は装置上に乗り，開眼直立して30秒間静止する．この間，片足につき10区分，両足20か所の足圧測定を行ない，1秒間隔で各部位における足圧の動揺変化を計測する．接続した記録装置により，マイクロコンピュータを使用して計測値を記憶させ，測定終了後，各部位ごとに数値並びにグラフ（足圧時間曲線）として確認できる．

　実際にそうした方法で多くの観察・分析を行ない，重心のかかり方と体型，ひいてはそれらと健康状態や病気・症状の傾向に密接な関係があることがわかっている．

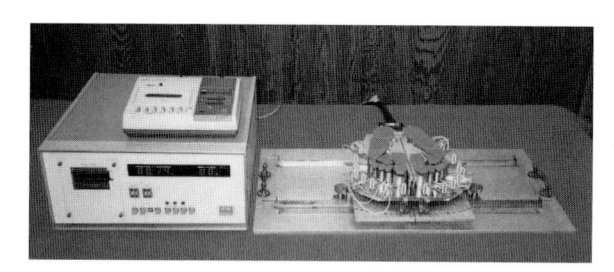

足圧記録装置（左）と足圧分布測定装置（右）

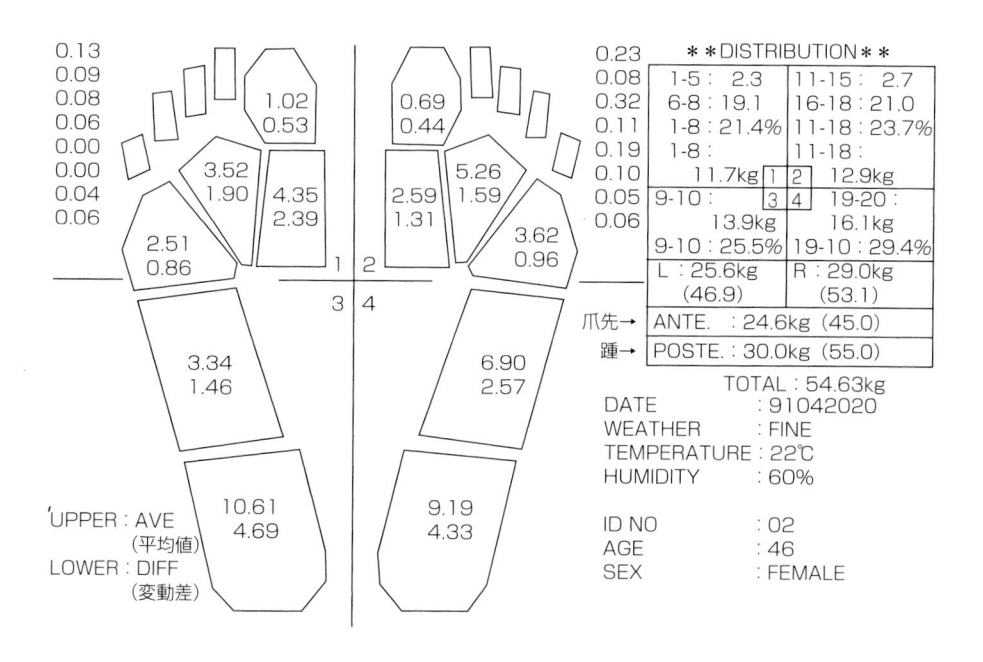

	＊＊DISTRIBUTION＊＊	
	1-5： 2.3	11-15： 2.7
	6-8：19.1	16-18：21.0
	1-8：21.4%	11-18：23.7%
	1-8：	11-18：
	11.7kg　1　2	12.9kg
	9-10：　　3　4	19-20：
	13.9kg	16.1kg
	9-10：25.5%	19-10：29.4%
	L：25.6kg	R：29.0kg
	（46.9）	（53.1）
爪先→	ANTE. ：24.6kg （45.0）	
踵→	POSTE. ：30.0kg （55.0）	

TOTAL ：54.63kg
DATE　　　　　：91042020
WEATHER　　　：FINE
TEMPERATURE ：22℃
HUMIDITY　　　：60%

ID NO　　　：02
AGE　　　　：46
SEX　　　　：FEMALE

UPPER：AVE（平均値）
LOWER：DIFF（変動差）

　上図は，肩凝りと右肩関節周囲炎の訴えのある患者の調整後の足圧分布を示したものである．この数値により，踵に重心が多くかかって前後型F 2であることがわかる．調整前の数値に比べ，調整後は各ポジションのバランスがよくなった．

足圧変動時間曲線

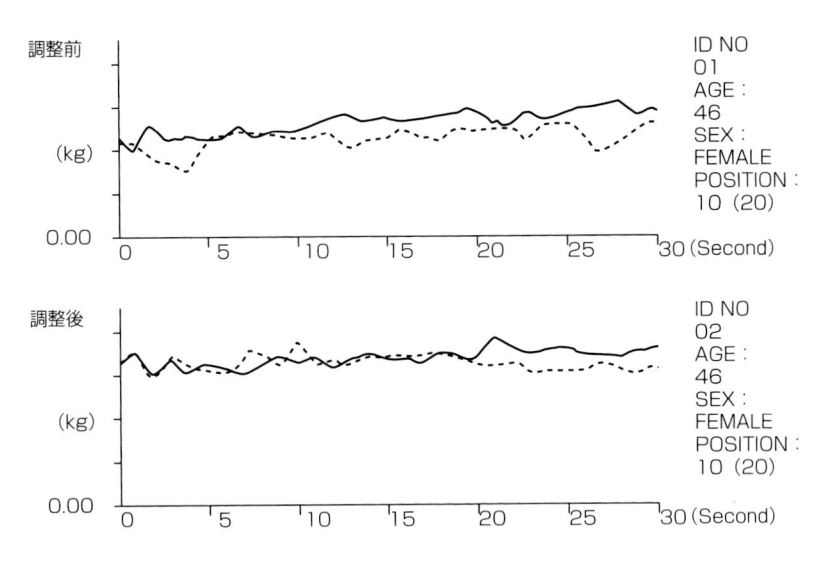

　上図は足圧変動時間曲線で，上が調整前，下が調整後．曲線の型自体は変わらないが，安定して差が減少したことがわかる（左足を実線，右足を点線で示す）．

参考文献

〈p.9－13　12種体型の特徴ほか〉

坂本元一：12種体型と応用その1. 第1回均整セミナー，1991

小関勝美：もまず姿勢のゆがみをなおす．からだの歪みを治してイキイキ健康美人，もっと素敵にビューティ・アップ．家庭でできるナチュラル・エステ「姿勢保健均整術」があなたを変える，p.96－100．現代書林，1991

亀井進：教材十二種体型学．姿勢保健均整専門学校

手嶋昇：第2節体型（12種）．身体均整法（増補版），p.51－66．不昧堂出版，1989

〈p.14．均整3原則の欠如〉

坂本元一：12種体型と応用その2. 第1回均整セミナー，1991

亀井進：均整講座集（1），p.2－6．身体均整協会道後研究会，1968

坂本元一：観歪法　脊髄神経及び経絡反射．第64回全国講習会テキスト，姿勢保健均整師会，1984

第 2 章

臨床的な診方
〜診断の流れと注意点〜

1. 症状の判断と調整の進め方の基本

　前章で姿勢均整法の基本理論を述べたが，実際の臨床の場においては，体型の判断や調整の前後になすべきことがいくつかある．調整に入る前に最も重要なのは，可能なかぎり客観的に側面から患者をよく観察し，症状やその程度・段階を見極めることである．それをおざなりにしたまま調整に入ろうとすると，的確な施術ができないばかりか，場合によっては症状の悪化を招く恐れさえある．調整の正しい効果を上げるには，きちんとしたプロセスを踏まなければならない．

　観察と判断は，患者が施術室に一歩足を踏み入れたときから始めることが大切である．これは，患者により楽な体位をとらせて苦痛をできるだけ早く軽減するため，また，それによって以下の手順をスムーズに進めるためにも重要といえる．一方，処置後は，患者に病状や今後の治療の進め方などを説明することも忘れずに行ないたい．患者に病状やこちらの方針を理解し，納得してもらえれば，積極的な治療への取り組みを促すことができる．

　いずれにしても，こうした臨床の場で行なうべきことの流れをつかみ，ある程度パターン化しておくと，速やかで効率的な処置がとれる．私の場合は普段，次ページに示すようなプロセスで進めている．

臨床の場での基本的な流れ

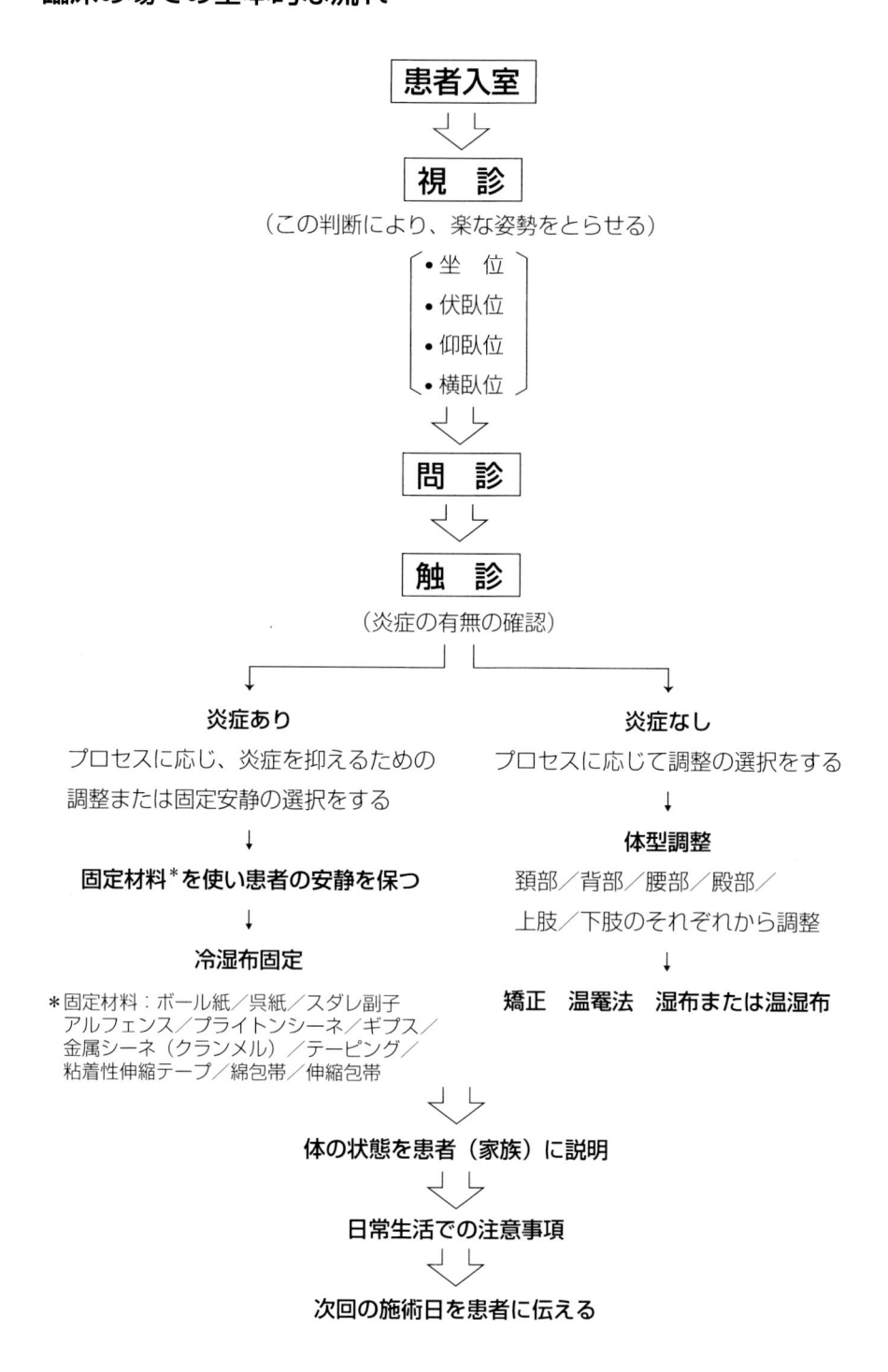

```
患者入室
  ↓
視　診
```
（この判断により、楽な姿勢をとらせる）
- 坐　位
- 伏臥位
- 仰臥位
- 横臥位

```
  ↓
問　診
  ↓
触　診
```
（炎症の有無の確認）

炎症あり
プロセスに応じ、炎症を抑えるための調整または固定安静の選択をする
↓
固定材料*を使い患者の安静を保つ
↓
冷湿布固定

*固定材料：ボール紙／呉紙／スダレ副子
アルフェンス／ブライトンシーネ／ギプス／
金属シーネ（クランメル）／テーピング／
粘着性伸縮テープ／綿包帯／伸縮包帯

炎症なし
プロセスに応じて調整の選択をする
↓
体型調整
頚部／背部／腰部／殿部／
上肢／下肢のそれぞれから調整
↓
矯正　温罨法　湿布または温湿布

↓
体の状態を患者（家族）に説明
↓
日常生活での注意事項
↓
次回の施術日を患者に伝える

　ここでは上記のうち，視診・問診・触診のポイントと，私が用いている基本的な体型の決め方，そのさいの注意点などについて述べる．

2. 視診・問診のポイント

　視診として，患者が施術室に入るときから，姿勢や歩容を観察する．それによってあらかじめ疾患を予想し，楽な姿勢（坐位か，伏臥位か，仰臥位か，横臥位か）をとらせてから問診に入る．

　問診では，「どこが」「いつから」「どのように」痛むかを順次尋ね，痛みが起こったプロセスを追っていくことが特に重要である．同時に併発症状の有無・種類や普段の生活状況などについても確認しておく．普段，仕事中にとっている姿勢によって，無自覚のうちに体に無理がかかり，症状の原因となっている場合もある．痛みが起こった直接的なきっかけだけでなく，本人が自覚していない潜在的な要素も探りだす心構えが大切である．

　なお，他院で治療を受けていれば，場合によってひとつの方式に絞った方がよいケースと併用してさしつかえないケースとがあるので，その点も確認の上でその後の指示を行なう．具体的な問診の内容と順序は以下のとおりである．

〈問診の進め方〉

　①どこが痛むか．
　②いつから痛むか．
　③どのようにして痛めたか．
　④痛みは急激に発症したか，徐々に発症したか．
　⑤痛みはどんな種類か（激痛か，鈍痛か）．
　⑥妊娠，内科的疾患（ペースメーカーなど）はないか．
　⑦生活状況，特に仕事中の姿勢はどうか．
　⑧他の部位はどうか．
　⑨他院で治療を受けたことがあるか．

3. 触診のポイント

　触診では，炎症の有・無と程度を見極めることが特に重要である．炎症があれば，むやみに患部を刺激することは避けなければならず，当然ながら本格的な調整には入れない．下記のような〈炎症の5大症候〉がないかどうかを確認する．

〈炎症の5大症候〉

　①発赤：患部に赤みはないか．
　②腫脹：腫れていないか．

③発熱：患部に熱はないか．
④疼痛：痛み方の様子はどうか．
⑤機能障害：局所の働きが悪くなっていないか．

これらが見られる場合は，まず，炎症を抑えるための調整と固定材料を使い，患部の安静を保つ．

炎症が見られない場合でも，患部の筋肉が緊張していれば，体型矯正に先立って緊張をゆるめるための処置が必要となる．触診では，炎症の有・無とともに緊張の度合いを診て，下記のような段階のうち，現在行なうべきことを決定する．

〈症状に応じた調整の段階〉

①炎症を抑える段階か．
②筋肉の緊張をゆるめる段階か．
③矯正を行なってよい段階か（炎症はもちろん，筋肉の緊張もなく，骨だけがずれている状態であればこの段階に入る）． ⎫
④微調整を行なう段階か（バランスだけをとる最後の段階）． ⎭ 体型調整

通院治療を開始した後も，これらのどの段階にあるかを常に判断しながら調整を進めていくことが大切である．

4. 体型の決め方と注意点

以上の手順を経た後に体型の判断に入る．実際にはここまでの段階で，観察などによってすでに患者がどの体型に分類されるかが推測できていることも少なくない．しかしその場合も，「観点」となる脊椎の状態を確認した上で確定的な判断を下す．

前章で触れたように，私は「観点」として腰椎を中心的に用いている．腰部の圧痛ないし過敏反応がL_1〜L_5，また1〜$4S$のどこに認められるかを調べるのである（いわゆる「効く」ポイント，患者が「そこです」というポイントを探す）．これによって，次ページの表のように体型を判断できる．

さらに，圧痛ないし過敏反応が1〜3層のどの深さに見られるかも同時に確認しておく（解剖学では筋肉の断層を浅層部と深層部に分けるが，均整の筋肉断層論では3層に分けている）．これは，後に調整を行なうさい，調整点の同じ層に刺激を入れる必要があるからである．

〔例〕L_1の1Sの第3層（最も深い層）に反応がある場合（平衡性の欠如）：
　　前後型（フォーム1）──→L1の2Sの第3層に可動性を入れる
なお，腰椎には，以下のような先天および後天異常が見られる場合がある．

第2章 臨床的な診方

腰椎を「観点」とするさいには，見誤らないよう注意すること．

- 腰仙移行椎
  (1) 腰椎が仙椎に移行したもの（仙骨化）：腰椎が4個となっている．
  (2) 仙椎が腰椎の形になったもの（腰椎化）：腰椎が6個となっている．
- リチャード病：最下位腰椎の横突起が大きくて骨盤または仙椎と接触摩擦する．
- 脊椎披裂（椎弓癒合不全）：左右の椎弓に癒合不全がおこり，L_5，S_1に多くみられる．
- 脊椎分離症・すべり症：好発部位はL_5で，外観上は階段上に変形し，凹んで見える．

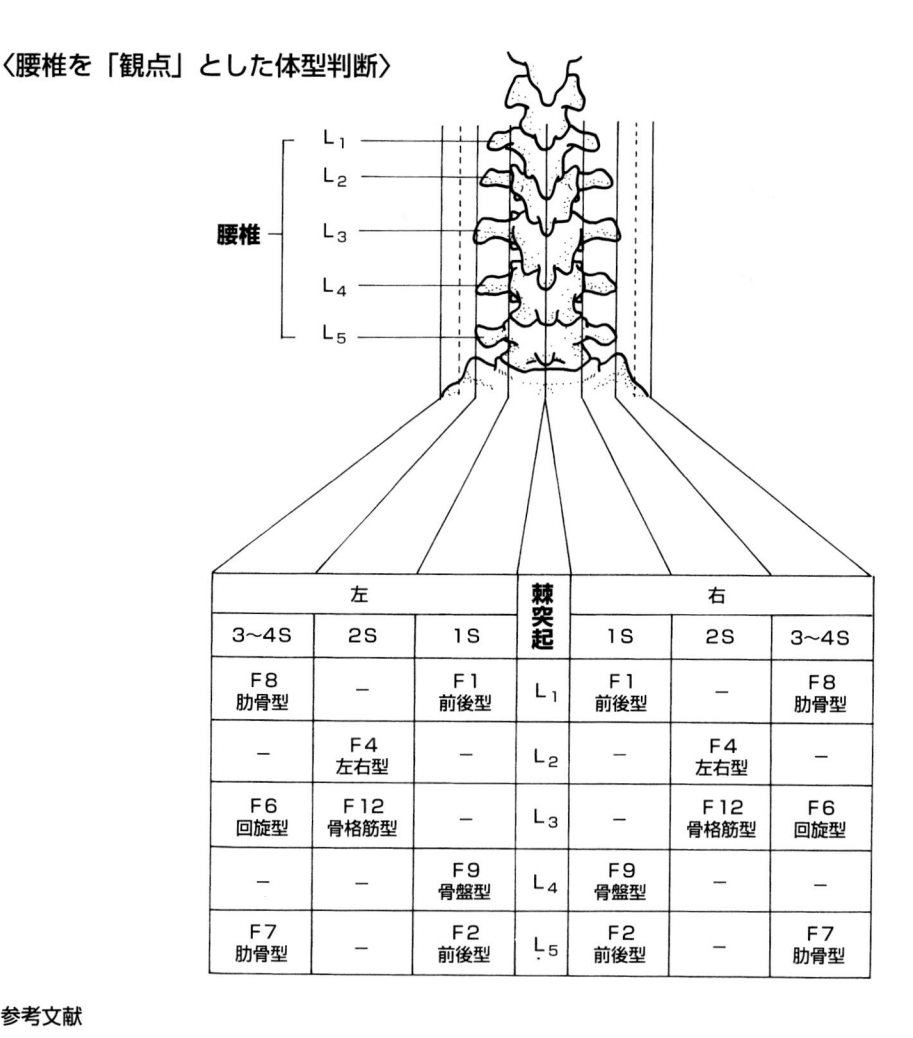

〈腰椎を「観点」とした体型判断〉

	左			棘突起		右	
	3～4S	2S	1S		1S	2S	3～4S
	F8 肋骨型	—	F1 前後型	L_1	F1 前後型	—	F8 肋骨型
	—	F4 左右型	—	L_2	—	F4 左右型	—
	F6 回旋型	F12 骨格筋型	—	L_3	—	F12 骨格筋型	F6 回旋型
	—	—	F9 骨盤型	L_4	F9 骨盤型	—	—
	F7 肋骨型	—	F2 前後型	L_5	F2 前後型	—	F7 肋骨型

参考文献

坂本元一：12種体型と応用その2．第1回均整セミナー，1991

菅原勇勝：Ⅱ問診，視診，触診の注意事項，p.9，メディカルプレス，1985

辻陽雄：腰仙移行椎，脊椎披裂，脊椎分離．標準整形外科学 第6版（寺山和雄監修），p.413，442 医学書院，1996

竹光義治：腰仙移行椎．神中整形外科学 各論（天児民和・編集），p.48-49，南山堂，1990

5. 姿勢均整における内界・外界とは

　これまで述べたような体型の基本的な見方とは異なる，いわば例外的な法則性をもつものとして，体型や動作に「内界」の影響が強く出ている場合がある．内界とは，内反射，あるいは内展ともいい，内臓など体の内部に展開される動きを指す．姿勢均整では，身体内部の異常が脊髄神経を通して体表に投影発現するとき，これを内界という．内界の場合，姿勢（静的観察）によって判断される体型と，動作（動的観察）の特徴とが逆転するので注意を要する．

　例えば，肝臓に何らかの疾患をもつ患者で，過度の飲酒によってそれが悪化したときには，D_9付近の脊髄反射に投影されてD_9の周辺が盛り上がってくるなどの反応が認められる．この場合，姿勢からＦ１と判断されても，動的観察を行なうと後ろに倒れやすいなどＦ２の特徴をもつ．これを「Ｆ１の内界」とよぶ．

　このように内界であれば，Ｆ１⇔Ｆ２，Ｆ３⇔Ｆ４，Ｆ５⇔Ｆ６，Ｆ７⇔Ｆ８，Ｆ９⇔Ｆ10，Ｆ11⇔Ｆ12の静的・動的観察の結果が逆転する．例えば，通常Ｆ７では上半身に抑制傾向，下半身に興奮傾向が見られるが（そのため，いわゆる貧乏ゆすりの癖をもつことが多い），Ｆ７の内界では上半身が興奮的に下半身が抑制的になる．

　観察・調整にさいしては，11ページであげた「観点」と調整点とが逆になる（前後型では２Ｓに可動性の欠如→１Ｓに平衡性を入れる，など）．また，内的の場合，反応が現れる椎骨として重要なのは以下の部分である．

〈体型別の内界で反応が現れる椎骨〉

- 前後型の内界：L_5　D_{12}
- 左右型　〃　：L_2　D_9
- 回旋型　〃　：L_3　D_{10}
- 肋骨型　〃　：L_1　D_8
- 骨盤型　〃　：L_4　D_{11}
- 骨格筋型〃　：L_4　D_{11}

　通常の観察・調整の法則性にかなう場合を，内界に対して外界と称する．ただし，最終的には，前述のとおり問診によって症状が現れたプロセスをたどり，それを重視して判断することが大切である．例えば，テニスなどの運動で右腕ばかり使い，筋肉の緊張のバランスがくずれた状態が長く続くと，内臓に悪影響が現れることもある．この場合，腸や子宮の異常を示すL_3に反応が現れていても，それらの病気とはいえない．プロセスから見て外界の症例と考える必要があり，あくまでも，まず先に運動系のバランスの乱れがあることを見逃してはならない．

6. 脊椎の見方

　肩甲骨や腸骨など目安となる骨と脊椎との位置関係，および棘突起と横突起との位置関係を知っておくと，脊椎の観察・調整が的確かつ速やかに行ないやすくなる．そのポイントは以下のとおりである．

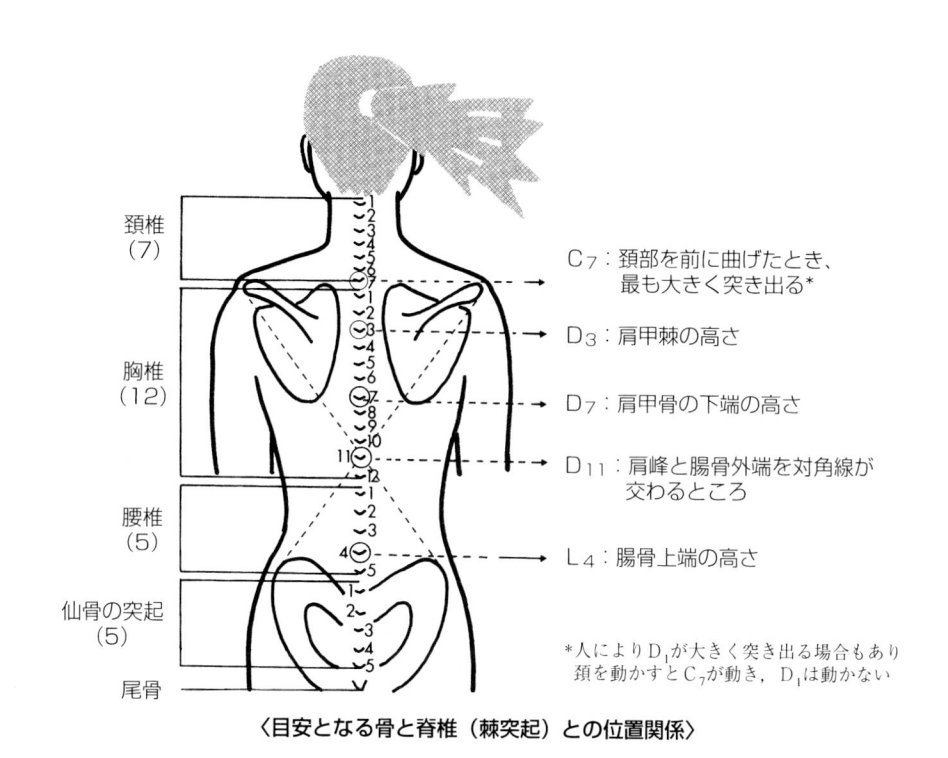

頚椎（7）
胸椎（12）
腰椎（5）
仙骨の突起（5）
尾骨

C_7：頚部を前に曲げたとき、最も大きく突き出る*
D_3：肩甲棘の高さ
D_7：肩甲骨の下端の高さ
D_{11}：肩峰と腸骨外端を対角線が交わるところ
L_4：腸骨上端の高さ

*人によりD_1が大きく突き出る場合もあり頚を動かすとC_7が動き，D_1は動かない

〈目安となる骨と脊椎（棘突起）との位置関係〉

（位置の目安・見方）	（脊椎）
・頚部を前に曲げたとき，頚部の付け根の後方に最も大きく突き出る部分	→C_7
・肩甲棘の高さ	→D_3
・肩甲骨の下端と同じ高さ	→D_7
・肩峰（肩先に突き出た骨）と腸骨の外端を対角線で結んだ線上	→D_{11}
・腸骨の上端と同じ高さ	→L_4

※上記を目安に，例えばD_2棘突起なら頚部を前に曲げて大きく突き出る突起から下へ2つ目，というように数える．経験を積むと直接的に位置がつかめるようになるが，それまでは上のような位置関係を頭に置いておくとよい．

(頚椎について)

頚椎については，下図を参考に甲状軟骨などを目安にするとより正確に位置がつかめる．

（位置の目安）	（頚椎）
・舌骨（甲状軟骨の上にあって骨で連結せず，筋肉で支えられており，指でつまむと動く骨の高さ	→C_3
・甲状軟骨の頂点の高さ	→C_4〜C_5

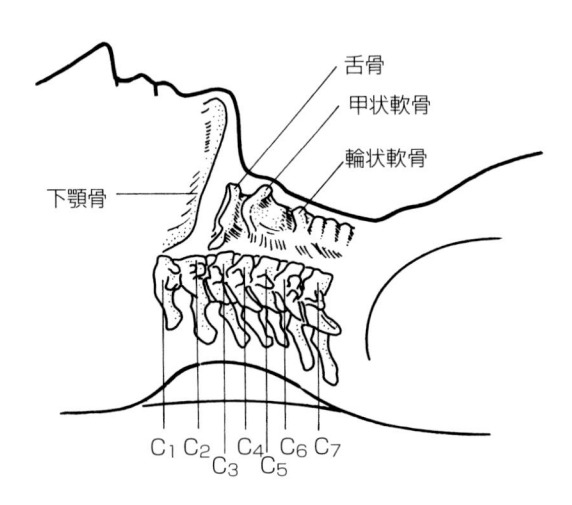

参考文献

〈p.22-5，姿勢均整における内界・外界とは〉
坂本元一：12種体型内界の観察法応用（1）．第2回均整セミナー，1991

〈p.23脊椎の見方〉
小関勝美：目安となる骨格と役割を知ろう．泣きたい痛みもうだまっていられない，p.84-85．現代書林，1989

〈p.24 頚椎について〉
野島元雄・他監訳：図12，頚椎の解剖．図解四肢と脊椎の診かた（恒石澄恵・訳），p.105．医歯薬出版，1998

〈棘突起と横突起との位置関係〉

　背中の正中線上にある棘突起と，左右2横指外側（2S）にある横突起とは脊椎の構造上やや高さがずれる．下図は外国の文献によるもので，実際は体格・年齢・性別などによっても異なるが，およその位置関係の目安を知っておくとよい．ただし，実践上はあくまでも自分の指頭で感じ取ることが大切．

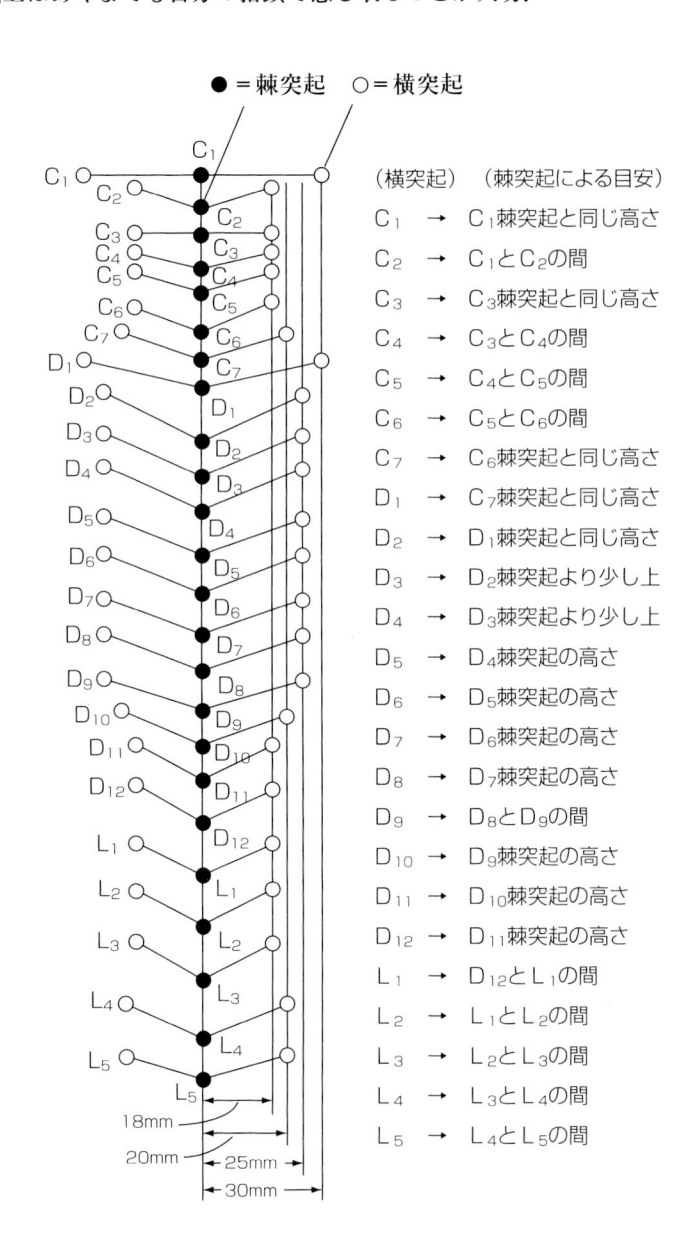

● = 棘突起　　○ = 横突起

（横突起）	（棘突起による目安）
C_1 →	C_1棘突起と同じ高さ
C_2 →	C_1とC_2の間
C_3 →	C_3棘突起と同じ高さ
C_4 →	C_3とC_4の間
C_5 →	C_4とC_5の間
C_6 →	C_5とC_6の間
C_7 →	C_6棘突起と同じ高さ
D_1 →	C_7棘突起と同じ高さ
D_2 →	D_1棘突起と同じ高さ
D_3 →	D_2棘突起より少し上
D_4 →	D_3棘突起より少し上
D_5 →	D_4棘突起の高さ
D_6 →	D_5棘突起の高さ
D_7 →	D_6棘突起の高さ
D_8 →	D_7棘突起の高さ
D_9 →	D_8とD_9の間
D_{10} →	D_9棘突起の高さ
D_{11} →	D_{10}棘突起の高さ
D_{12} →	D_{11}棘突起の高さ
L_1 →	D_{12}とL_1の間
L_2 →	L_1とL_2の間
L_3 →	L_2とL_3の間
L_4 →	L_3とL_4の間
L_5 →	L_4とL_5の間

参考文献

鈴木正教：SPとTPの位置関係．カイロプラクティック概論，p.68-69．たにぐち書店，1999

良い姿勢・悪い姿勢

　一般に「姿勢が良い・悪い」とよくいわれるが，どんな条件によって姿勢のよしあしが決まるのだろうか．ポイントになる点をあげてみよう．

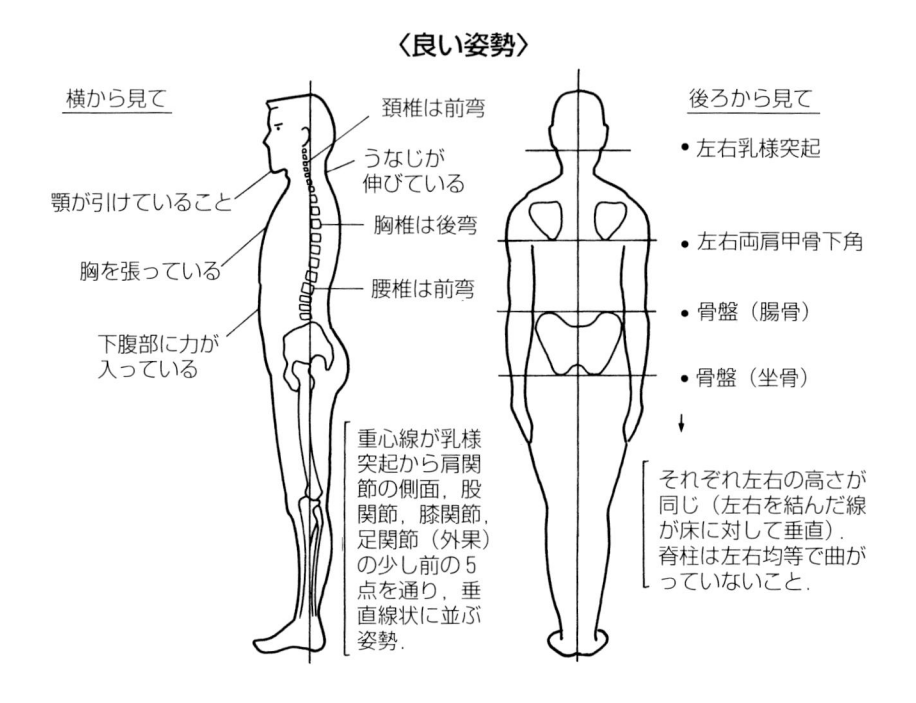

〈良い姿勢〉

横から見て
- 頚椎は前弯
- うなじが伸びている
- 胸椎は後弯
- 腰椎は前弯
- 顎が引けていること
- 胸を張っている
- 下腹部に力が入っている

[重心線が乳様突起から肩関節の側面，股関節，膝関節，足関節（外果）の少し前の5点を通り，垂直線状に並ぶ姿勢．]

後ろから見て
- 左右乳様突起
- 左右両肩甲骨下角
- 骨盤（腸骨）
- 骨盤（坐骨）

[それぞれ左右の高さが同じ（左右を結んだ線が床に対して垂直）．脊柱は左右均等で曲がっていないこと．]

〈悪い姿勢〉

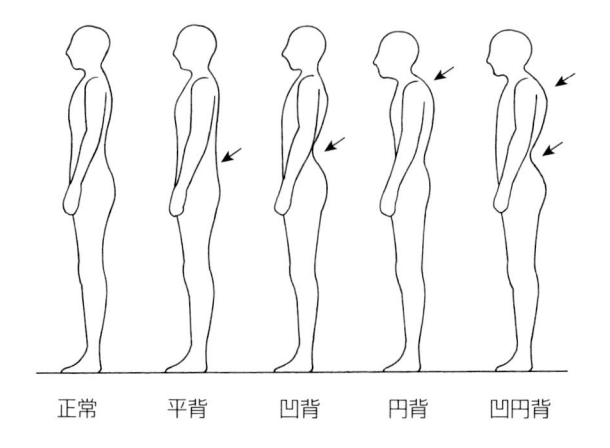

正常　　平背　　凹背　　円背　　凹円背

姿勢が良いとは，骨格とそれを支えている筋群のバランスがよくとれている状態で，歩くとき，正しく腰かけたとき，正しく座ったときにも上記の基本的な条件がくずれないこと．

①平背：脊椎の生理的な自然な弯曲が少なくなったもの．運動不足で筋肉が発達していないことが原因となる．

②腰椎前弯（凹背）：腰椎の前弯が強すぎるもの．腰椎が反りすぎているために，腰痛を起こしやすい．

③円背：胸椎の弯曲が強くなったもの．いわゆるねこ背．

④腰椎前弯と円背（凹円背）：円背（ねこ背）が強くなり，代償的に腰椎の弯曲が強くなったもの．

　一般に姿勢が悪くなるのは，胸椎から円背が起こり，その弯曲がしだいに強くなり，頚椎と腰椎に影響を与えることが多い．その結果，腰痛・肩凝りなどが引き起こされる．

参考文献
〈p.26　良い姿勢・悪い姿勢〉
矢野一郎編：1.良い姿勢，悪い姿勢．姿勢と健康からだの構えと心のもち方，p.118−120．日本経済新聞社，1981
辻陽雄：脊柱の弯曲異常と姿勢．標準整形外科学　第6版（寺山和雄・監修），p.414−415．医学書院，1996

第3章

手技療法の基本

1. 触診の行ない方

指の使い方について

　触診を行なうさいにもっとも重要なことは，指尖の使い方である．筋肉の硬さの度合い，骨の状態をみるためには指頭または指腹（写真参照）で圧迫し，筋・腱・骨の異常をこまかく感じとらなければならない．

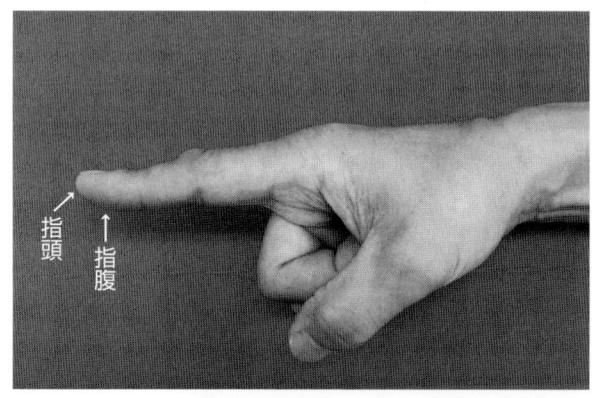

指尖側方

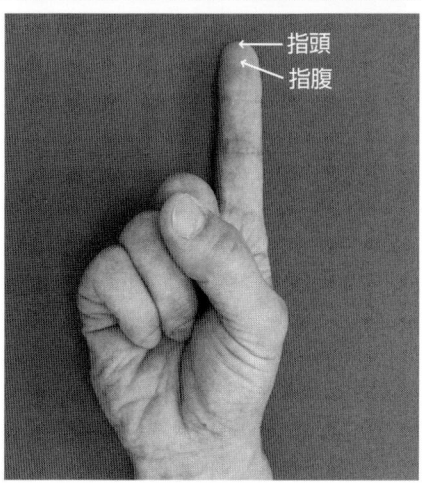

指尖掌側

具体的に筋肉，椎骨の状態を知るための基本的な触診法としては，以下のようなものがある．

筋肉の触診

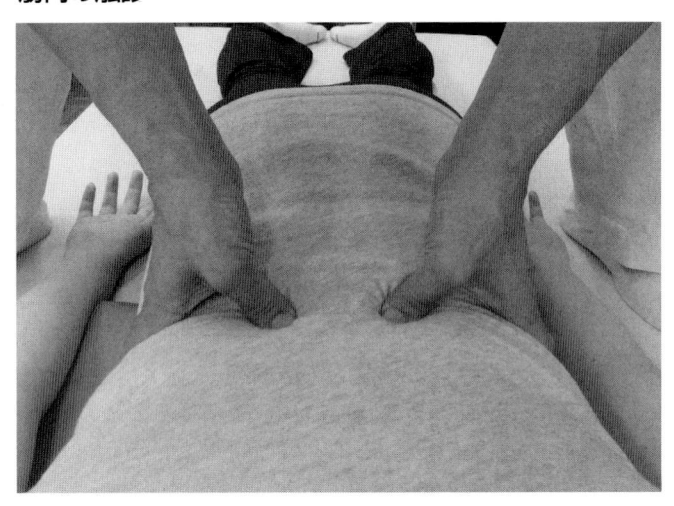

①両手母指の指頭で，筋肉の硬結圧痛部位が1〜3層のどこにあるかを触診する．

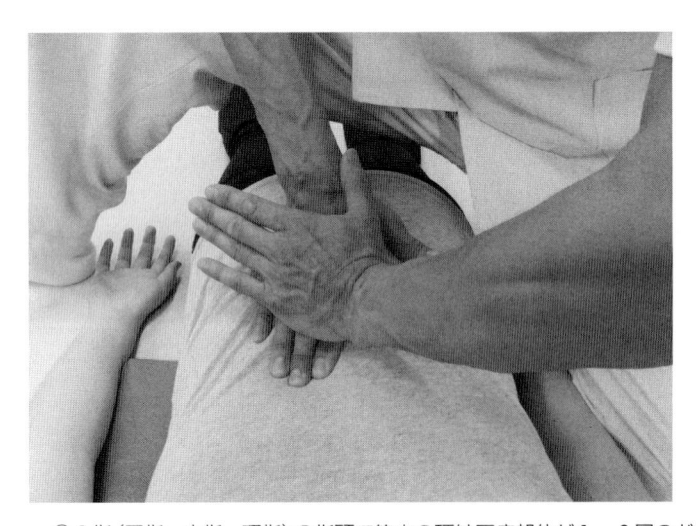

②3指（示指・中指・環指）の指頭で筋肉の硬結圧痛部位が1〜3層のどこにあるかを触診する．

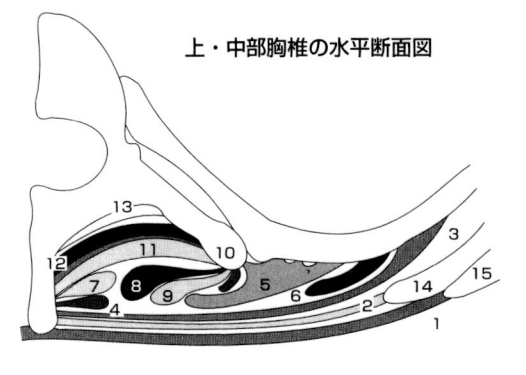

上・中部胸椎の水平断面図

1　僧帽筋
2　大・小菱形筋
3　上後鋸筋
4　頸板状筋
5　胸最長筋
6　胸腸肋筋
7　棘筋
8　頭半棘筋
9　頭最長筋
10　頸最長筋
11　胸半棘筋
12　多裂筋
13　回旋筋
14　肩甲骨体部
15　肩甲棘

椎骨の触診

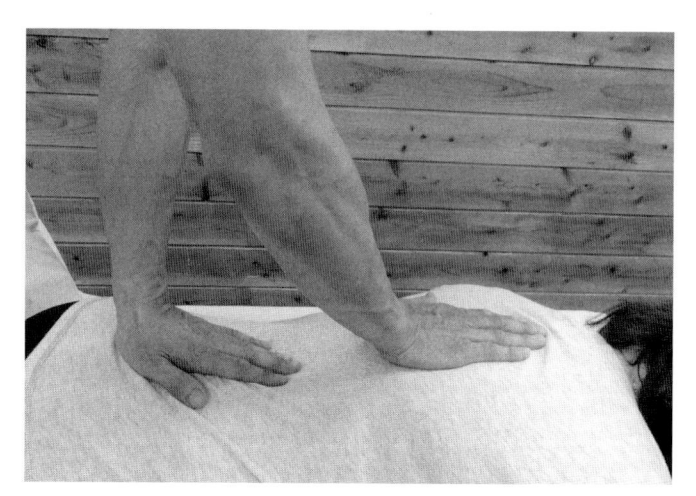

①3指（示指・中指・環指）の指頭で椎骨の平衡性欠如（側方・左右前下方・左右後下方変位）・可動性欠如（後方・前下方変位）・強弱性欠如（前方・後下方変位）を調べる（受者の胸椎1番の棘突起に中指を当て，腰椎までなで下ろして触診する）．

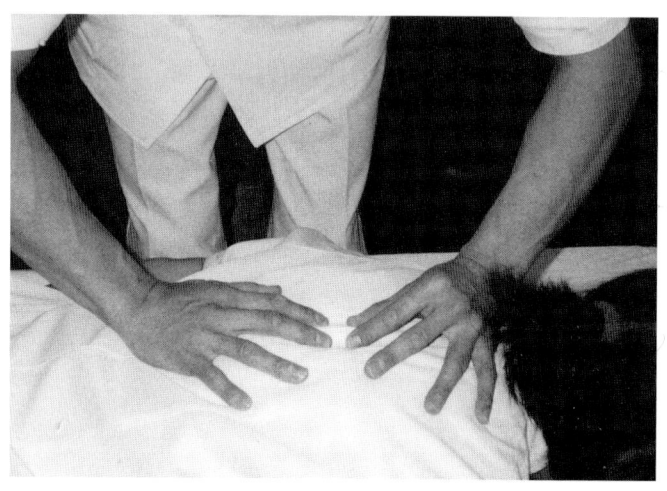

②片手の母指と示指，他方の手の示指と中指で，脊椎の棘側から棘突起を挟み，椎骨の平衡性欠如（側方・左右前下方・左右後下方変位），可動性欠如（後方・前下方変位），強弱性欠如（前方・後下方変位）を触診する．

参考文献

Jiří Dvořák, Václav Dvořák：図7．14 上～中部胸椎の水平断面図．最新徒手医学 痛みの診察法（江藤文夫・他監訳），p.229．新興医学出版社，1996

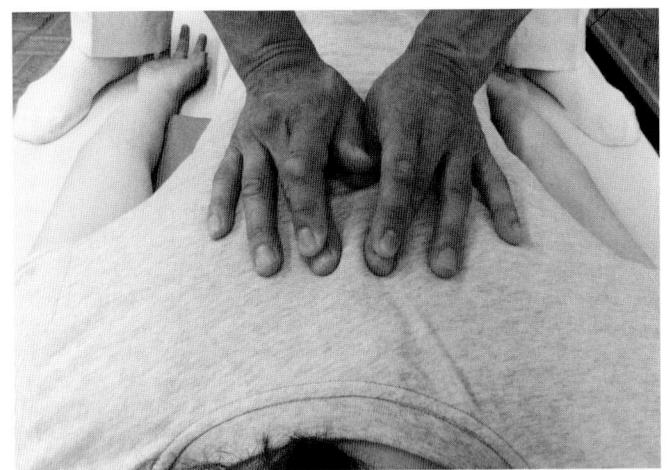

③両手の中指で脊椎の棘側から棘突起を挟み椎骨の平衡性欠如（側方・左右前下方・左右後下方変位），可動性欠如（後方・前下方変位），強弱性欠如（前方・後下方変位）を調べる．

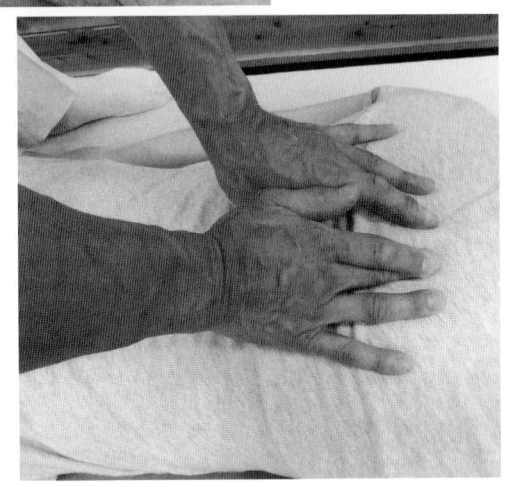

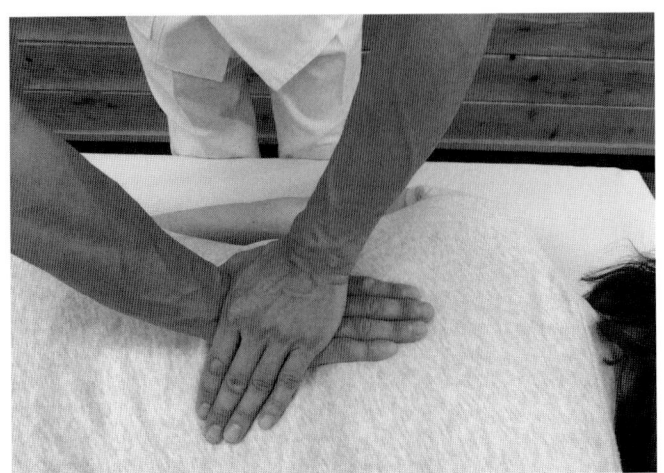

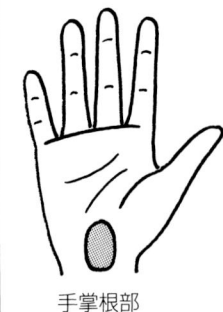

手掌根部

④手掌根部で圧迫して，脊椎の動き（可動性）を診る．

2. 平衡性・可動性・強弱性の入れ方

　　平衡性を入れるには，
①数秒間，徐々に力を増しながら持続的に押し，
②手をあてたまま一瞬力を抜き，
③すぐにそれ以上の力を入れて瞬間的に強く押し，
④瞬間的に脱力して手を離す．
　　（グーッと押し，一瞬抜いてグッと入れ，ポンと抜く）

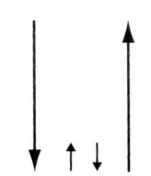

　　可動性を入れるには，
①数秒間，徐々に力を増しながら持続的に押し，
②再び徐々に力を抜いて手を離す．
　　（グーッと押してポンと抜く）

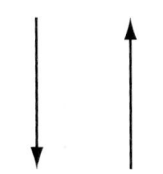

　　強弱を入れるには，
①数秒間，徐々に力を増しながら持続的に押し，
②少し力をゆるめ，
③その倍程度までゆるめ，
④最後まで脱力して手を離す
　　（グーッと押し，ス，スッ，スーッと3段階で抜く）

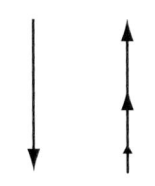

　　※（注）3Sには動脈に関係する神経が通っているので，強い刺激は禁物である．3〜4Sに強弱性を入れるときは比較的柔らかい刺激とする．
　　いずれの場合もリズミカルに，特に平衡性を入れるときの脱力はスピーディーに行なうことが大切である．

刺激の入れ方

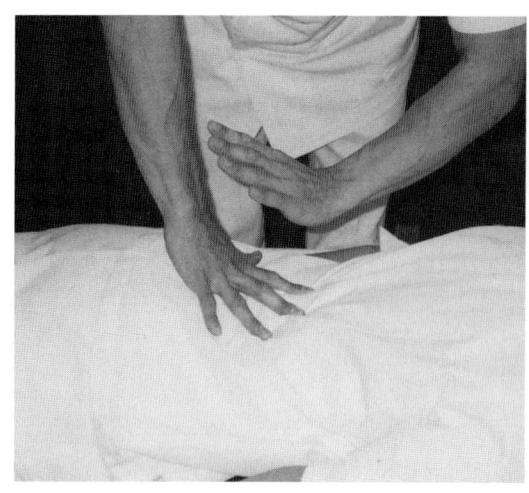

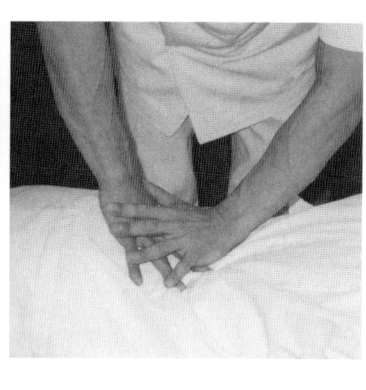

Aの方法：示指と中指を１～３Ｓに圧定し，その指の上に手掌を重ね，平衡・可動・強弱性のいずれかの刺激を症状に合わせて加える．

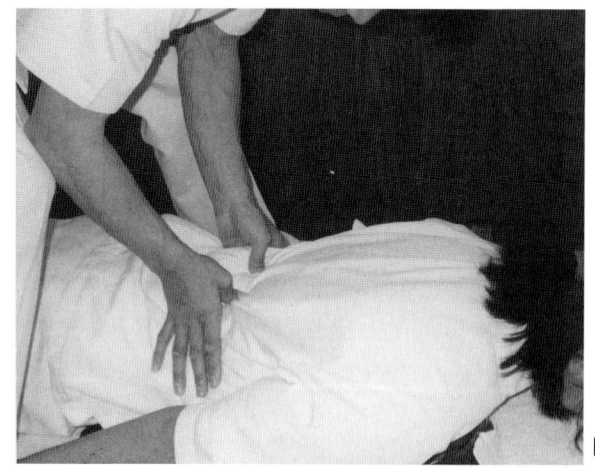

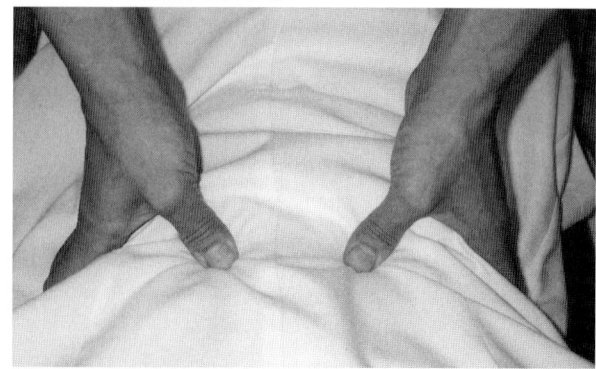

Bの方法：両手母指を１～３Ｓに圧定し，平衡・可動・強弱性のいずれかの刺激を症状に合わせて加える．

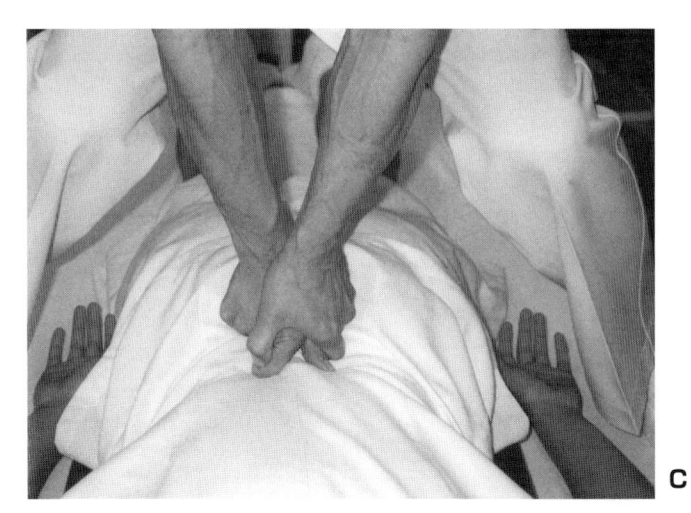

第 3 章　手技療法の基本

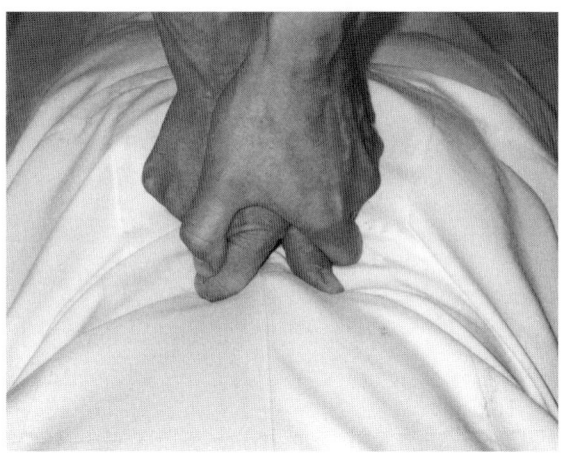

Cの方法：反らした母指と曲げた示指とで脊椎を挟む．他方の手を，母指・示指を逆にして上から重ね，平衡・可動・強弱性のいずれかの刺激を症状に合わせて加える．

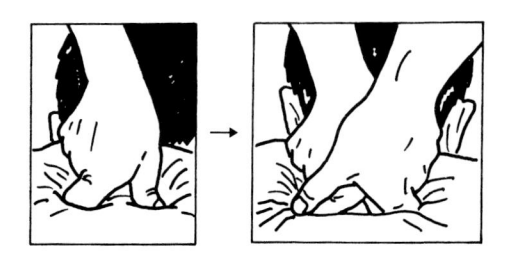

3. アジャストメント（矯正）とは

　姿勢均整の操法のなかでも基本となる重要なものに，アジャストメント（矯正）がある．アジャストメントとは衝撃，衝動，押圧，刺激などの意だが，ここでは，主に平衡性を入れる刺激法を用いて各種の反射を促し，体型調整を行なう操法をさす．そのための具体的な方法として，頸部・腰部に対しては捻転（捻りを加える刺激），背部に対しては膝突き（術者の膝を利用する刺激）を行なう．なお，アジャストには次のような目的・注意点がある．

① 筋肉を伸ばす
　　　　　正捻転：伸筋に効く（心筋反射）
　　　　　逆捻転：屈筋に効く（屈筋反射）
② 整骨技術（骨格調整）：受者が自然に横たわったときの各部の角度・張力・最密位によってアジャストする．
③ 神経反射（くつろぎ傾斜圧）

　くつろぎ傾斜圧とは，体の苦痛を緩解するために本能的にとるポーズをいう．受者のポーズに逆らって無理に矯正するのでなく，体が本能で「刺激して欲しがっている」方向に，目的に応じて受者の「くつろぎ」に合わせてアジャストする．
　具体的には受者の姿勢によって，以下のように行なう．

体を反らせている場合：脊髄の前根（椎間孔の神経が出たところ）に余裕をもたせるため背部を凹ませている
　　　→逆捻転：運動神経に刺激がいく
体を丸めている場合：脊髄の後根（知覚神経）に刺激を欲しがっている
　　　→正捻転：知覚神経に刺激がいく

くつろぎ傾斜圧に応じた調整法

Ⅰ. 腕の位置による見分け方

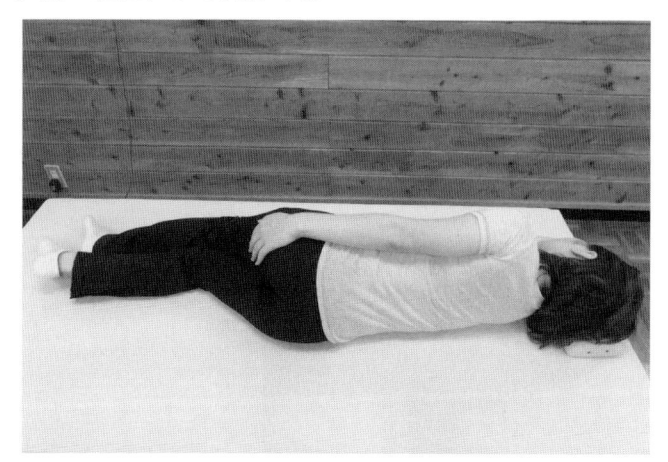

①腕がまっすぐ伸びている場合：まっすぐ肩を押圧してアジャストする．

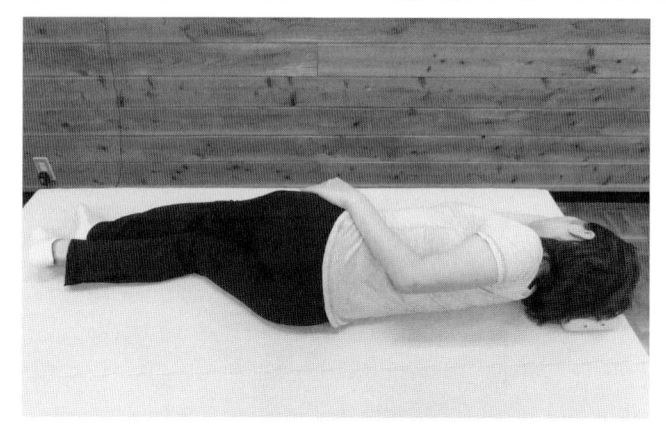

②腕が後ろにいっている場合：腕を後ろで圧定してアジャストする．

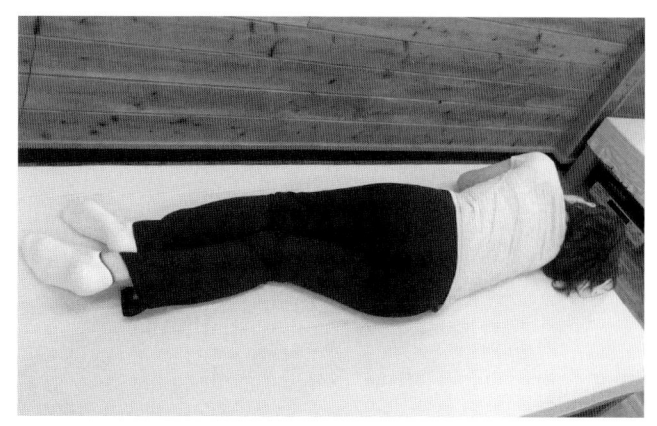

③腕が前にいっている場合：「背中を伸ばしてほしい」ということを示す姿勢なので，このまま筋肉を伸ばし，アジャストはしない．

Ⅱ. 殿部の位置と背中の状態による見分け方

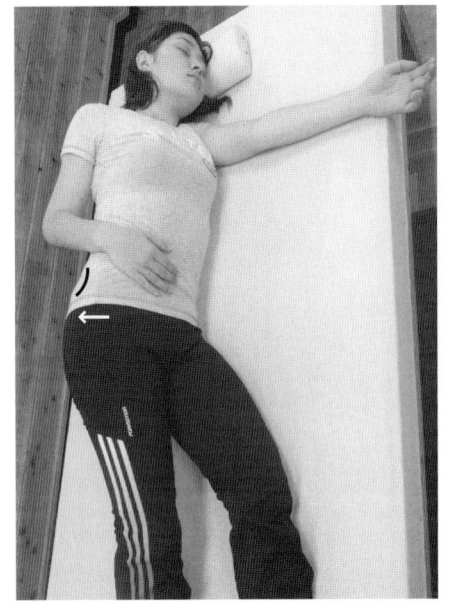

①

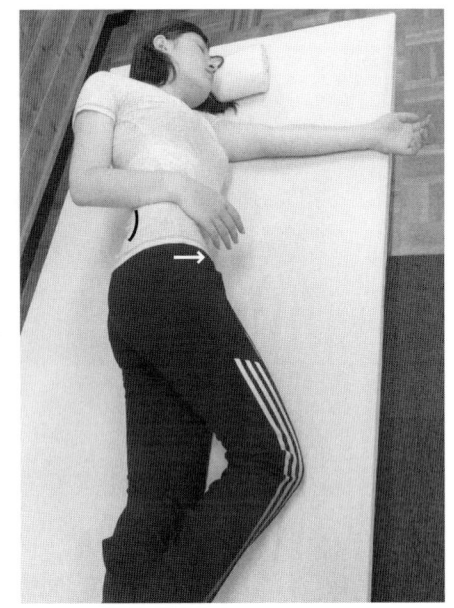

②

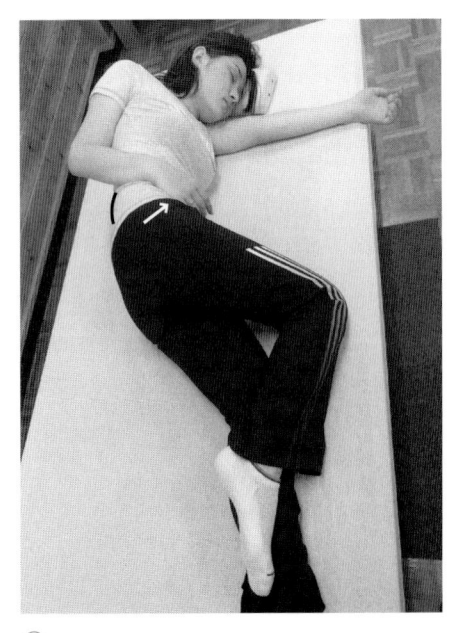

③

①殿部が後ろにいき，背中が反っている場合：逆捻転
②殿部が前にいき，背中が反っている場合：正捻転
③殿部が前にいき，背中を丸めている場合：正捻転

　アジャストは操法の最後に行なうのが原則．なお，どのようなケースであれ，痛みを訴える方向への捻転は厳禁である．どの方向の捻転に対しても痛みを伴うときは一切行なわないこと．目で見てゆがみを正す方向であっても，痛みを伴うときはかえって悪化につながる．

4. アジャストメントのやり方

頚部捻転（受者を寝かせて行なう方法）

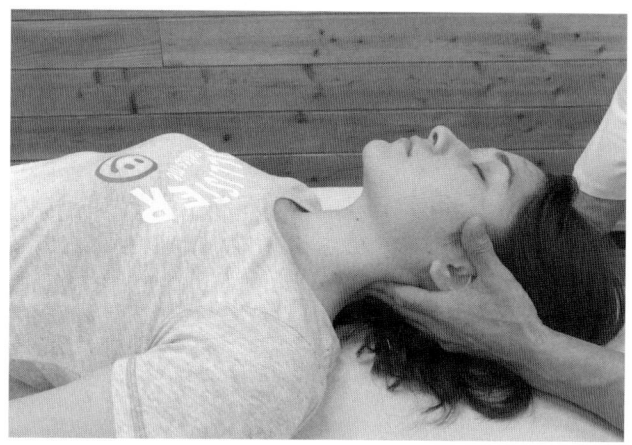

①受者は仰臥位．術者は頚椎の変位または硬結圧痛部位がC_1～C_7の，また1～3Sのどこにあるか4指（示指・中指・環指・小指）指頭で触診する．

②硬結圧痛部位の筋肉を3指（示指，中指，環指）指頭でゆるめる．

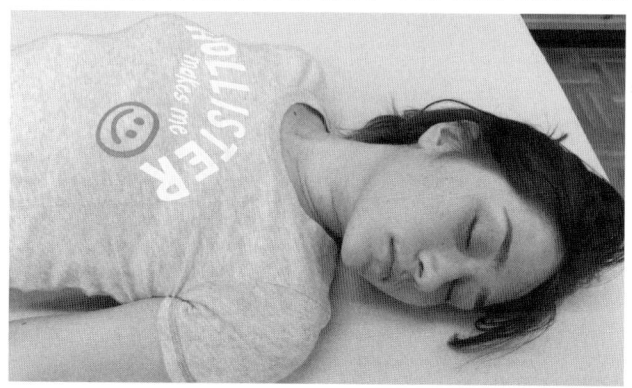

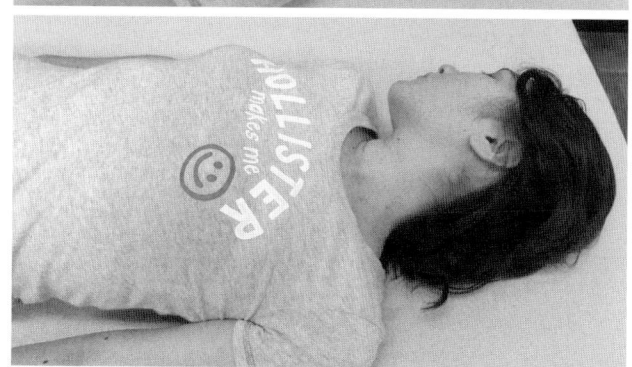

③受者に左右回旋を命じ，向きやすい方向へ向かせる．受者が向きやすい方向で頚部に痛みを感じる場合は，痛みのない向きからアジャストする．

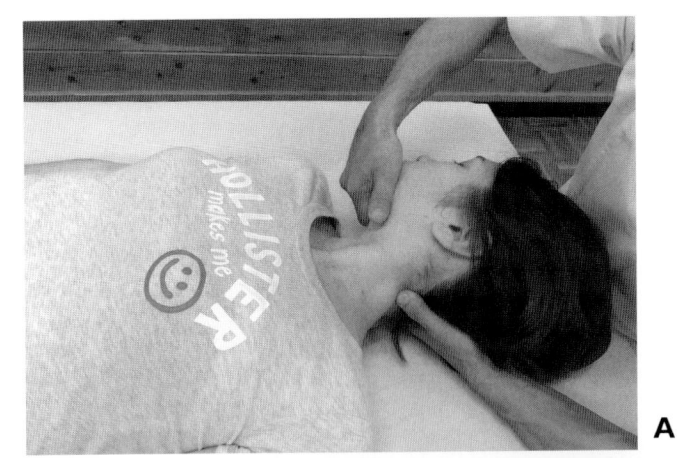

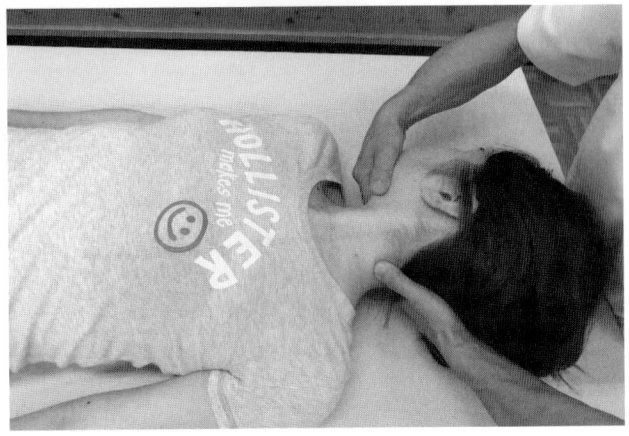

④術者は，硬結圧痛部位の椎骨の1つ下の横突起に片手母指を圧定して，他方の手は受者の顎に固定し，受者に息を吸わせてアジャストする．

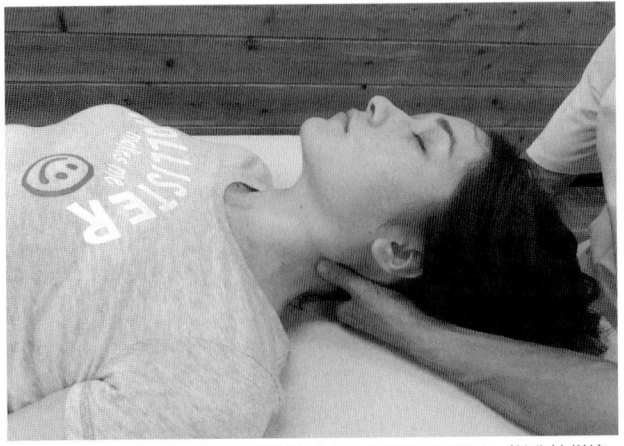

⑤その後，片手母指は10秒間くらい圧定して離す（抑制刺激）．

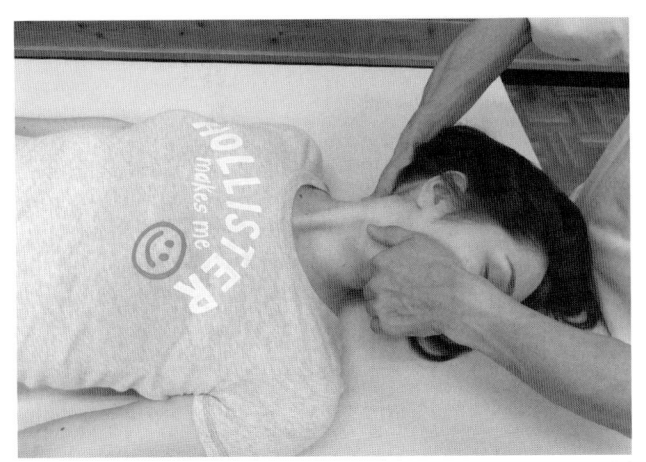

⑥受者を逆方向へ向かせ，硬結圧痛部位の同側の椎骨（横突起）に片手母指を圧定する．他方の手は受者の顎に固定し，呼気でアジャストして離す（鼓舞刺激）．

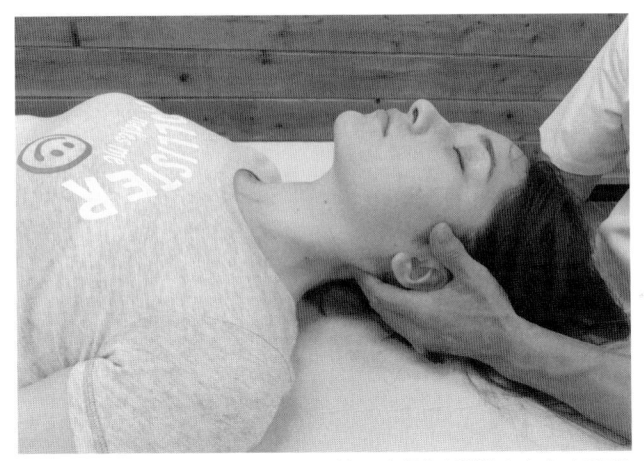

⑦頚椎の変位が復位したか，硬結圧痛部位が消失したかを確認．さらに，アジャストのため筋肉の緊張が残っていないか確認しながら頚筋をゆるめる．

頚部捻転（受者を座らせて行なう方法）

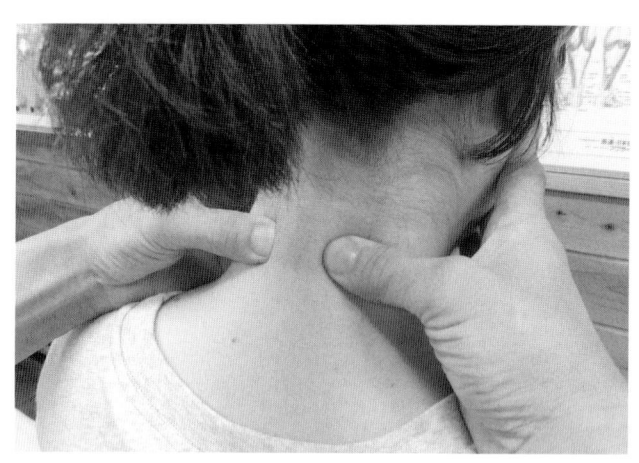

①受者は坐位．術者は，頚椎の変位または硬結圧痛部位がC_1～C_7の，また1～3Sのどこにあるか両手母指で触診する．

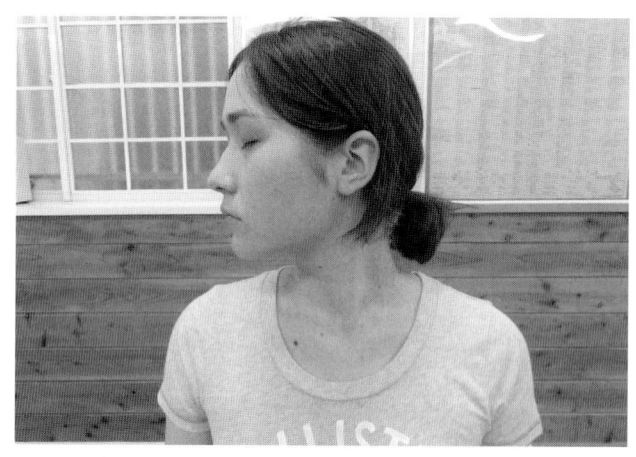

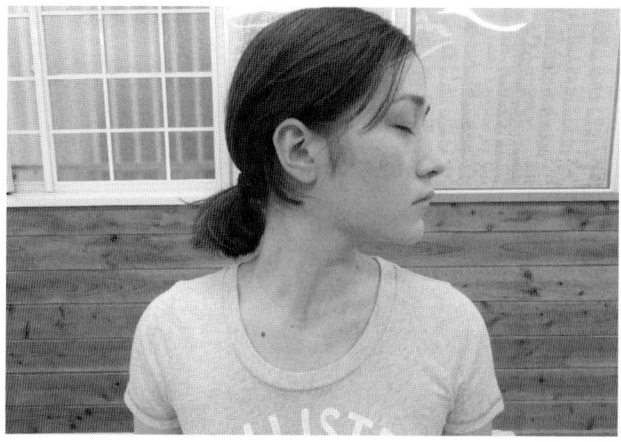

②術者は受者に左右回旋を命じ，受者の顎の動きをよく観察しておく．

③向きやすい方向から，以下のようにアジャストする．
　1）術者は硬結圧痛部位の椎骨の1つ下の横突起に片手母指を圧定する．他方の手の母指は同側の横突起に固定する．
　2）受者に回旋を命じ，回旋の可動域を確認したうえで，受者の頭を，圧定した母指のほうへ少し傾かせる．
　3）この姿勢で，受者に頚部の痛みとしびれ感がないか確認し，吸気でアジャストする．
　4）その後，片手母指で10秒間くらい圧定して離す（抑制刺激）．

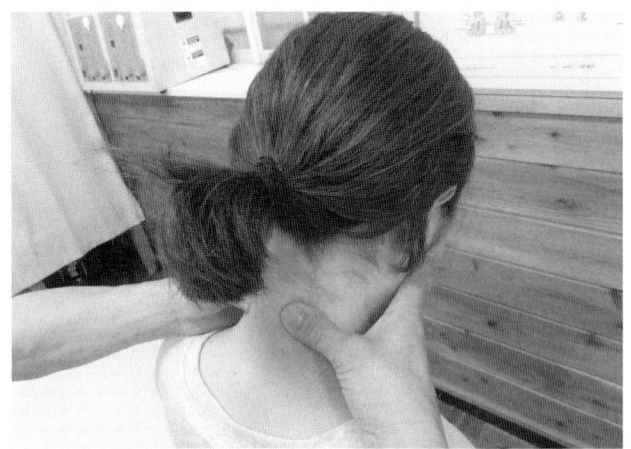

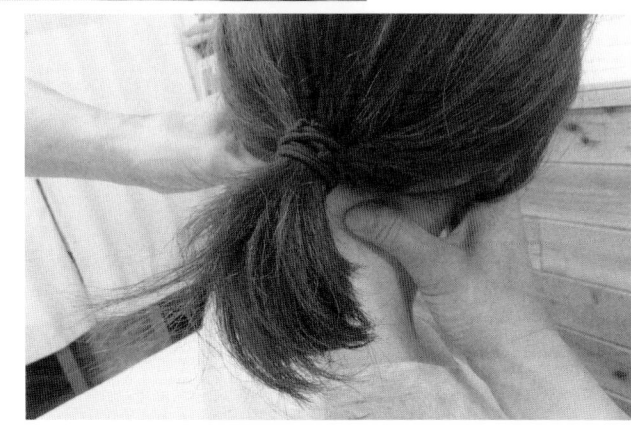

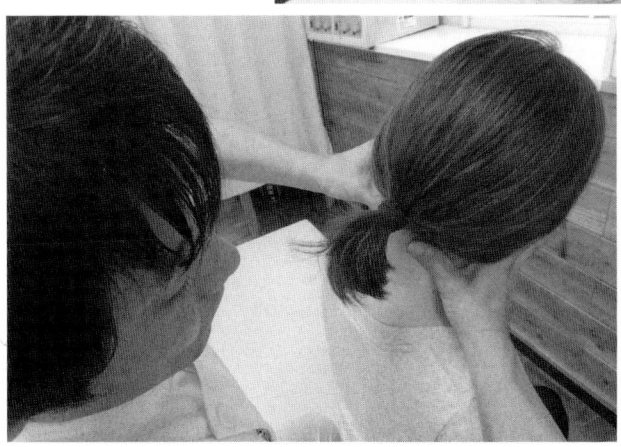

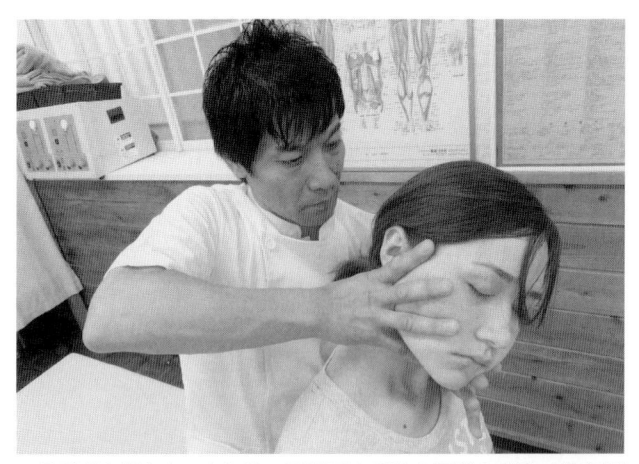

④受者を逆方向へ向かせ，硬結圧痛部位の同側の椎骨（横突起）に片手母指を圧定し，他方の手の母指は1つ下の横突起に固定する．③と同じ確認をし，呼気でアジャストして母指を放す（鼓舞刺激）．

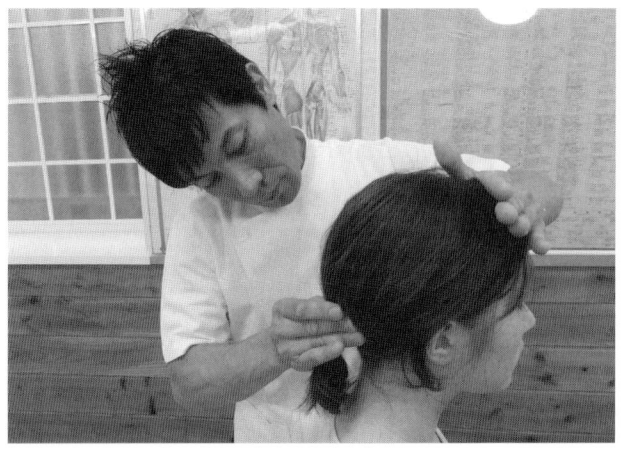

⑤アジャストのため筋肉の緊張が残っていないか，頸筋を確認し，後頭部の頭皮をゆるめる．

腰部矯正（正捻転）

①受者には自然な横臥位をとらせる．術者は受者のとった姿勢を観察し，その姿勢によって筋肉を伸ばすか，骨格調整を行なうか，神経反射でアジャストするかを決める．

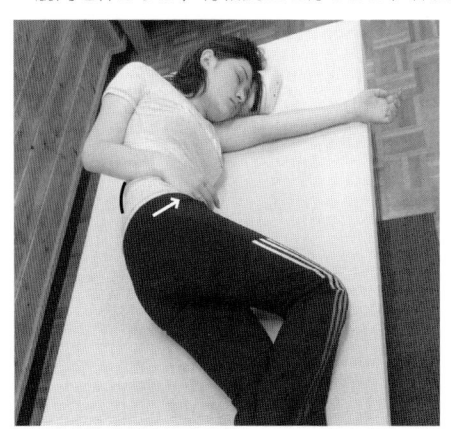

②左写真の例では神経反射で体を丸めており，腕が後ろにいっているので正捻転で行なう（p.36参照）．

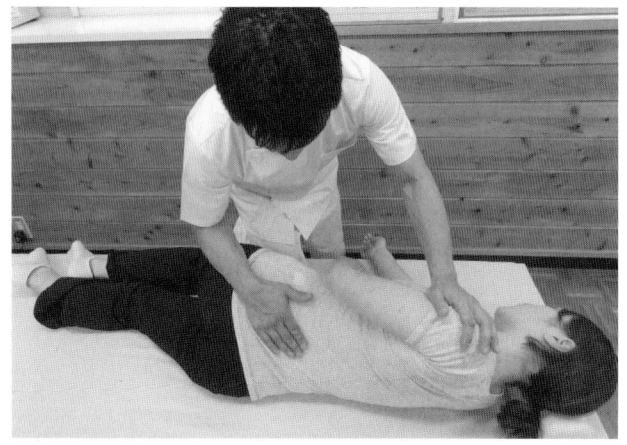

③術者は片手を腰部（変位の部分）に，他方の手を肩部にあて，

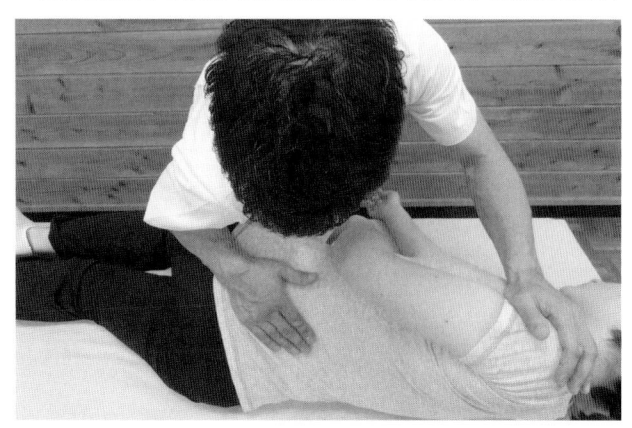

④術者の脇を締め，腰部から殿部の方向に絞り，受者の可動域を確認して一度絞りをゆるめ，再び腰部を中心に体圧をかけてアジャストする．

腰部矯正（逆捻転）

①前ページと同様．

②右写真の例では，神経反射で殿部が後ろにいき，背中が反り返っているので，逆捻転で行なう(p.36参照)．

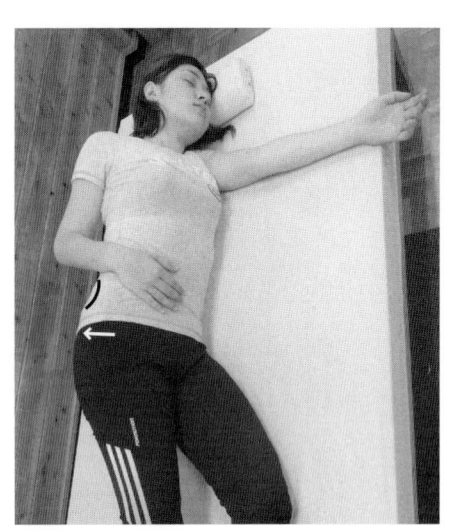

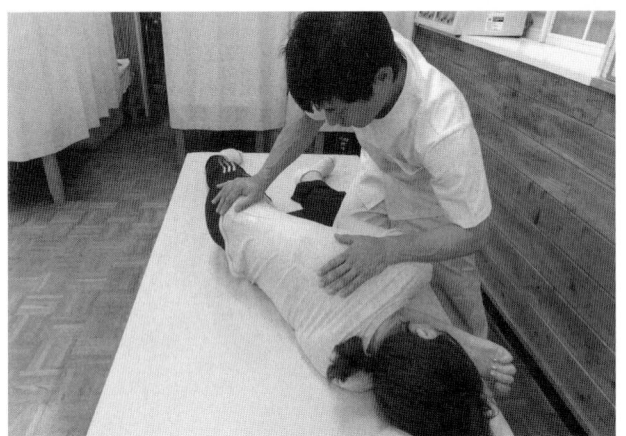

③術者の片手は背部に，他方の手は骨盤（腸骨）にあて，一度受者の可動域を確認してから，

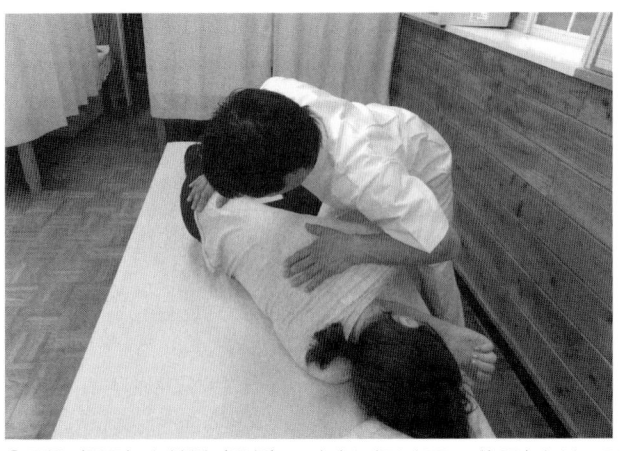

④骨盤（腸骨）を外側（殿部）の方向に押し込み，体圧をかけてアジャストする．

膝突き（脊椎矯正法）

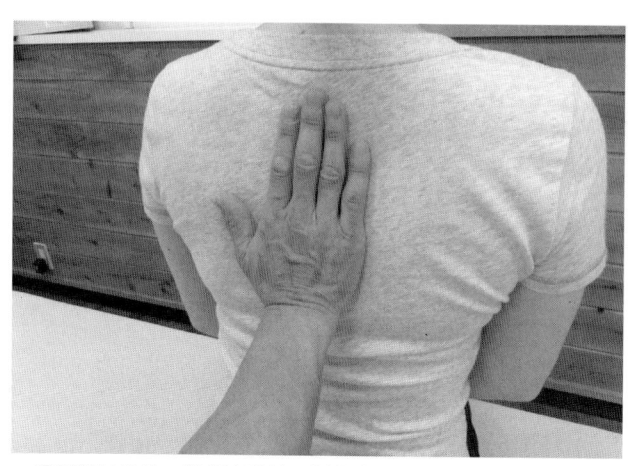

①受者は坐位．術者は受者の脊椎（胸椎または腰椎）の姿勢と椎骨の変位を触診する．

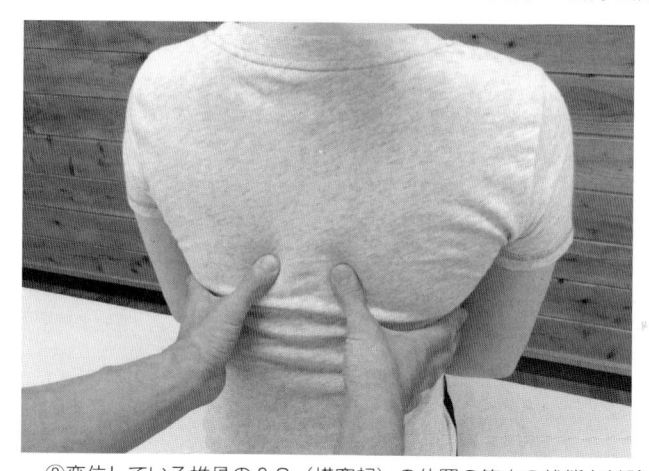

※原則的には，脊椎の凹んでいる部分（強弱性の欠如）からアジャストすること．

②変位している椎骨の2S（横突起）の位置の筋肉の状態を触診する．

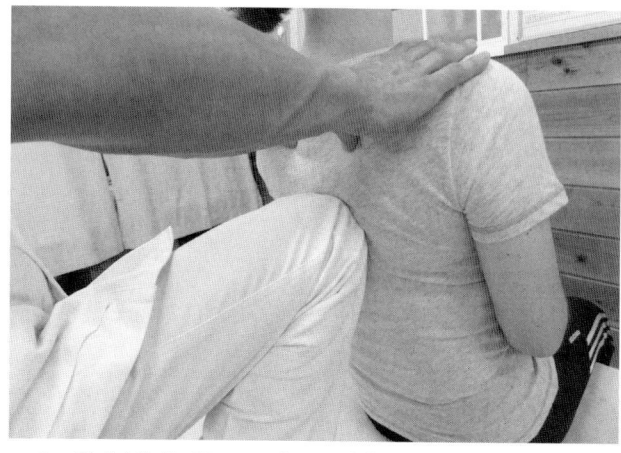

A-①【上胸椎（D_1〜D_6）の場合】①→②の触診後，筋肉の硬結（緊張）しているところに術者の片膝を圧定し，受者の体を後方に寄りかからせる．

※筋肉の過敏（イヤな痛み）があるところには膝を圧定せず，その場合は左右逆側（反対側）に圧定する．

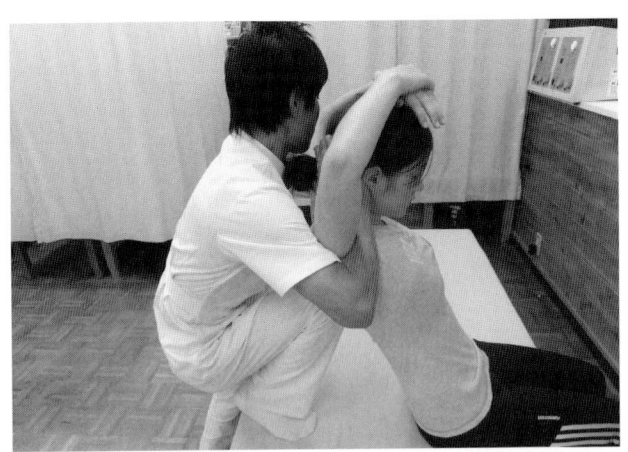

A－② 受者の両肩関節を挙上させ，圧定した膝に張力を感じたところで両肩の挙上角度を
きめ，術者は腋窩から両腕を通して頚部で固定し，受者の体を後方に膝と椎骨が90°にな
るまで引き寄せ，膝を突きだしてアジャストする（膝と胸椎の間にはクッション性のある
薄い座布団かタオルをあてて矯正する）．

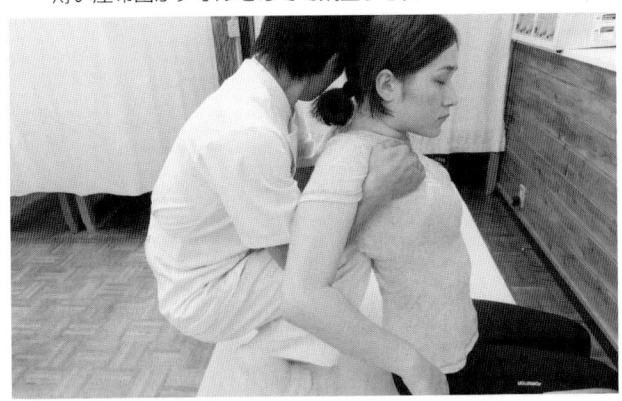

B－①【中・下胸椎（D_7〜D_{12}）および腰椎の場合】①→②の触診後，筋肉の硬結（緊張）し
ているところに，術者の両膝を圧定し，受者の体を後方に寄りかからせ，頭部を支えて胸
は両手で固定する．

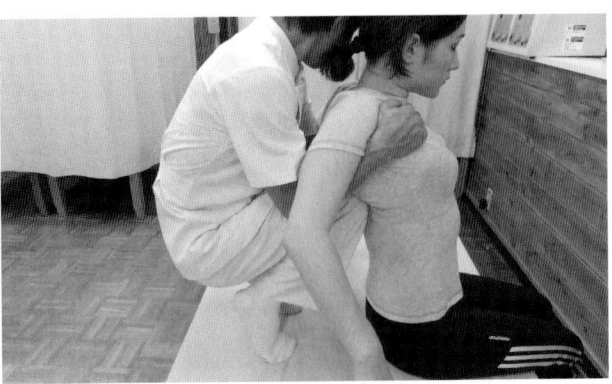

※両膝で圧定したとき（B－
①，②の場合）は硬結（緊張）
側のみ膝を突きだしてアジャ
ストすること．脊椎の凹んで
いるところの矯正は，受者の
体をさらに凹ませた姿勢にし
て矯正すること．膝を突きだ
してアジャストする場合，膝
を突きだす"あそび"（余裕）
がないと受者の胸部（肋骨）
を痛めることがあるので注意
すること．

B－②術者はさらに受者の体を後方に，膝と椎骨が90°になるまで引き寄せ，膝を突きだし
てアジャストする．

参考文献

亀井進・他：脊椎矯正の法則．姿勢保健均整法（Osteopathy），p.27－29，p.51－52．日本オス
　テオパシー協会，1977

坂本元一：12種体型内界の観察法応用1，2．第2回均整セミナー，1991

第 4 章

疾患別手技療法

Ⅰ. 操法の基本ポイント 1～20
Ⅱ. 手技療法の禁忌症と症例

Ⅰ. 操法の基本ポイント

　以下のページでは，日常遭遇することが多い疾患をとり上げ，具体的な手技療法を紹介する．その前に，すべての場合に共通する操法の基本ポイントと注意事項をあげておく．

①関節の操法は，いかに屈筋をゆるめるか（弛緩させるか）に留意する．
②筋肉の硬結・圧痛部位が筋肉の1～3層のどこにあるか（骨や靭帯に近い層か，表面の層か，その中間か）を指尖でうまく感じ取ること．
③脊椎の平衡性・可動性・強弱性（ずれているか，出ているか，凹んでいるか）を指尖でうまく感じ取ること．
④アジャストメント（矯正）は受者のくつろぎの静的な傾斜圧（p.36参照）で行なうのが原則．

操法上の注意事項

①操法に入る前にかならず炎症の程度を確認すること．
②操法のさいに痛みを強く訴える場合は，その操法は中止すること．
③筋肉の硬結が弛緩したところで操法をやめること．過度に行なうと，痛みとなって残ることもある．
④老人と骨粗鬆症の疑いのある場合はアジャスト（矯正）は禁止する．
⑤アジャストメント（矯正）に恐怖感を感じている人には禁止する．
⑥アジャストメント（矯正）はくつろぎの姿勢で，かつ痛みのない方向に矯正を行なうこと．どの方向にも痛みを伴うときは行なわない．

なお，説明中の用語等については，下記を参照のこと．

- 硬結部：筋肉，靭帯の硬化した部位
- 「引き伸ばしゆるめる」：主に圧痛・硬結部位に対し，ほぐすように手指の指頭で筋肉を伸ばし，ゆるめる．
- 「押し込みゆるめる」：指頭でやや強めに（筋肉に少し沈み込ませるように）圧迫したうえで，そのまま指頭をあてた位置は動かさず，小さく円を描くように刺激する．
- 「振動圧を加える」：手指の力を抜き，細かく震わせるようにして刺激する．振動圧（震動刺激）は，体を安定させ，特に神経や血管が安定する．また，新陳代謝を旺盛にする作用がすぐれており，循環器系によい．ポイントは気持ちよい圧で行なうこと．
- 「張力が来るように」：最も筋肉が張りつめた状態をつくったうえで，目的の場所に刺激を加える．
- 「1寸」：1横指：母指の横径の長さ
- 「抑制刺激」：吸気で入れる刺激で，緊張した部位を弛緩，拡張させ，痛みを鎮める．
- 「鼓舞刺激」：呼気で入れる刺激で，弛緩した部位を緊張，収縮させ，機能を旺盛にする．
- 文中，経穴（ツボ）名については，「経絡名〈経穴名〉」のように記す．
    例：足の少陽胆経〈肩井〉穴
- 吸気の頂点：息を吸って止める．
- 3呼吸おいて：息を吸って呼くを1呼吸として3回休む．

1. 肩関節周囲炎（いわゆる五十肩）

1️⃣受者は伏臥位．胸椎3番の患側の4側（大・小菱形筋部）を術者の4指（示指・中指・環指・小指）の指頭で圧定し，示指と中指で硬結部位を引き伸ばしゆるめる．

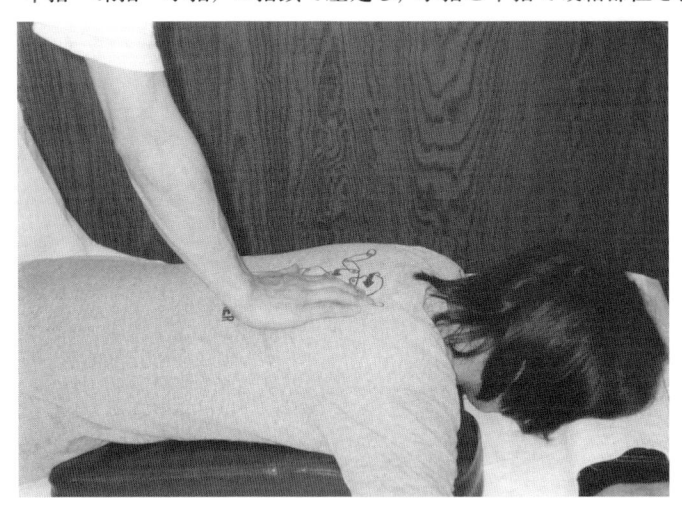

2️⃣胸椎4番について1️⃣と同様に行なう．

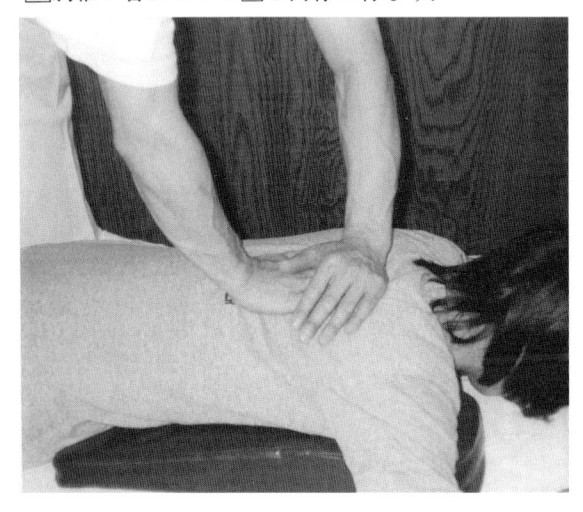

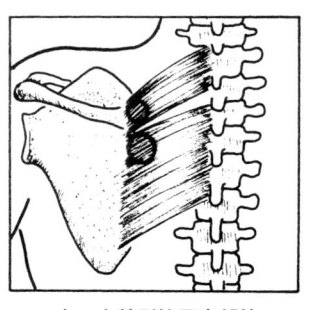

大・小菱形筋圧定部位

3 術者は受者の頭上,へ患側の肩甲骨の棘下窩(棘下筋部)を術者の4指(示指・中指・環指・小指)の指頭で圧定し,筋肉の走行に合わせて肩関節の方へ引き伸ばしゆるめる.

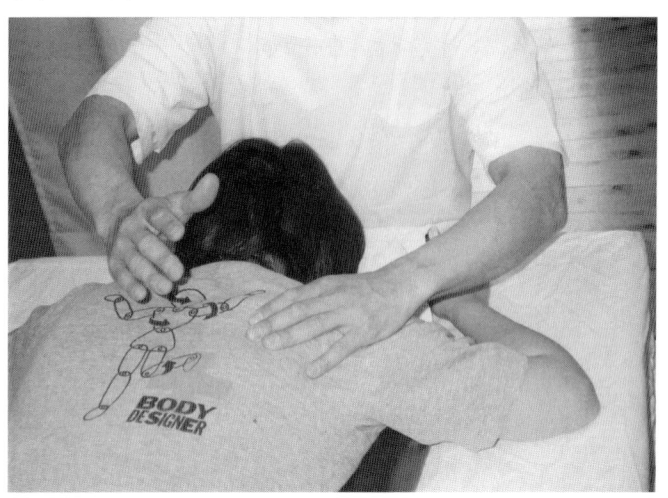

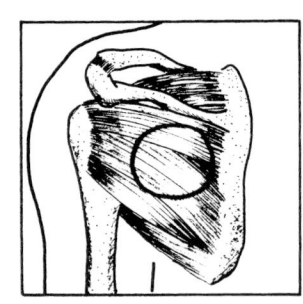

棘下筋圧定部位

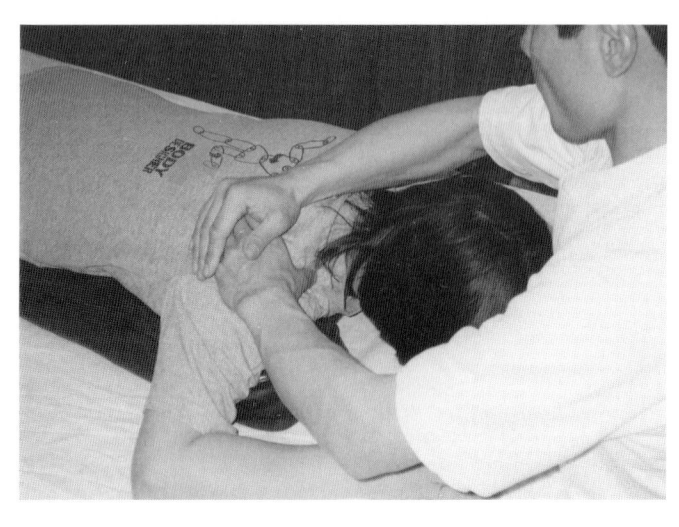

参考文献

ジョンH・ウォーフィル:大・小菱形筋,棘下筋.図説筋の機能解剖(矢谷令子・他訳),p.5,17.医学書院,1996

第4章 疾患別手技療法

4 受者は横臥位．術者は片手母指を受者の腋窩の硬結部に圧定．他方の手で受者のてくびを把持してやや牽引ぎみに後方挙上させる．このとき受者が痛みを訴えない程度に後方挙上させること（写真A，B）．

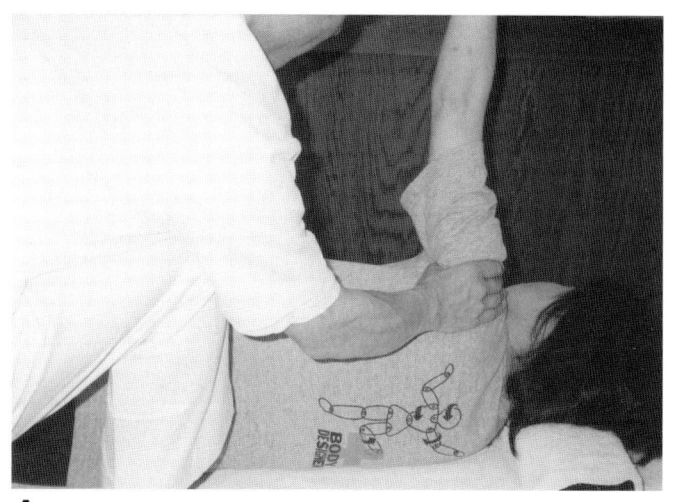

A

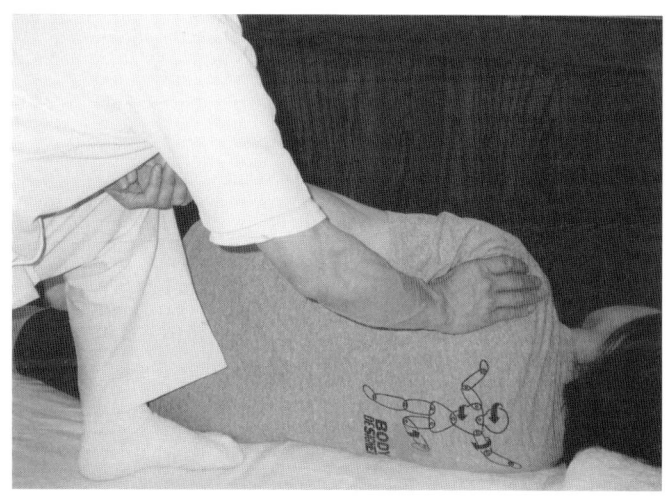

B

5 受者は仰臥位．術者は片手の3指（示指・中指・環指）を受者の腋窩に入れて圧定．他方の手で受者のてくびを把持してやや牽引ぎみにしておき，腋窩の硬結部位を引き伸ばしゆるめる．

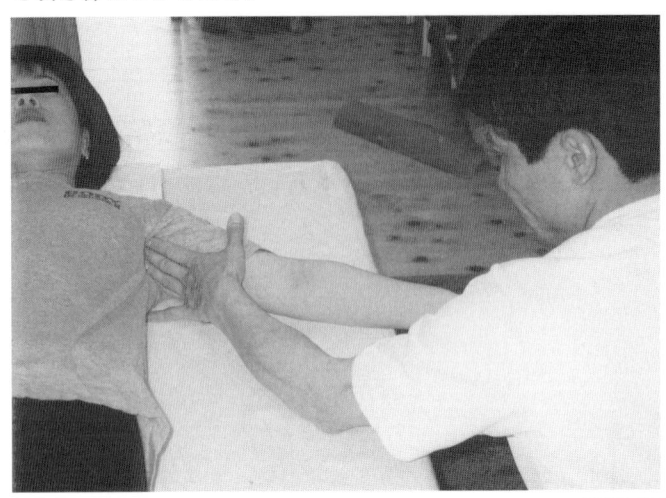

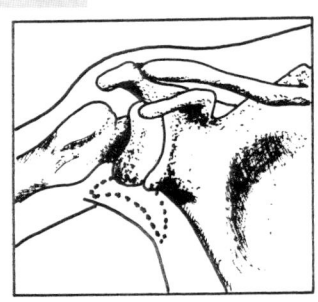

腋窩の圧定部位

6 術者は片手の4指（示指・中指・環指・小指）で大胸筋部を圧定し，他方の手でてくびを把持して，下方へ牽引しながら圧定した4指（示指・中指・環指・小指）も同時に引っ張る．

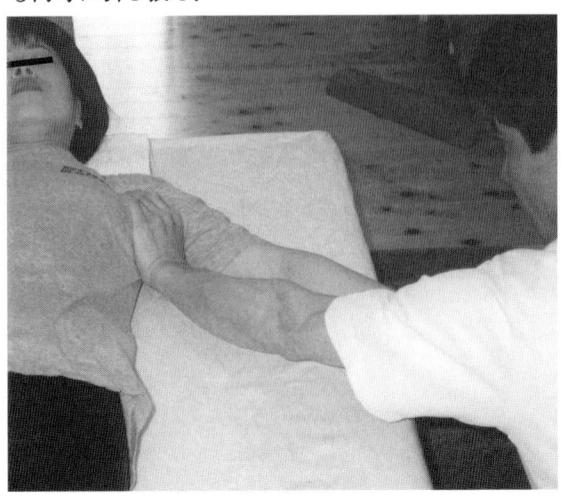

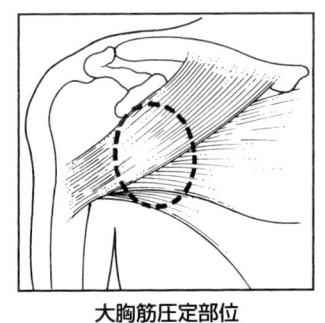

大胸筋圧定部位

第4章　疾患別手技療法

7 術者は片手の4指（示指・中指・環指・小指）を棘下筋・小円筋部に，母指は腋窩に圧定し，他方の手でてくびを把持して下方へ牽引しながら4指（示指・中指・環指・小指）で棘下筋・小円筋部を引き伸ばしゆるめる．

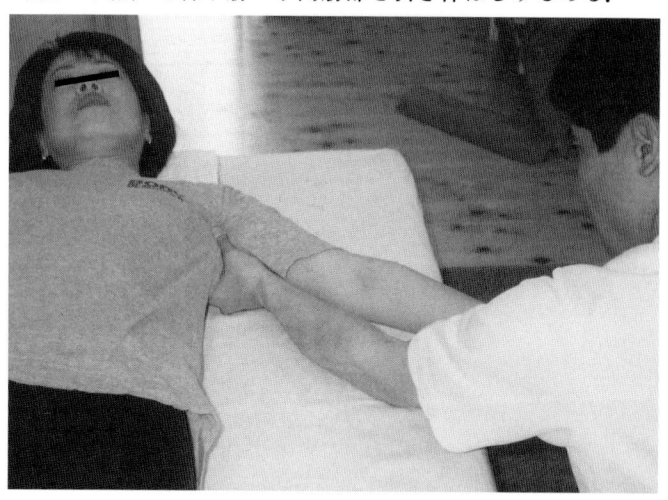

8 （注：炎症症状が強い場合はこの操法は行なわない）肩関節の圧痛部位に〔手の〕母指を圧定して，他方の手で受者のてくびを把持し，やや牽引ぎみで徐々に挙上していく．痛みの強くなる角度まで上げず，その手前でとどめる．

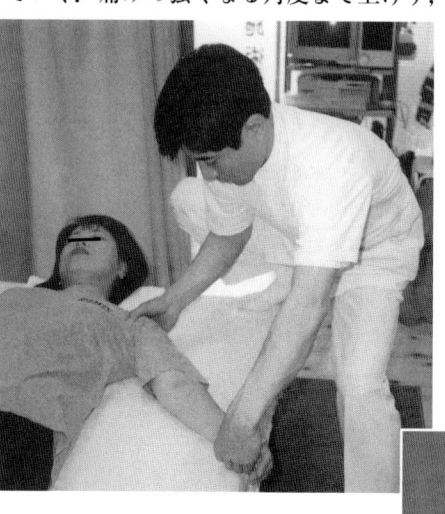

肩関節の圧定

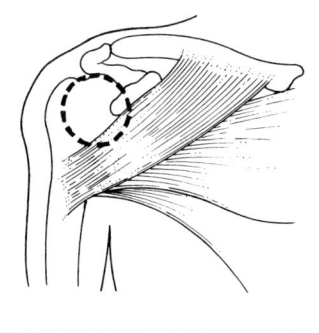

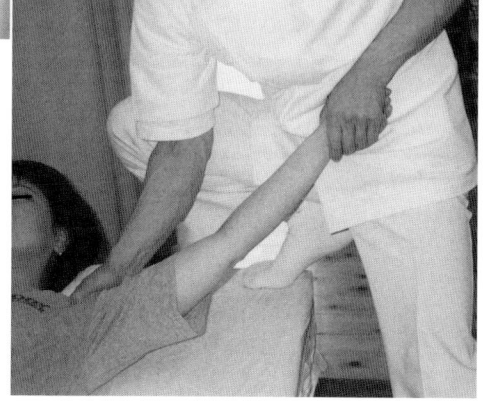

⑨ 術者は受者の肩関節前面部に手掌を圧定．他方の手でくびを把持して矢印の方向に揺さぶる（振動によって血液循環を促す）．（写真A，B）

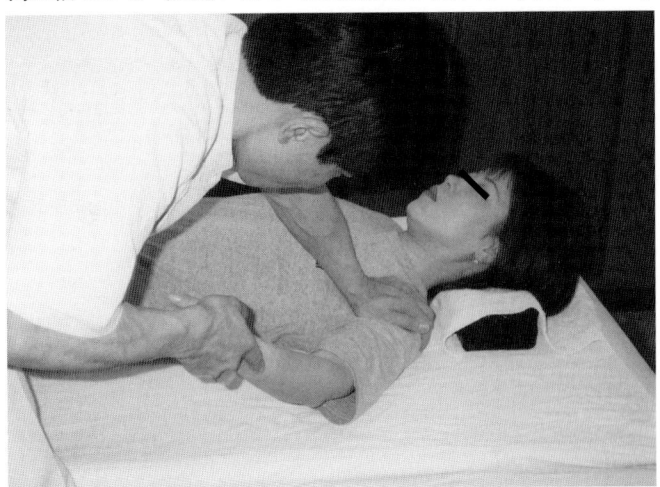

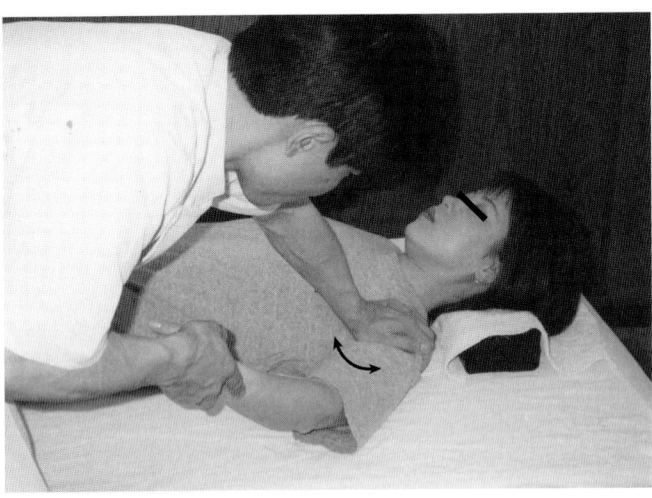

A

B

参考文献
〈p.54 腋窩の圧定部位，大胸筋の圧定部位〉
野島元雄・他監訳：図34．リンパ節の腫大の検査．図40．大胸筋の触診．図解四肢と脊椎の診かた（恒石澄恵・訳），p13,15．医歯薬出版，1998

2. 上腕骨外側上顆炎（いわゆるテニス肘）

①受者は仰臥位．術者は受者の上腕二頭筋部を手指でつかみ，他方の手でてくびを把持し，上腕二頭筋が弛緩するまで屈曲・伸展をくり返す．

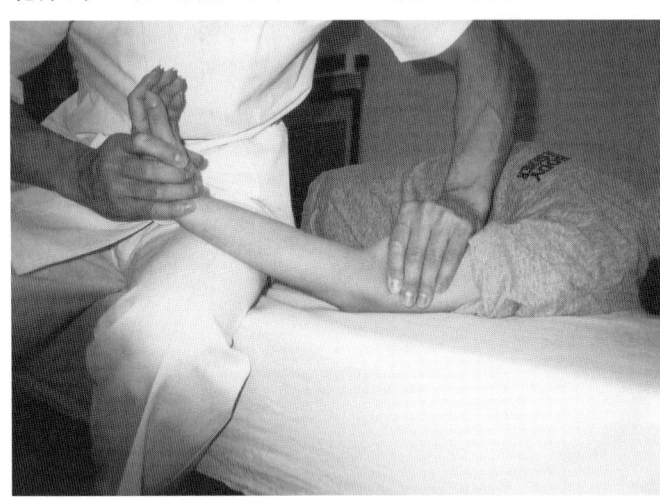

圧定部位

②術者は受者の上腕骨外側上顆部（疼痛部位）に〔手の〕母指を圧定し，他方の手でてくびを把持して屈曲・伸展をくり返す（写真A，B）．

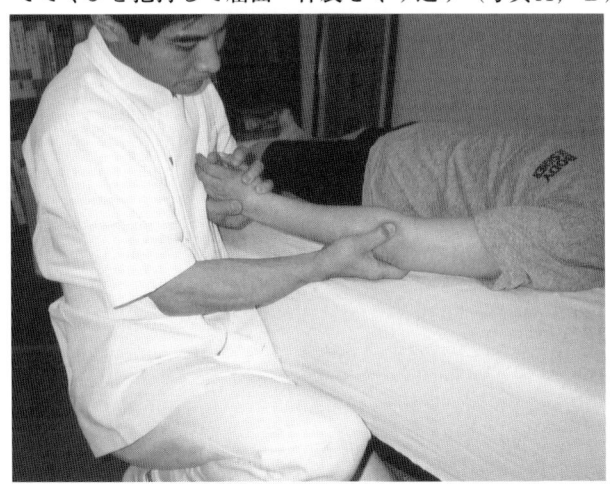

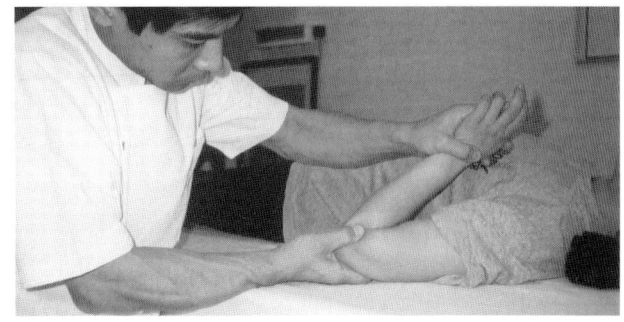

A

B

③術者は片手で受者のてくびを把持し，他方の手で4指（示指・中指・環指・小指）を腕橈骨筋と短橈側手根伸筋の間に圧定して，てくびを回内・回外させる．

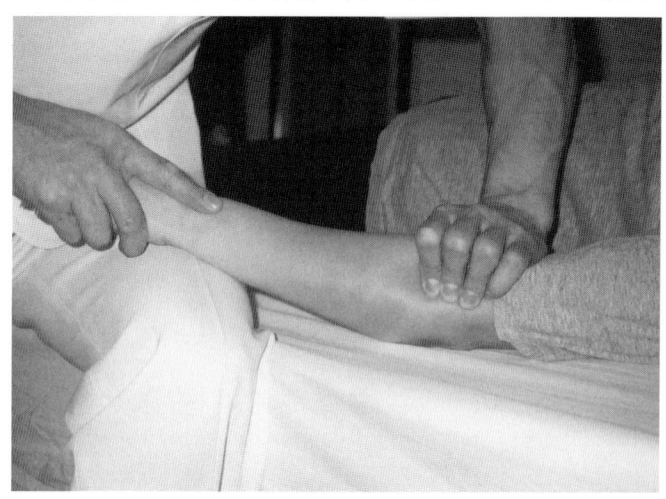

圧定部位

④術者は受者の前腕屈筋部に片手手掌を圧定して他方の手で受者の手関節の背屈，掌屈をくり返す．

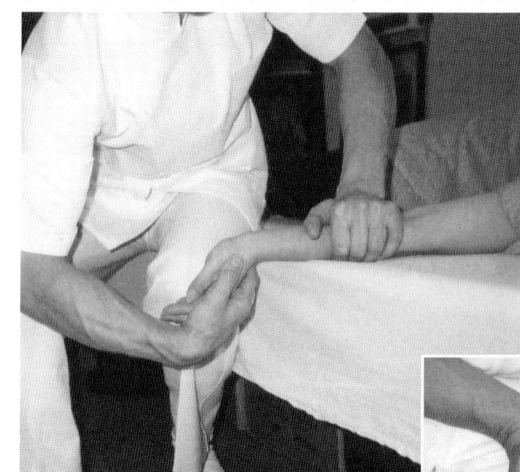

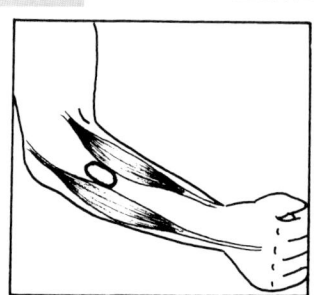

参考文献

〈p.57，58　2．上腕骨外（側）上顆炎〉

ジョンH・ウォーフィル：上腕二頭筋．図説筋の機能解剖（矢谷令子・他訳），p.22．医学書院　1996

野島元雄・他監訳：図30．腕橈骨筋の触診．図解四肢と脊椎の診かた．（恒石澄恵・訳），医歯薬出版，1998

3. 肩, 頚の凝り

[1] 上胸背部（$D_1 \sim D_4$）のどこに硬結部位（凝り）があるか触診する．受者は伏臥位，術者は受者の頭上へ．受者の上胸背部に術者の両手4指（示指・中指・環指・小指）をあて，硬結部位が筋肉の表面の層か，骨や靱帯に近い層か，その中間かを，指尖でうまく感じ取りながら，受者の訴える硬結部位（凝り）を探る．

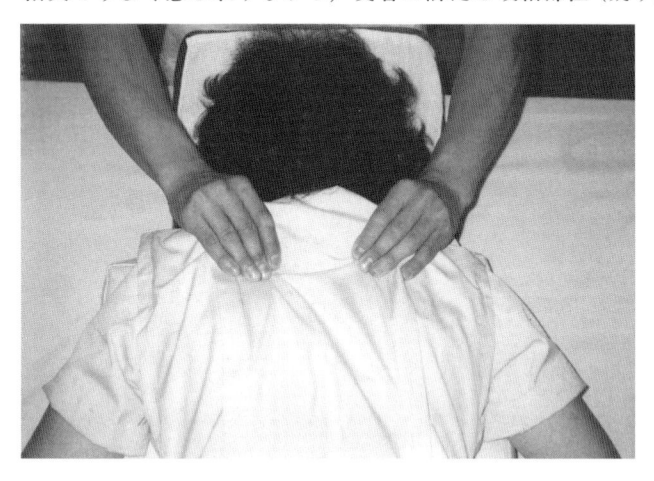

[2]【上胸背部が非常に固い人への操法】硬結部位（胸椎2S）を下記の方法で圧定し，ⓐ頭方，ⓑ足方，ⓒ真下のいずれかへ向かって絞る（受者に気持ちのよい方向を尋ねて行なう）．受者に息を吸わせながら，徐々に圧を加え，吸気の頂点で息を止めさせ，8〜10秒耐えさせてスーッと力を抜き，可動性をつける．3呼吸おいて3回くり返す．

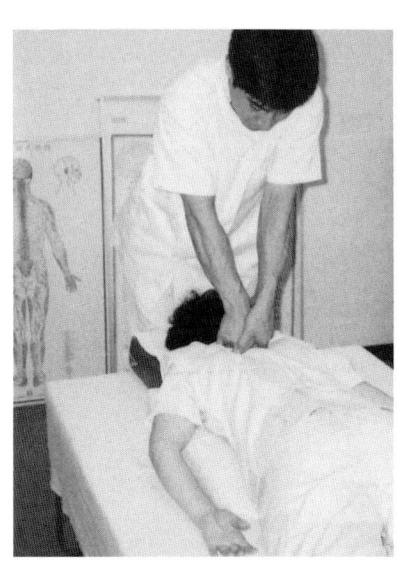

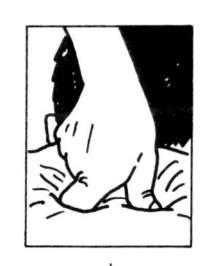

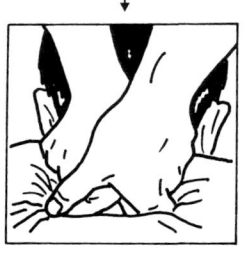

圧定法：反らした母指と，曲げた示指とで胸椎を挟む．他方の手を，母指・示指を逆にして上から重ねる．

3 術者は硬結部位（筋肉付着部）に3指（示指・中指・環指）を圧定して他方の手を重ね，筋肉の走行に合わせて頭方へ引き伸ばしゆるめる．

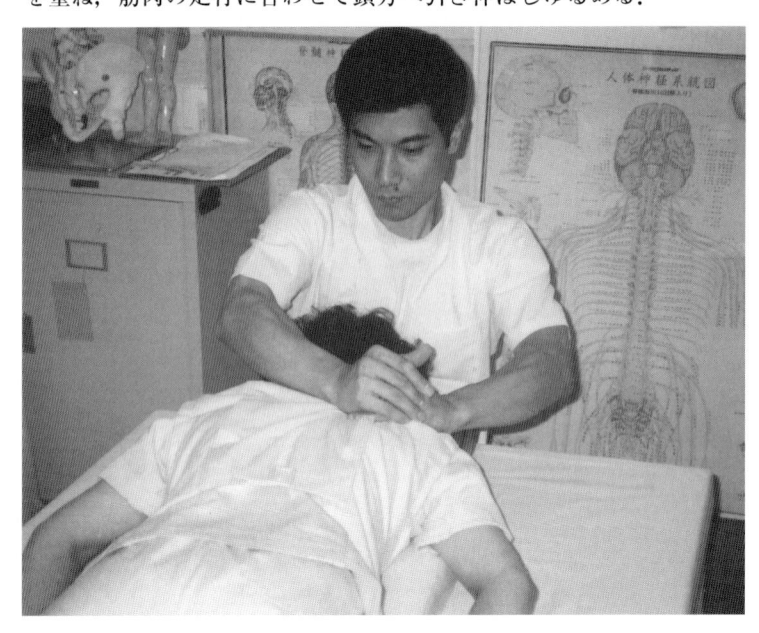

4 術者の両手母指を肩甲上部（僧帽筋の前縁・足の少陽胆経〈肩井〉穴）に圧定して，肩関節の方向へ引き伸ばしゆるめる．

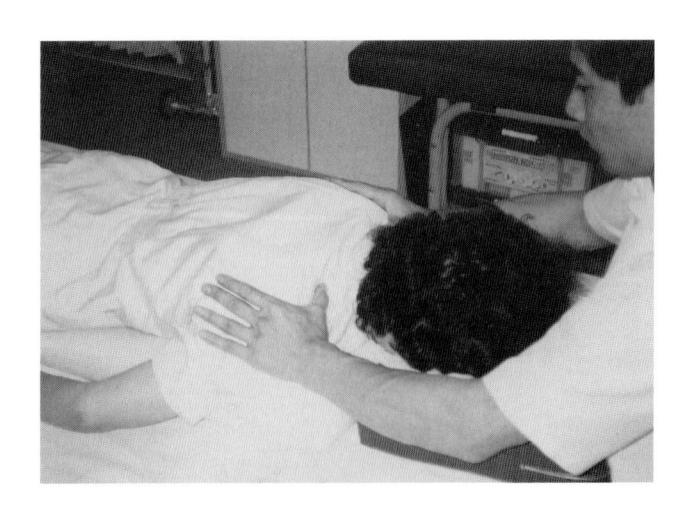

5 - A【腕をよく使う人への操法】受者は仰臥位．術者は受者の腕を持ち，腋窩に足を入れる．前腕回内位で肘とてくびを把持して腕を牽引する（10～12秒間）．伸筋は伸筋に作用するため，張力（筋肉が張りつめた状態で目的の場所に刺激を加える）によって，頸部に効くか背部に効くかが決まる．牽引の力加減がポイントである．次に，受者の前腕回外位で腕を牽引する．左右の腕を操作すること．

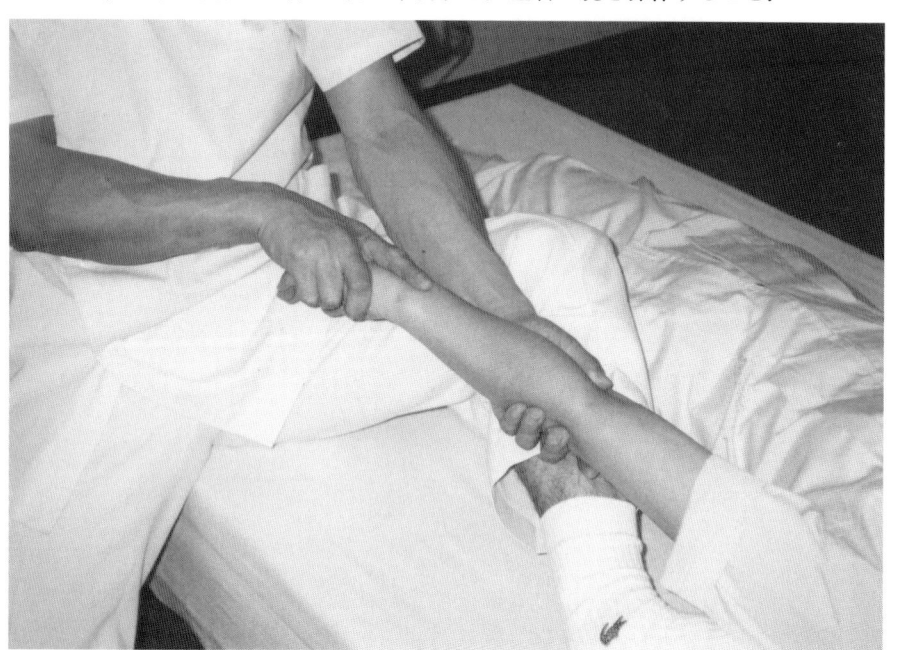

5 －Ｂ【頭痛の訴え（筋収縮性頭痛）がある人への操法】受者の後頭骨部に術者の両手4指（示指・中指・環指・小指）の指頭をあて，頭皮をゆさぶるようにしてゆるめる（p.142，144，146参照）．背部の筋肉まで引き伸ばすように行なうこと．

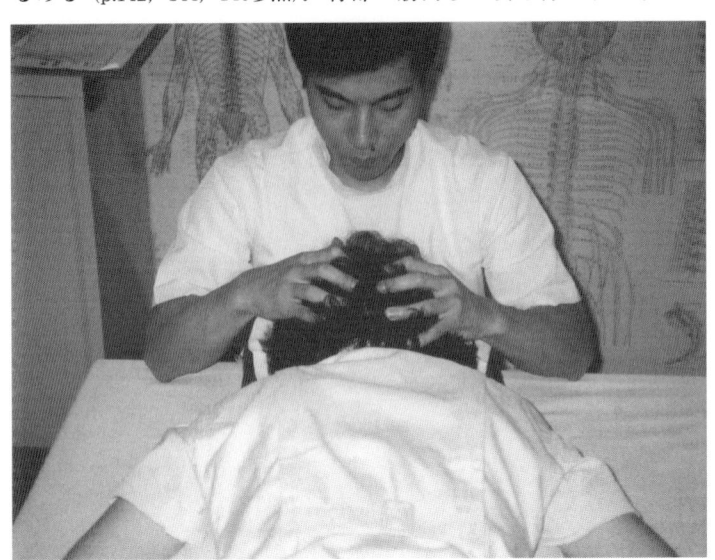

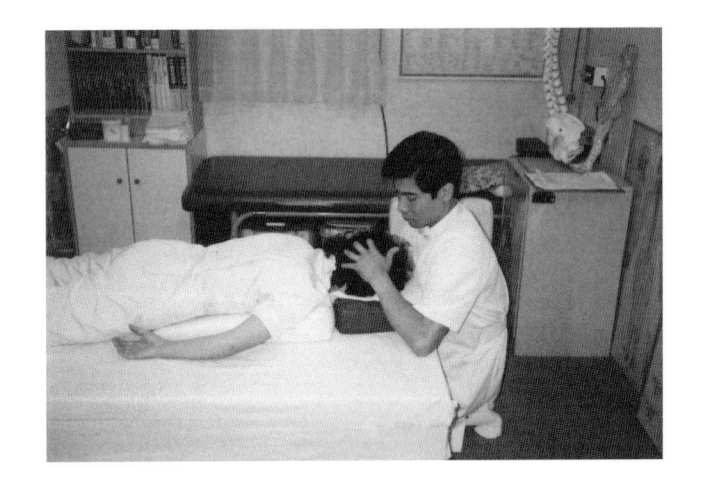

5-C【自律神経系の肩凝りに対する操法】受者の大胸筋部（鎖骨窩）に術者の4指（示指・中指・環指・小指）を圧定し，振動圧（p.50参照）を10～12秒間加え，ゆっくり離す．

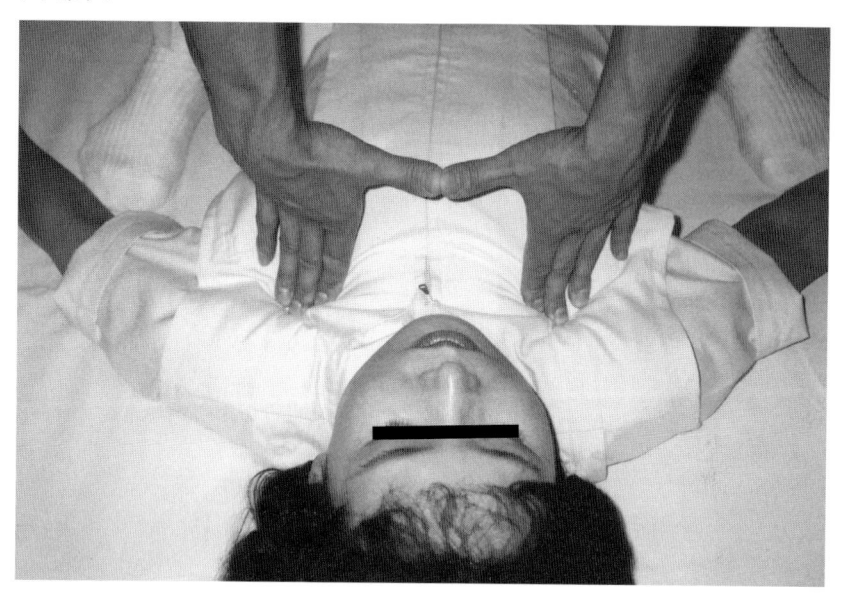

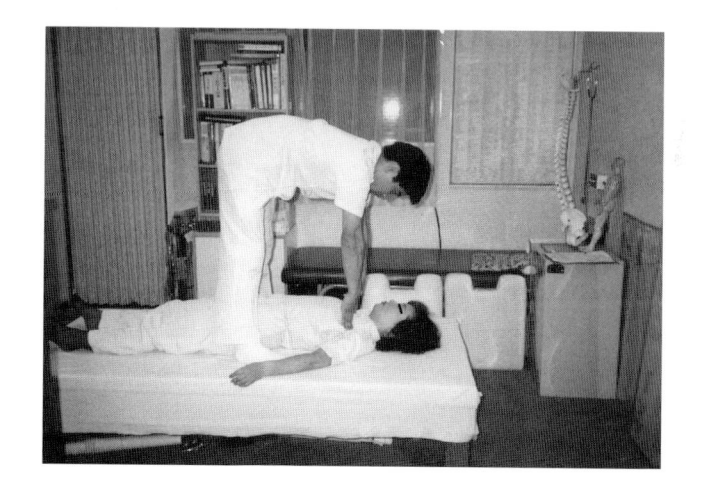

6 術者は，頚椎の変位または硬結圧痛部位がC_1〜C_7の，また1〜3Sのどこにあるか，4指（示指・中指・環指・小指）指頭で触診する．

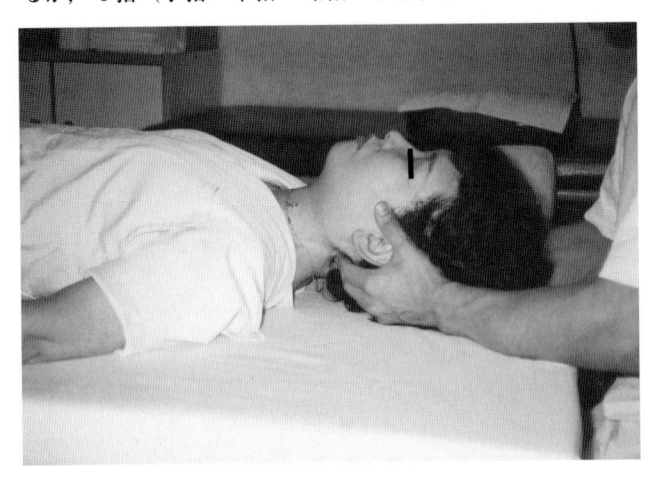

7 硬結圧痛部位の筋肉を3指（示指・中指・環指）指頭でゆるめる．

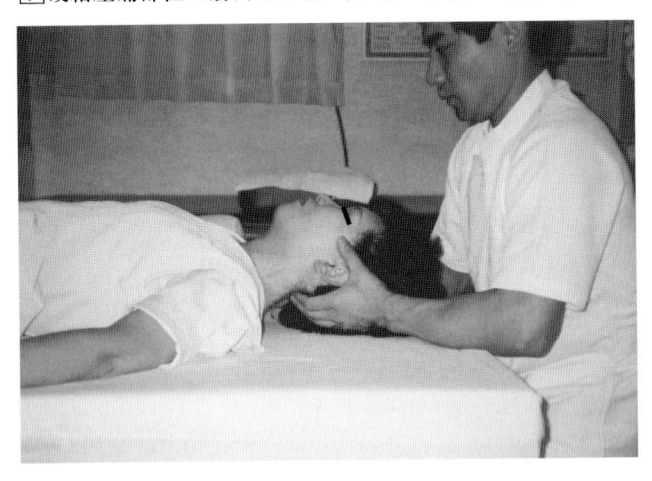

8 術者は受者に左右回旋を命じ，向きやすい方向へ向かせる．このとき，痛みやしびれ感が出る場合は，矯正（アジャストメント）は不可．

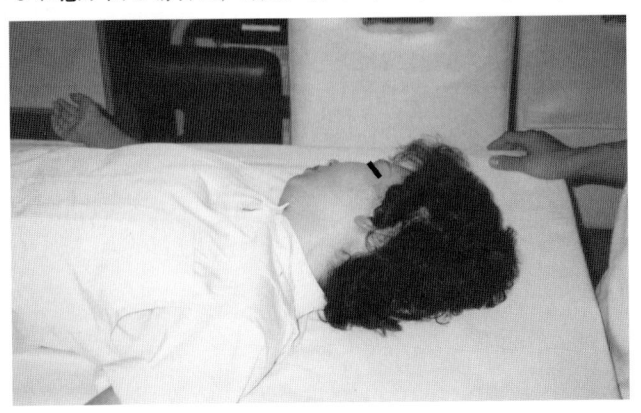

第4章 疾患別手技療法

⑨-1．術者は，硬結圧痛部位の椎骨のひとつ下の横突起に片手母指を圧定して，他方の手は受者の顎に固定し，受者に息を吸わせてアジャストする．その後，片手母指は10秒間くらい圧定して離す（抑制刺激：p.50参照）．

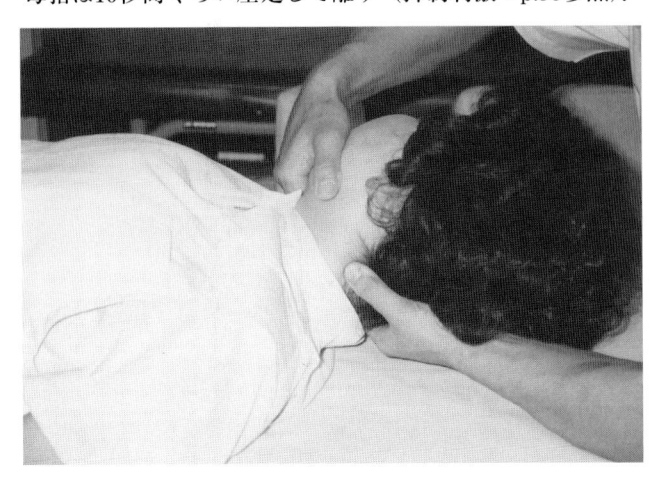

⑨-2．受者を逆方向へ向かせ，硬結圧痛部位の同側の椎骨（横突起）に片手母指を圧定して，他方の手は受者の顎に固定し，吸気でアジャストして離す（鼓舞刺激：p.50参照）．

⑩受者は坐位，術者は受者の後方で膝立位．受者の硬結部位（D_1〜D_4）に膝を圧定（痛みがある場合は逆側に膝を圧定する）．

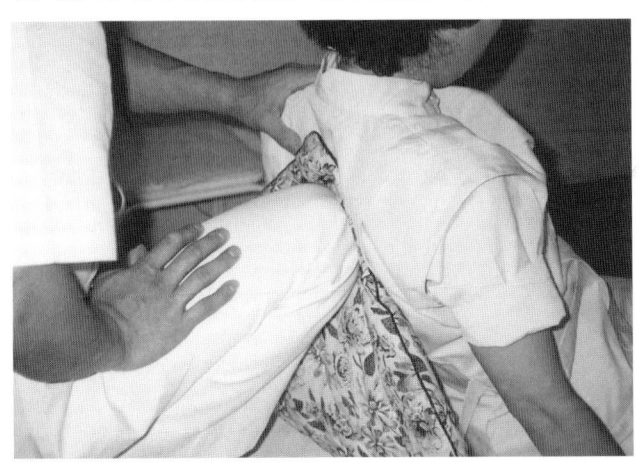

⑪受者の上胸背部（D_1〜D_4）が凸状（ねこ背）になっている場合は，体を丸くさせて矯正する．上胸背部が凹状になっている（体が反っている）場合は，体を反らせて矯正する．

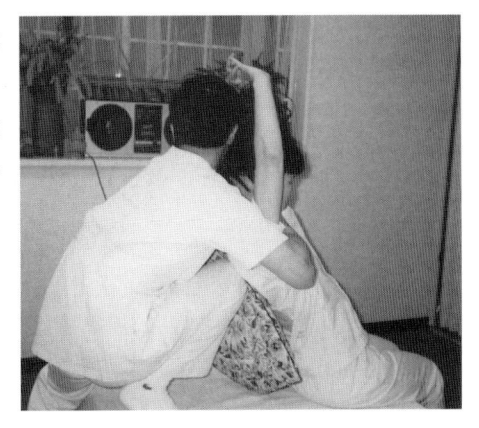

4. 頚肩腕症候群（手指のしびれ）

①受者の指をいっぱいに開いててくびを甲側へ曲げ（掌側を外側へ向け），術者の手掌を受者のそれに合わせる．肘が曲がらないように肘関節を支え，指を肩方向に曲げ，振動圧を加える．同時に受者に息を吸わせて，吸気の頂点で5〜6秒呼吸を止めさせる．受者が息を吐くと同時に，振動圧と指の力を抜く．以上を片腕に2〜3回くり返し，両腕を操作する．

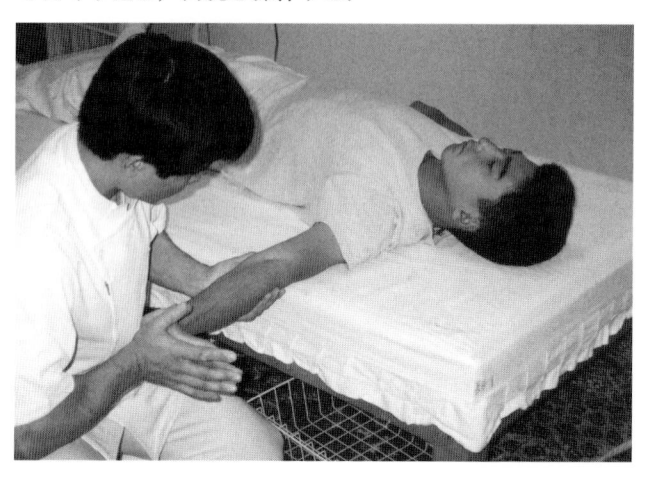

②受者の第二・三指を屈曲し，その上に第一指，さらに第四・五指を重ねて曲げる（集約拳：下図参照）．そのままてくびを内側へ屈曲させて固定．他方の手は肘が曲がらないよう肘関節を支え，拳をさらに掌屈させて振動圧を加える．以下①と同様に呼吸に合わせた操法を行なう．

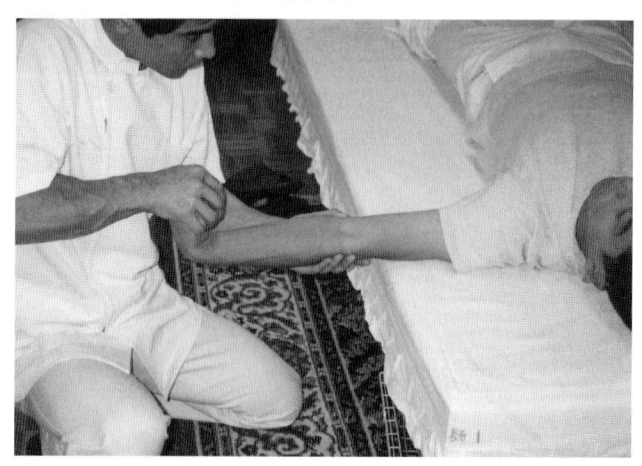

集約拳の作り方

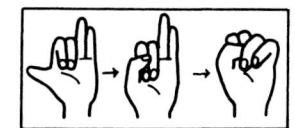

第4章 疾患別手技療法　　　　　　　　　　　　　　　　　　　　　　　　　　67

③術者は受者の頭上へ．患側（手指のしびれがある側）の肩甲骨の棘下窩（棘下筋部）を術者の3指（示指・中指・環指）ないし4指（示指・中指・環指・小指）で圧定し，筋肉の走行に合わせて肩関節の方へ引き伸ばしゆるめる．

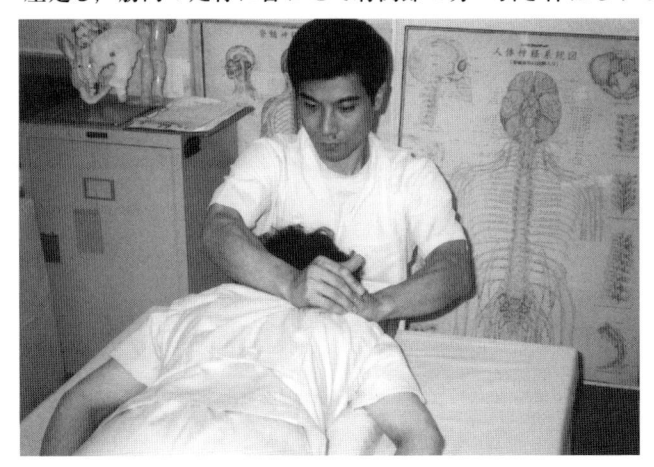

④術者の両手母指を肩甲上部（僧帽筋の前縁・足の少陽胆経〈肩井〉穴）に圧定して，肩関節の方向に引き伸ばしゆるめる．このとき，患側を主に操作する．

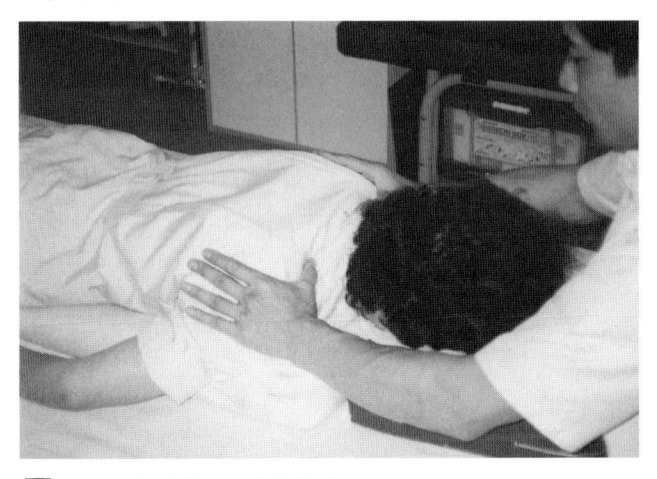

⑤ C_7 の変位（ずれ）を触診する．

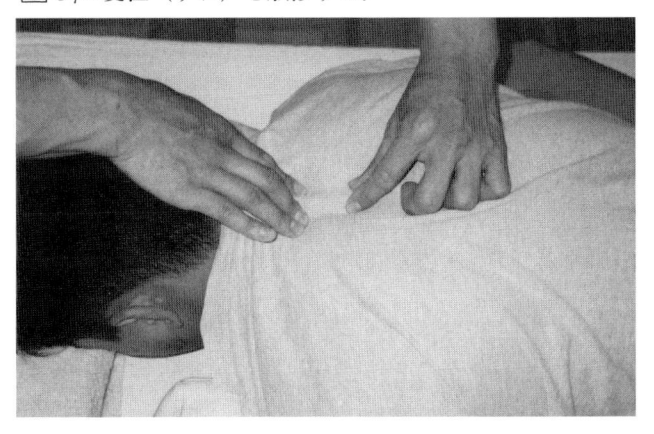

6 受者に，頚の左右への回旋を指示．回旋のらくな方向に顔を向けさせる．

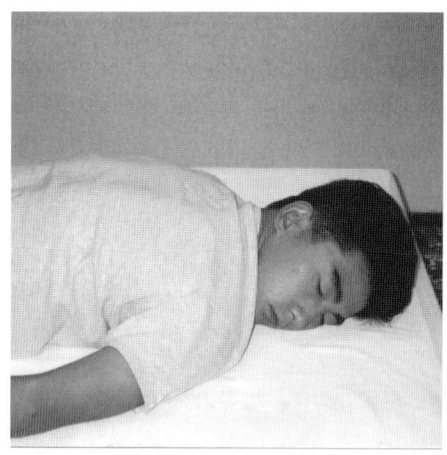

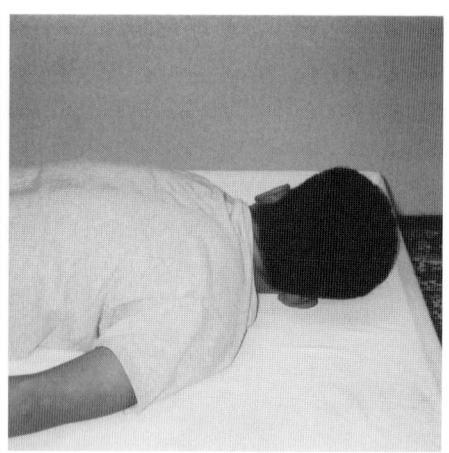

7 術者は，受者が顔を向けるのがらくな方向からアジャストする（下の2例のように，変位の方向と顔を向けやすい方向が一致していれば吸気で，方向が異なっていれば呼気で行なう）．

6 7 の操作のさいに痛みやしびれを訴える場合は，操作を禁止する．

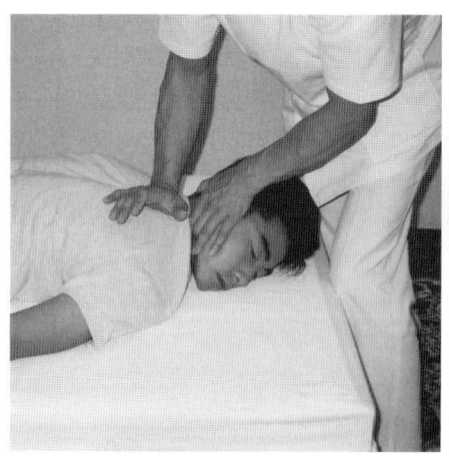

C_7が右に変位して（ずれて）いて，右に顔を向けるのがらくな場合は，受者の吸気でアジャストする（抑制刺激）．

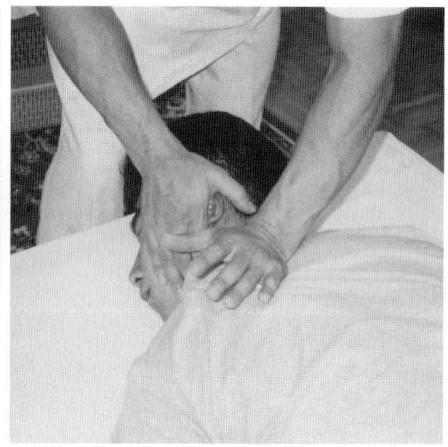

C_7が右に変位して（ずれて）いて，左に顔を向けるのがらくな場合は，受者の呼気でアジャストする（鼓舞刺激）．

参考文献

亀井進：D1の自動操縦法．教材自他動操縦法，p.23-24．姿勢保健均整専門学校

亀井進・他：28腕関節縮小操法．姿勢保健均整法（Osteopathy），p.136-137．日本オステオパシー協会，1977

5. 頚椎捻挫／寝違え

①受者は伏臥位．頚椎可動域制限がある場合は，角まくらよりコの字形まくらの方が頚に負担がかからない．

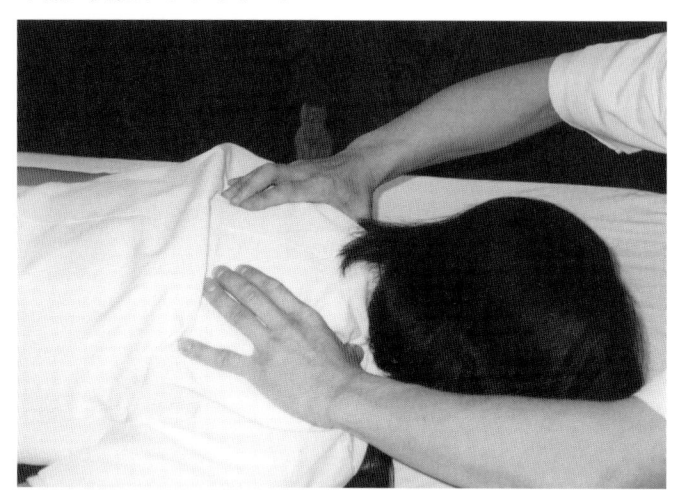

術者の両手母指を肩甲上部（僧帽筋の前縁・足の少陽胆経〈肩井〉穴）に圧定して，肩関節の方向へ引き伸ばし，ゆるめる．

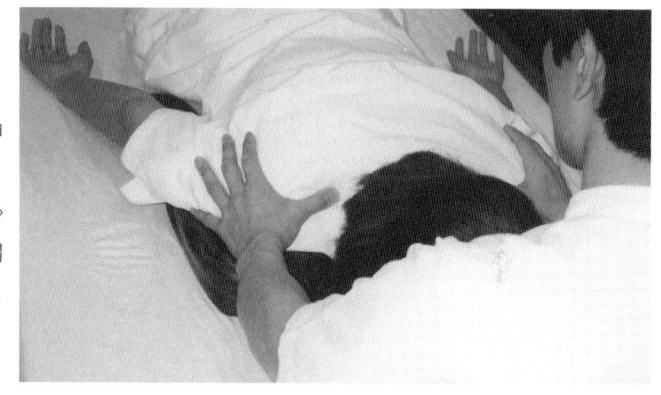

②頭部の頚部反射区（p.137参照）に術者の両手4指（示指・中指・環指・小指）の指頭または指腹を使って軽く押え，頭皮をゆさぶるようにして刺激を入れ，頚部から背部の筋肉を引き伸ばすように行なう．

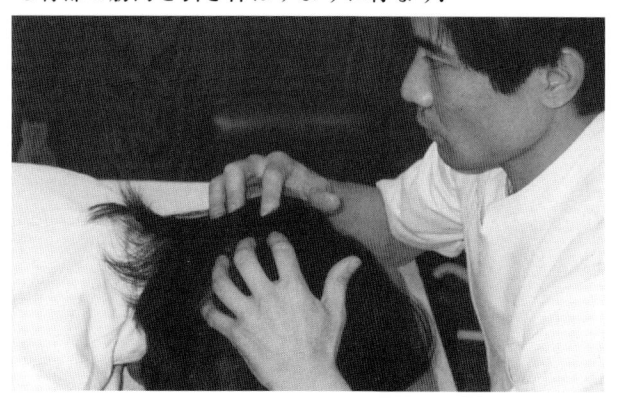

3 てくびの頚部反射区（p.148参照）に術者の片手母指を圧定して頚部に向けて刺激を送る（左右の頚部反射区を調べ，圧痛の強い方のてくびを操作する）．

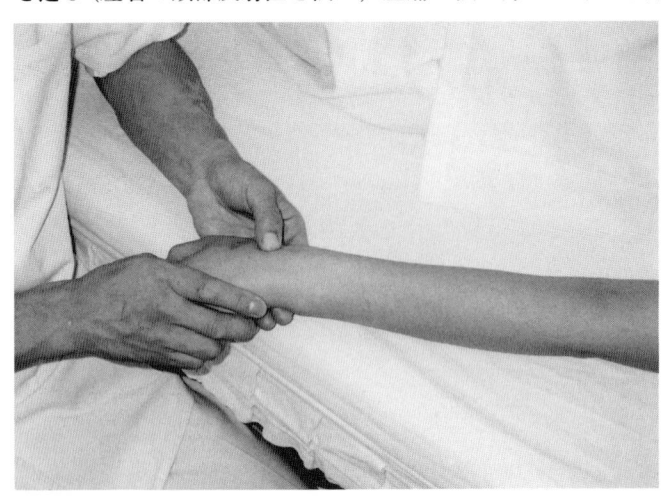

4 術者は，3指（示指・中指・環指）指頭で頚筋をゆるめる（炎症症状の強い場合は軽く操作する）．

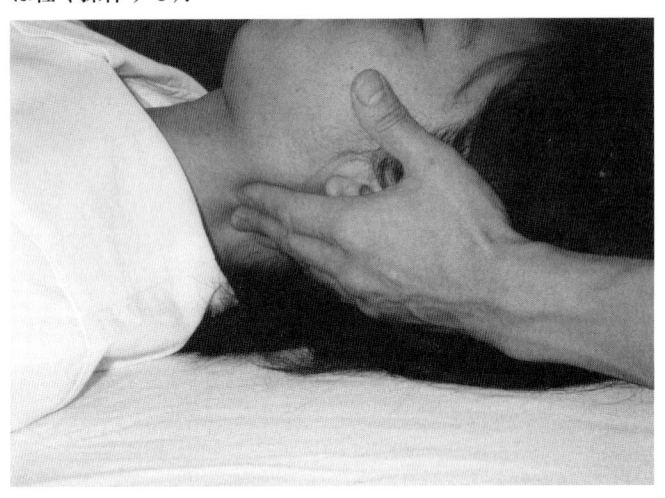

6. 狭窄性腱鞘炎

　この操法では〈運動点〉(新規に発見された反応点：ツボの一種) を刺激する. その位置は, てくびを内側に曲げてできる横じわのうち, 最も太いしわの中央から肘に向かって3寸, そこからやや母指寄りで, 押すと母指が反応して軽く動くところ.

1⃣術者は運動点に片手母指を圧定, 他方の手で受者の手を把持して手関節の背屈・掌屈をくり返す. あるいは〔手の〕母指で運動点を圧迫し, そのまま押し込みゆるめる.

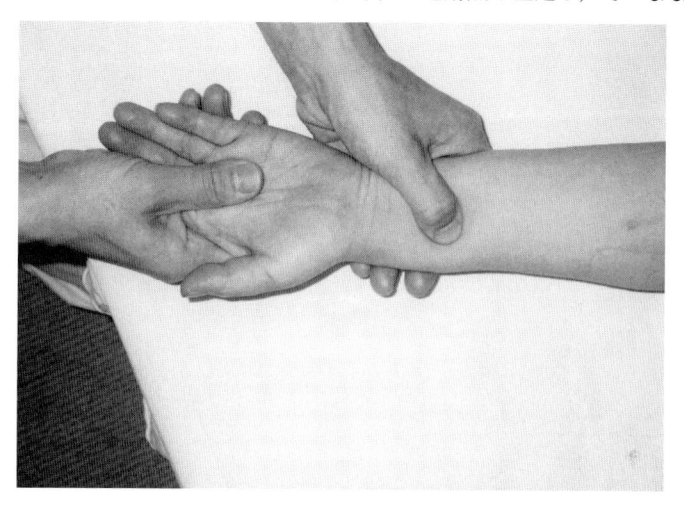

2⃣術者は受者のMP関節部を〔手の〕母指と示指でつまみ, 関節部の靱帯をゆるめる.

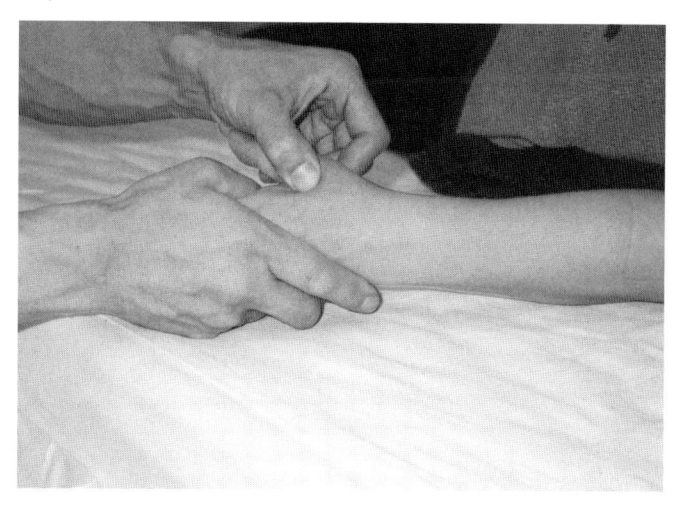

3 術者は受者のMP関節とIP関節部を保持して，〔手の〕長母指外転筋をストレッチさせる．

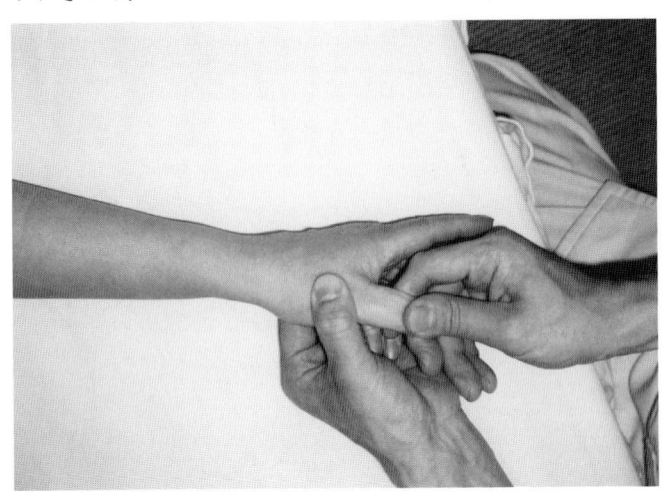

4 術者の片手は前腕部を把持．他方の手は受者の手関節を尺屈ぎみ（てくびを小指側に曲げる）に圧定し，〔手の〕長母指外転筋と〔手の〕短母指伸筋を軽くストレッチさせる．
　このとき，受者が痛みを訴えない程度にストレッチさせる．

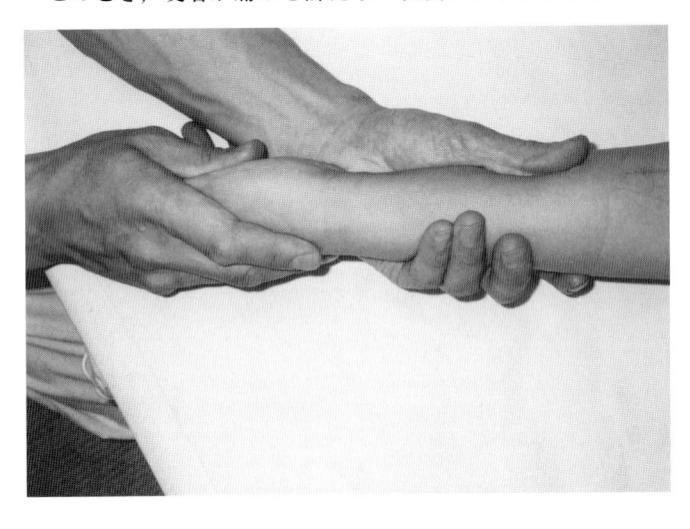

7. 弾発指（ばね指）

　　この操法では〈運動点〉（新規に発見された反応点：ツボの一種）を刺激する．その位置は，てくびを内側に曲げてできる横じわのうち，最も太いしわの中央から肘に向かって3寸，そこからやや母指寄りで，押すと母指が反応して軽く動くところ．

1 術者は運動点に片手母指を圧定，他方の手で受者の手を把持して手関節の背屈・掌屈をくり返す．または，〔手の〕母指で運動点を圧迫し，そのまま押し込みゆるめる．

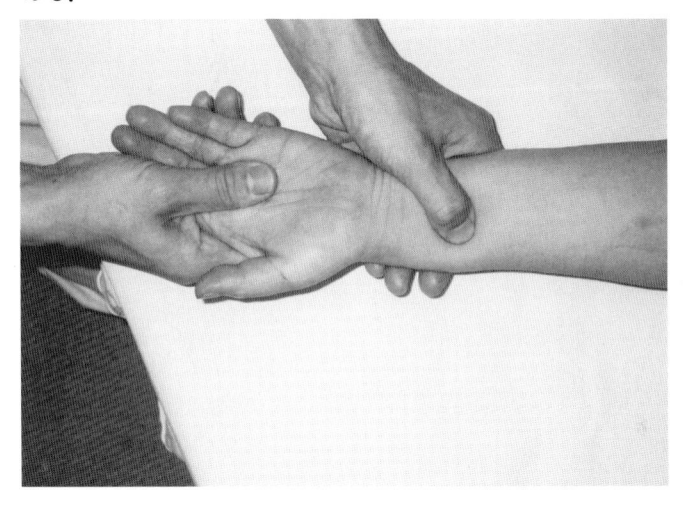

2 術者は受者のMP関節部を〔手の〕母指と示指でつまみ，関節部の靱帯をゆるめる．

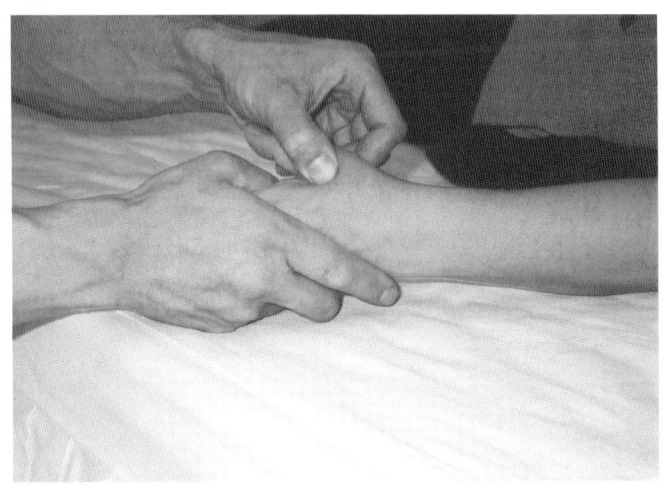

3 術者は受者のMP関節部を把持して，関節を押し込みながら回す．

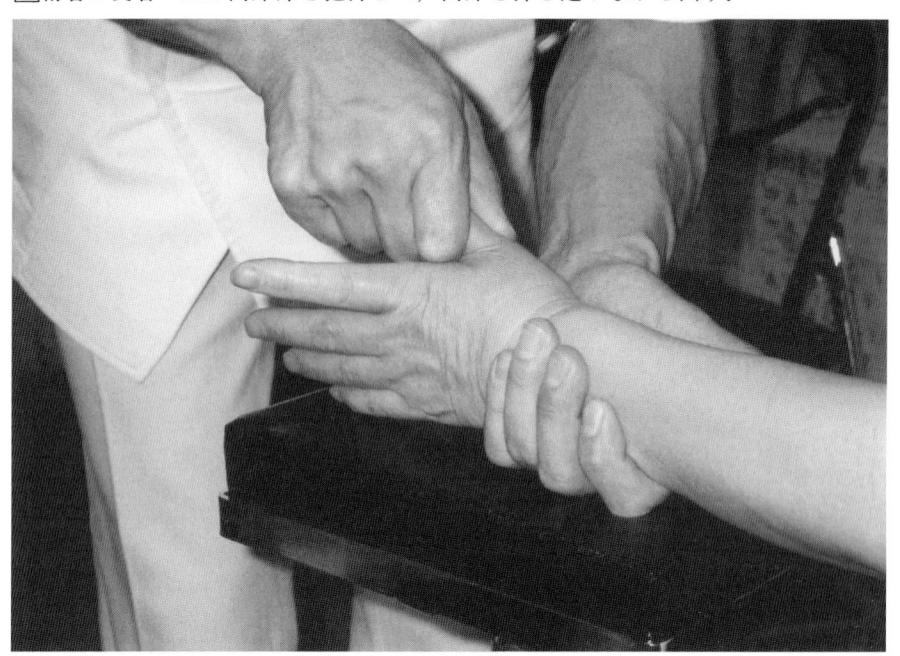

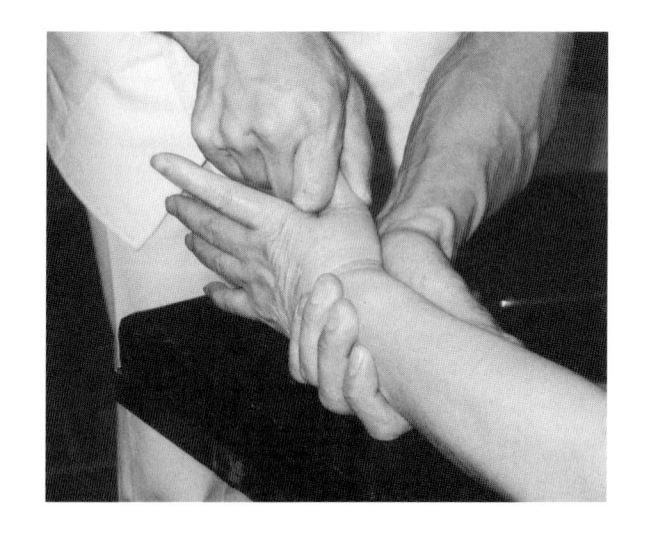

第4章 疾患別手技療法

4 受者の手指の屈筋腱肥厚部に術者の〔手の〕母指を圧定し，他方の手で指を握り，屈曲と伸展をくり返す．

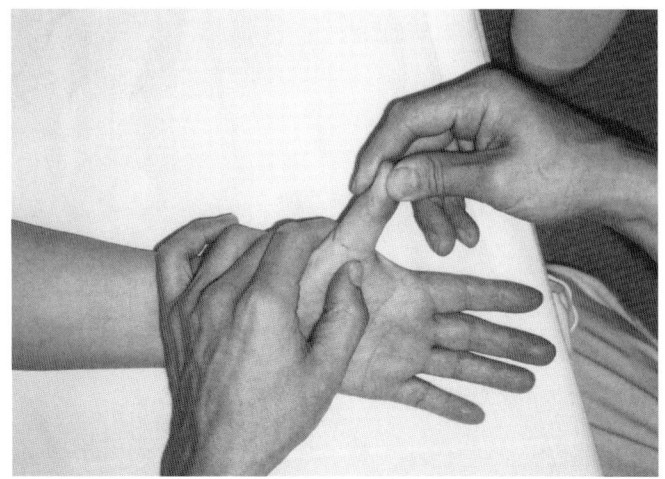

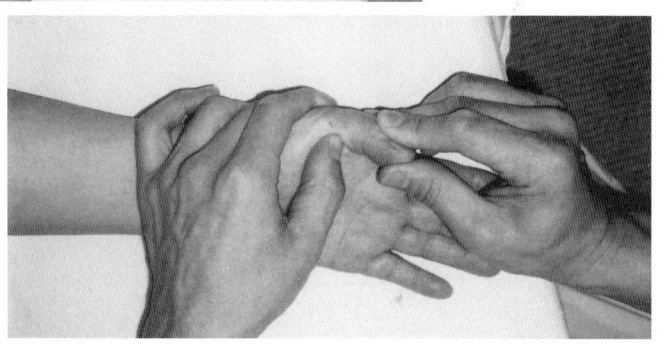

5 受者の手指の屈筋腱肥厚部に術者の〔手の〕母指を圧定し，受者に指の屈曲と伸展をくり返すように指示する．
（最初はカクン，カクンと音がするが肥厚部がゆるんでくると，音が小さくなるか，音が消える）

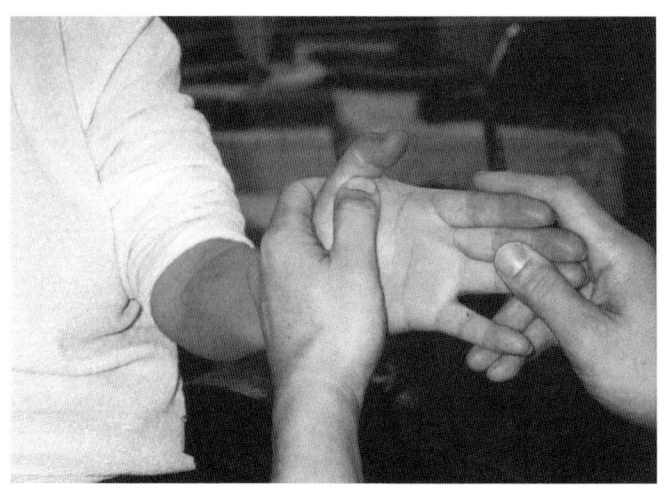

8. 慢性腰痛

操法に入る前に腰部の圧痛点を〔手の〕母指，4指（示指・中指・環指・小指）指頭で触診する．

1-A【通常の操法】受者は伏臥位．術者は受者のS₁の2S（仙骨裂孔）を膝に圧定し，重心をかけて固定する．受者の膝を90°くらい曲げて持ち上げ，5〜10秒間維持した後，支えている手を離し，膝を床にストンと落とす．左右の足を操作する．

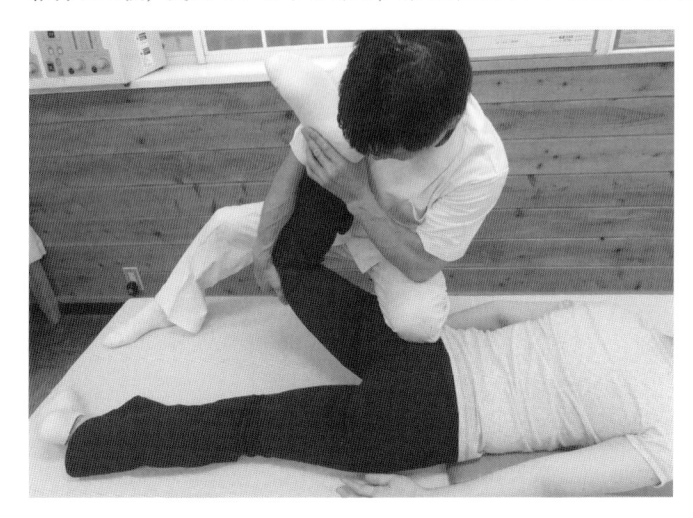

1-B【骨盤操作ができない人（膝を曲げられない人・高齢者）への操法】受者は伏臥位．術者は受者のS₁の2Sに3指（示指・中指・環指）を圧定．他方の手を重ね，殿筋の走行に合わせて引き伸ばしゆるめる．

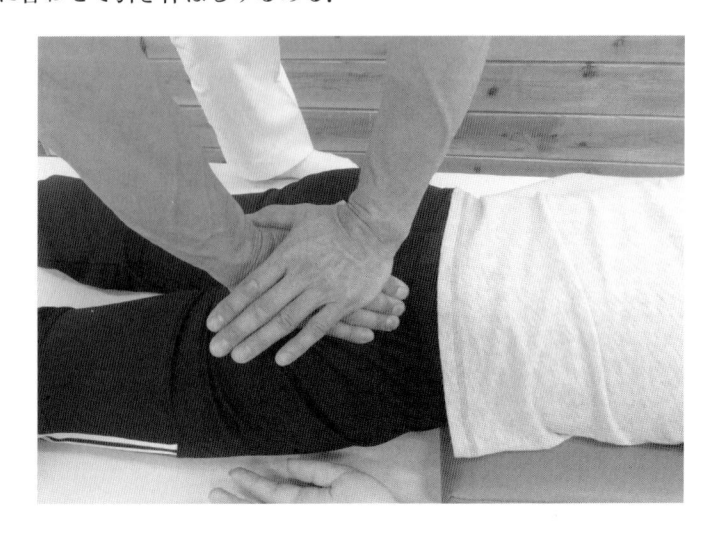

2 D₁₂（胸椎12番）2Sの左右筋肉の硬結（緊張）がある側に3指（示指・中指・環指）を圧定．他方の手を重ね，外側に引き伸ばしゆるめる．腰部の圧痛点も外側に引き伸ばしゆるめる．

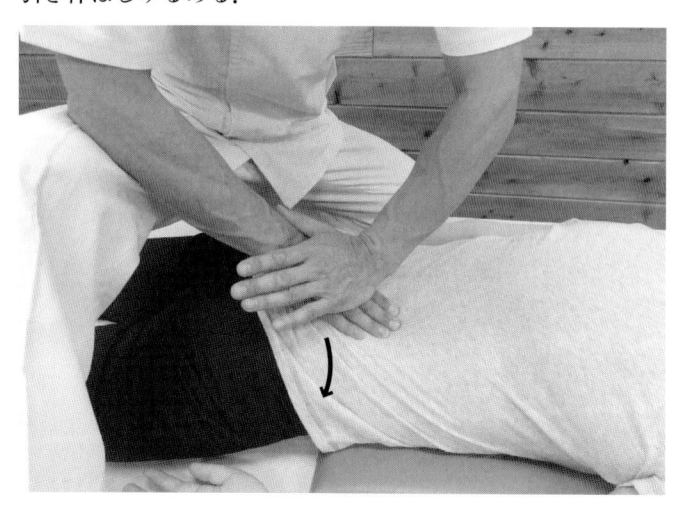

3 患側（腰痛・しびれ感がある側）の下肢を操作する．術者は両手母指を受者の足の少陽胆経〈環跳〉穴に圧定し，筋肉（大腿筋膜張筋・中殿筋・小殿筋）の走行に合わせて引き伸ばしゆるめる．

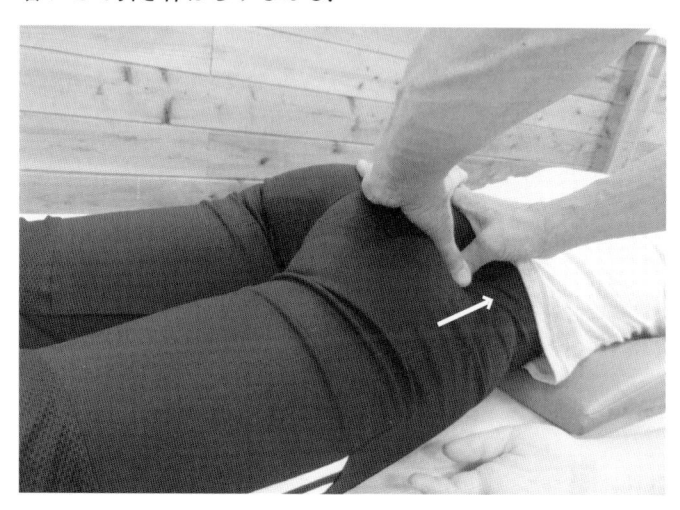

4 術者は片足膝立位をとり，大腿部で受者の足を支える．両手母指を受者の足の太陽膀胱経〈委中〉穴に圧定し，膝窩筋部の浅層を軽く圧迫してゆるめる．

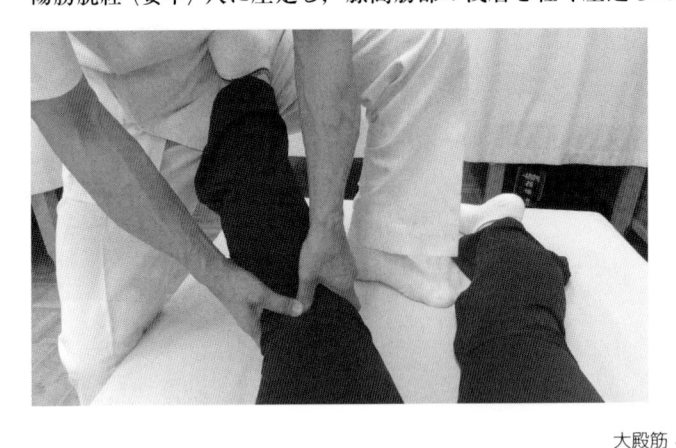

図中ラベル：〈環跳〉，大殿筋，中殿筋，坐骨，坐骨神経，下殿皮神経，後大腿皮神経，坐骨神経，半腱様筋，腸脛靭帯，大腿二頭筋，〈委中〉，脛骨神経，総腓骨神経

5 受者は健側を上にして横臥位．術者は受者の腹部の前に位置し，片手指を腰痛の部位（変位がある椎骨）にあて，他方の手で肩関節（腕）を圧定する．受者の体の捻られるところまで（くつろぎ*に応じて）捻り，一瞬捻りをゆるめ，一気に体圧を加えて捻る（平衡性の刺激）．

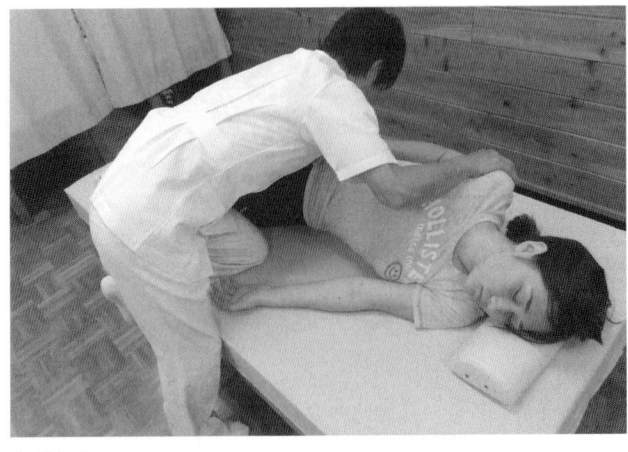

*：くつろぎとは，体の苦痛を緩解するため本能的にとった自然な姿勢である．腰部の矯正（アジャストメント）には，くつろぎの姿勢によって3つの矯正法がある．
① 筋肉を伸ばす方法
② 整骨技術（骨格調整）の方法
③ 神経反射法
　どんなケースであれ，痛みを訴える方向への矯正は不可（詳しくはp.36）

参考文献

本間祥白：附図・7　足の太陽膀胱經（その2）．図解鍼灸実用経穴学（鈴木達司・校訂），医道の日本社，1993

第4章　疾患別手技療法

⑥受者は患側を上にして横臥位．以下，⑤と同様に操作する．ただし，痛みがあるときは行わず，⑤の健側のみの捻転にとどめる．

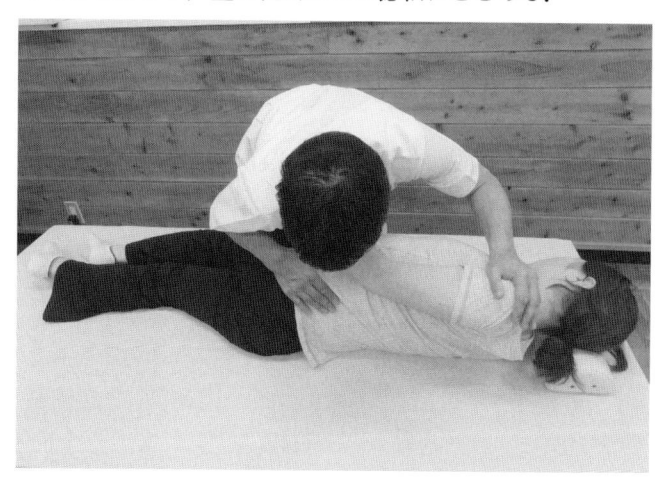

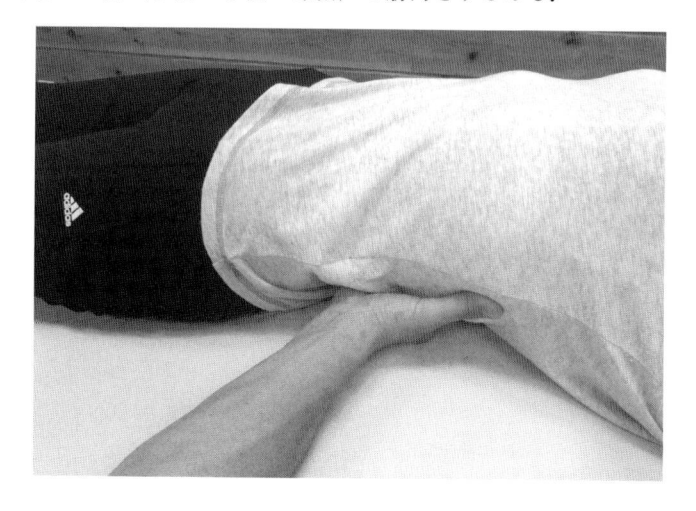

⑦腰部の筋肉の緊張状態を1～3層のどの深さに圧痛，硬結，過敏として現れているかを確認しながら術者の3指（示指・中指・環指）で筋肉をゆるめる．

腰椎の水平断面

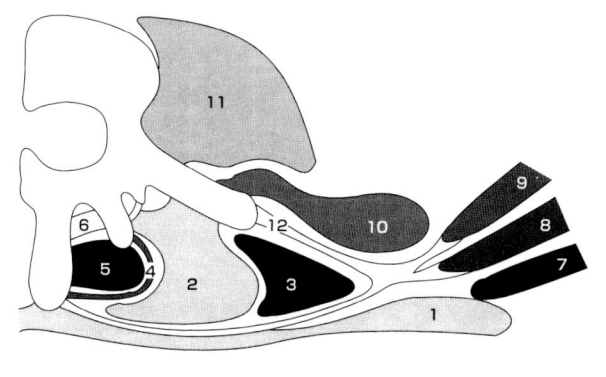

1　広背筋
2　胸最長筋
3　腰腸肋筋
4　腰半棘筋
5　多裂筋
6　回旋筋
7　外腹斜筋
8　内腹斜筋
9　腹横筋
10　腰方形筋
11　大腰筋
12　胸腰筋膜（深層）
13　胸腰筋膜（浅層）

⑧患側の下肢を操作する．受者は仰臥位．術者は受者の上前腸骨棘と大転子との間に〔手の〕母指を圧定する．他方の手で膝を把持し，〔手の〕母指の方に張力がくるように膝を内・外旋させる．

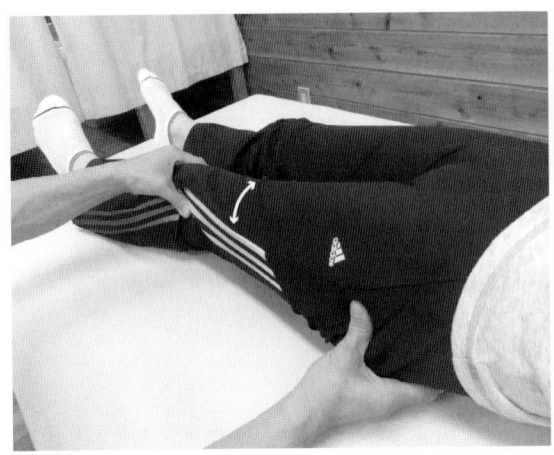

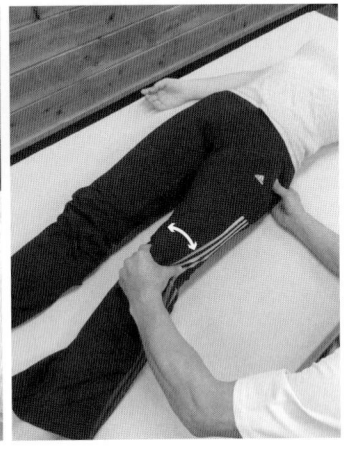

A　　　　　　　　　　　　　　　B

⑨術者は腰痛がある椎骨から4つ上の椎骨※の2側に両膝を圧定する．術者の膝と受者の椎骨が90°になるまで体を寄り掛からせる．受者の体を寄り掛からせる瞬間に，膝を突き出してアジャスト（矯正）する．このとき，受者の頭を支えてやることと膝を突き過ぎないことに注意．皮膚のあそびを絞るだけで矯正できる．

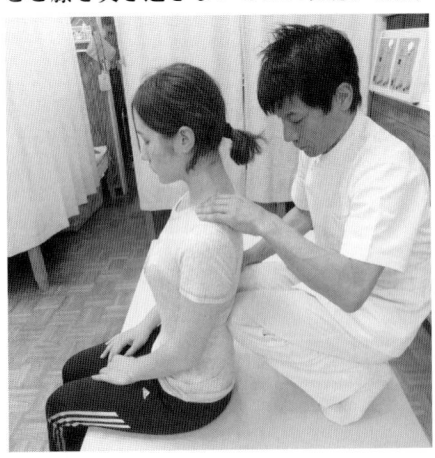

（注）炎症が強く出ている場合，⑤⑥⑧の矯正操作は行なわない．

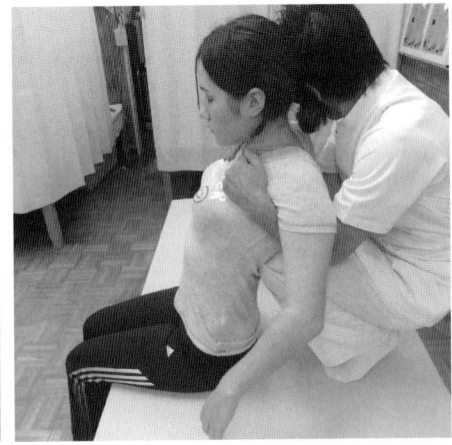

※ L_1 の場合は D_9 （4つ上の椎骨）
　L_2 の場合は D_{10}
　L_3 の場合は D_{11}
　L_4 の場合は D_{12}
　L_5 の場合は L_1

参考文献

Jiří Dvořák, Václav Dvořák：図 7.19　腰椎部の水平断面図．最新徒手医学―痛みの診察法（江藤文夫・他監訳），p.231．新興医学出版社，1999

9. 坐骨神経痛　※なかなか治癒しにくいものによい．

1 - A【通常の操法】受者は伏臥位．術者は受者のL₁の棘突起に片手の手掌根部を圧定．他方の手を重ねて固定し，1分間くらい圧迫刺激する．

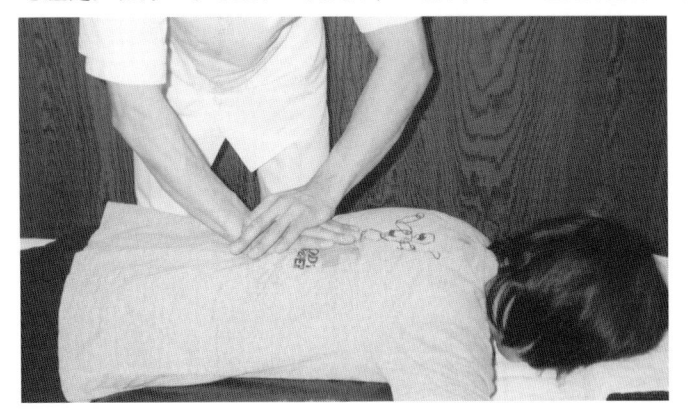

1 - B【無理なくできる場合のみ行なう操法】受者は伏臥位．術者は患側（神経痛側）L₁の棘側に片手母指を圧定し，他方の手は受者のあしくびを把持して，〔手の〕母指に張力がくるように足を持ち上げる．5～10秒で下ろす．3回くり返す．

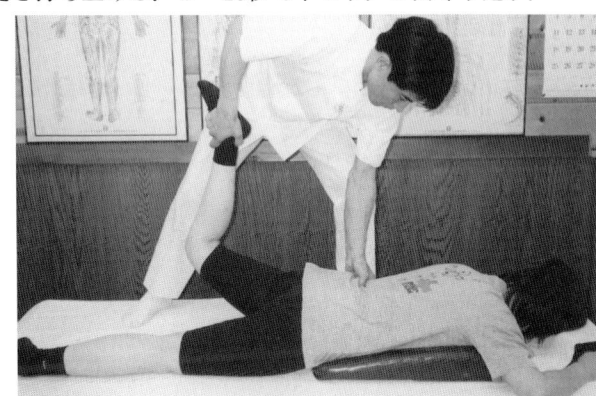

2 受者は伏臥位．術者は患側（下肢痛・しびれ感がある側）の下肢を操作する．（足の少陽胆経〈環跳〉穴）(p.78挿図参照）を中心に3指（示指・中指・環指）を圧定し，他方の手を重ね，殿筋の走行に合わせて引き伸ばしゆるめる．

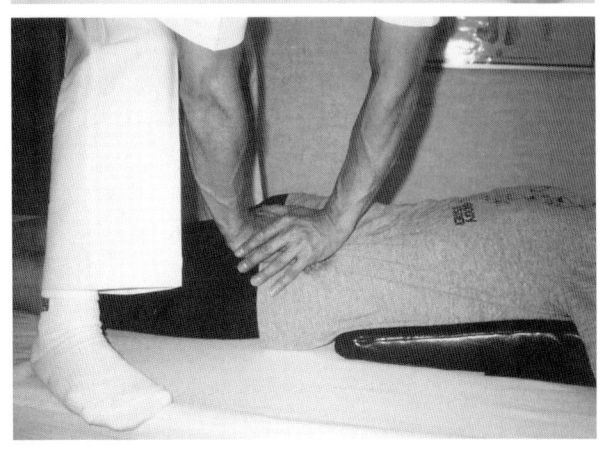

③受者の坐骨結節に付着している大腿二頭筋部※に術者の〔手の〕母指を圧定し，押し込みゆるめる．押し込む力の方向は，横方向（股関節側）へ力が入ること．

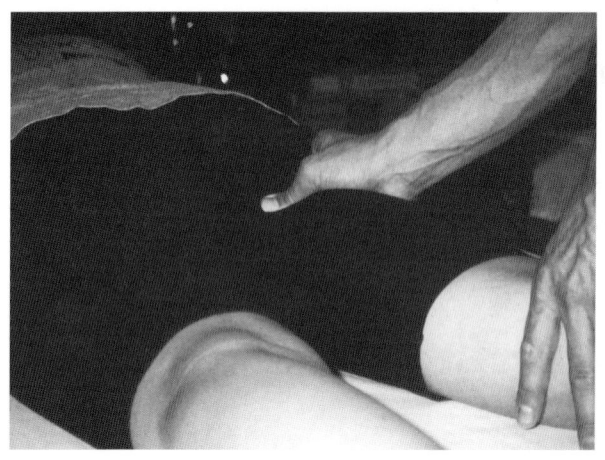

※大腿二頭筋：
起始 ｛ 長頭→坐骨結節
       短頭→粗線外側唇下1/2
付着：腓骨頭，下腿筋膜

④〔手の〕母指のみで力が入りにくいときは，他方の手を重ね，押し込みゆるめる．

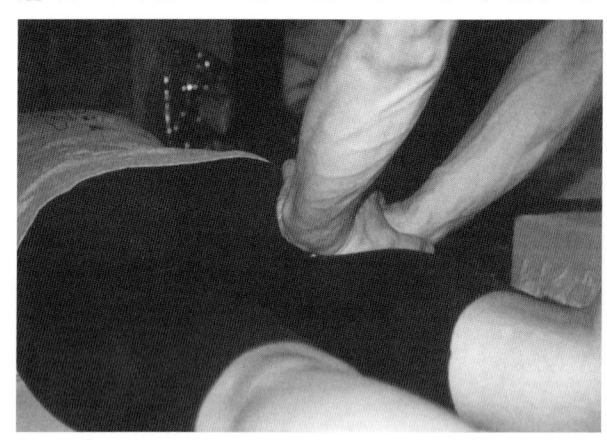

⑤術者は受者の膝を軽度屈曲して術者の大腿部にのせ，両手母指を受者の膝窩部に圧定する．

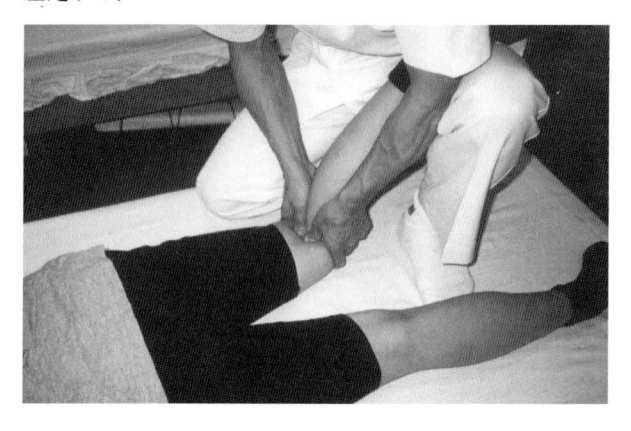

第4章　疾患別手技療法

6 受者の膝を屈曲と伸展をくり返しながら膝窩部の筋肉または靭帯をゆるめる．

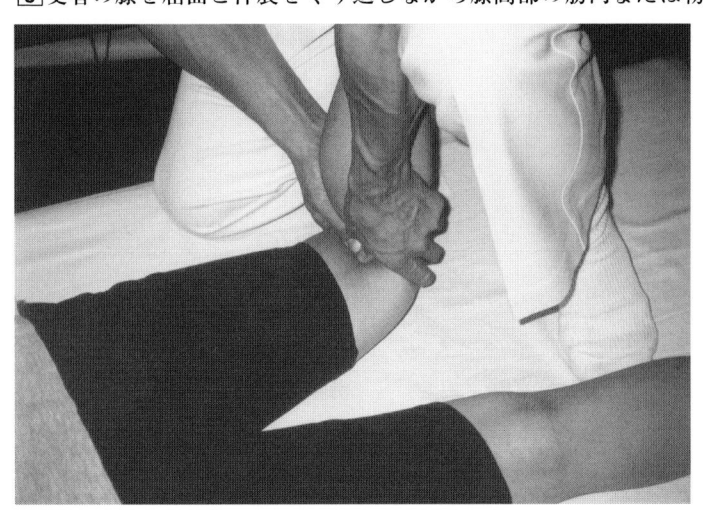

7 術者は片手を腓腹筋部，他方の手を足底部に圧定し，腓腹筋に張力がくるように足関節を背屈させて刺激を加え，腓腹筋をゆるめる．

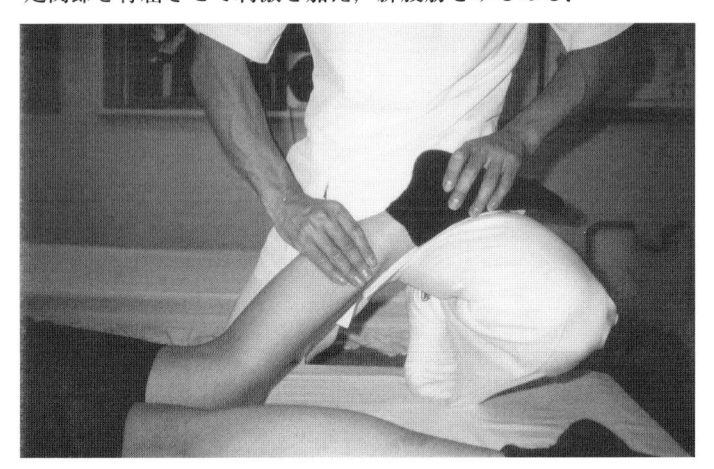

8 9 p.78～79 5 6 と同じ．（下肢痛，しびれ感の強い場合はアジャストは不可）

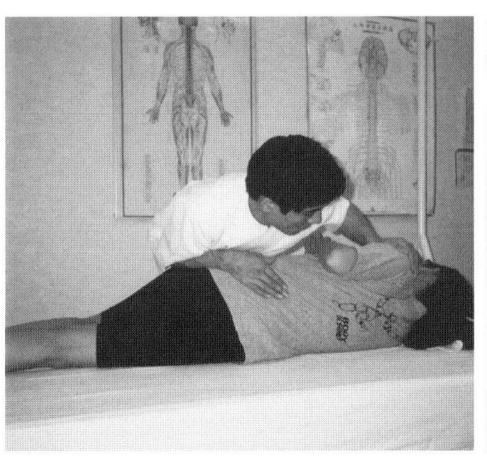

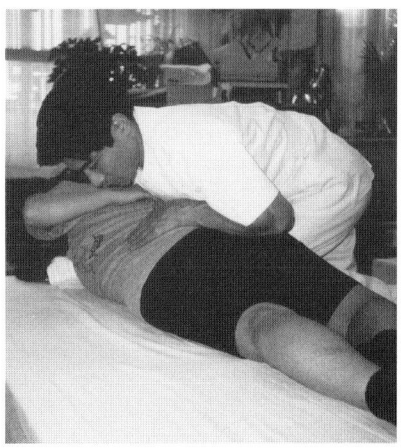

10 受者は仰臥位．術者は患側の下腹部に片手3指（示指・中指・環指）を圧定．他方の手は受者の膝にのせ，下腹部に張力がくるように股関節を屈曲させ，下腹部を圧迫刺激する．

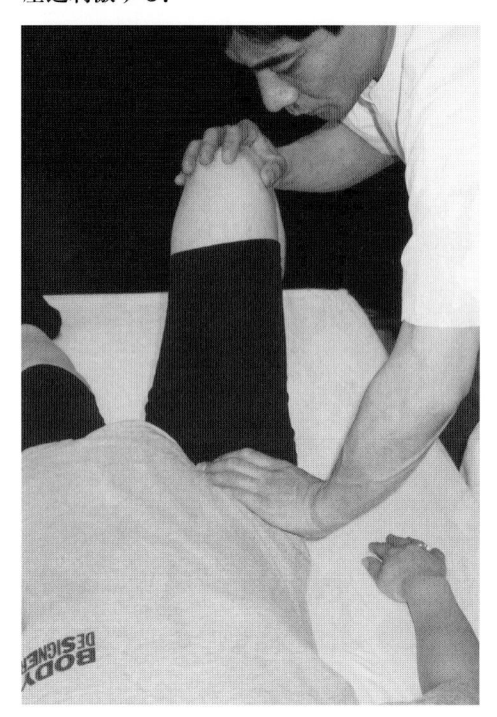

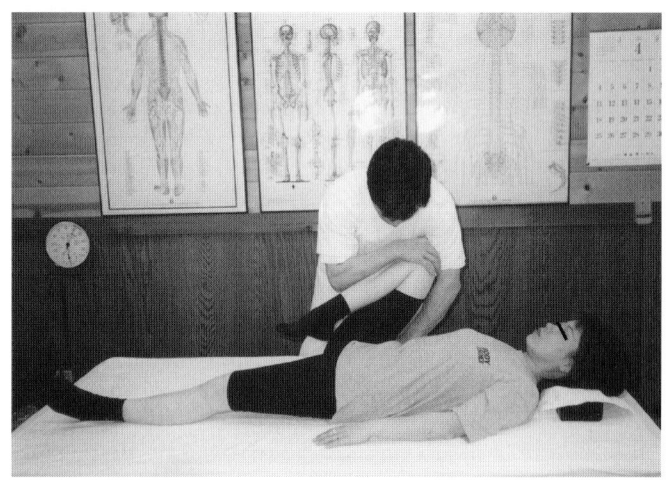

10. 急性腰痛症（軽症）　（受者が伏臥位をとれる場合）

①受者は伏臥位．（バスマット「胸当てマット」を使用する場合は，マットを逆にして腰椎の反りを少なくする）．術者は受者の尾骨先端部（督脈〈長強〉穴）に両手母指を重ねて圧定する．尾骨に付着している靱帯（棘間靱帯）を尾骨に沿って下方に引き伸ばす．このとき，腰部の棘間靱帯を引き伸ばすような気持ちで操作を行なうこと．数回くり返す．

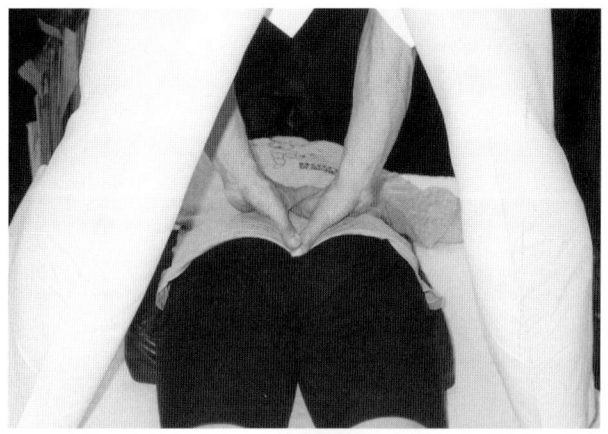

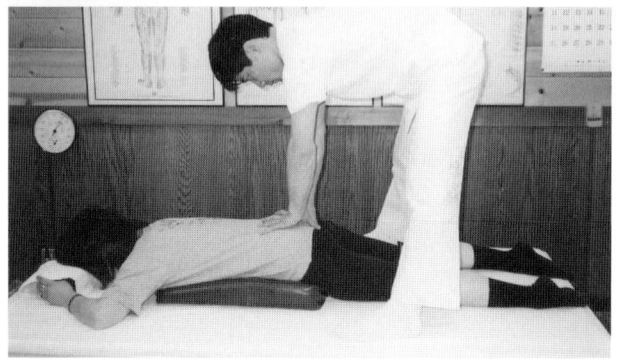

②受者の腓腹筋外側部・外果の上7寸（足の太陽膀胱経〈飛陽〉穴）に術者の両手母指を圧定し，吸気の頂点で上方へ軽く衝く．3呼吸おいて3～4回くり返す．両足を同様に操作する．

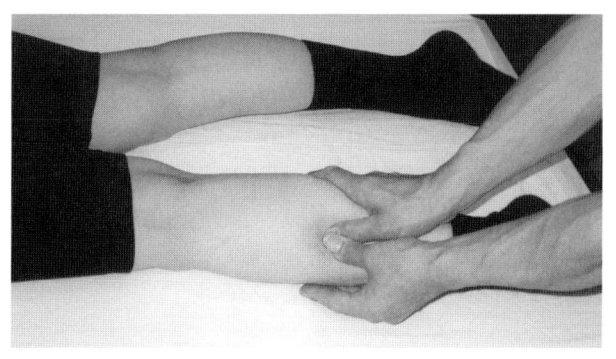

③術者は患側の殿筋に3指(示指・中指・環指)を圧定．他方の手を重ね，殿筋の走行に合わせて引き伸ばしゆるめる．

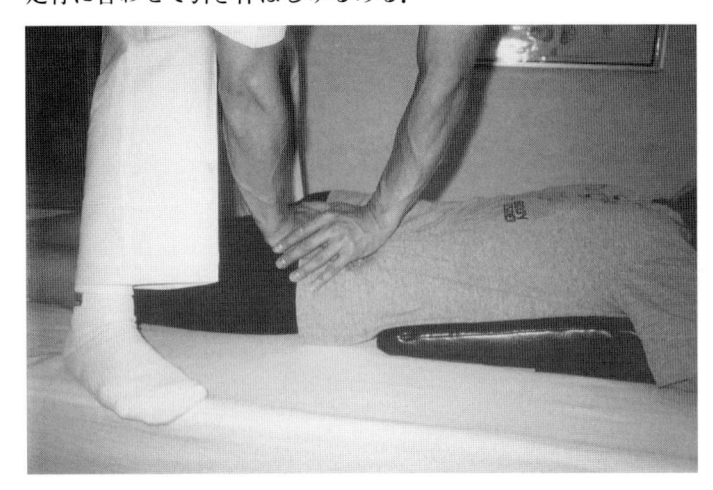

④受者の坐骨結節に付いている大腿二頭筋部に術者の〔手の〕母指を圧定し，押し込みゆるめる．押し込む力の方向は横方向(股関節側)へ力が入るようにする．

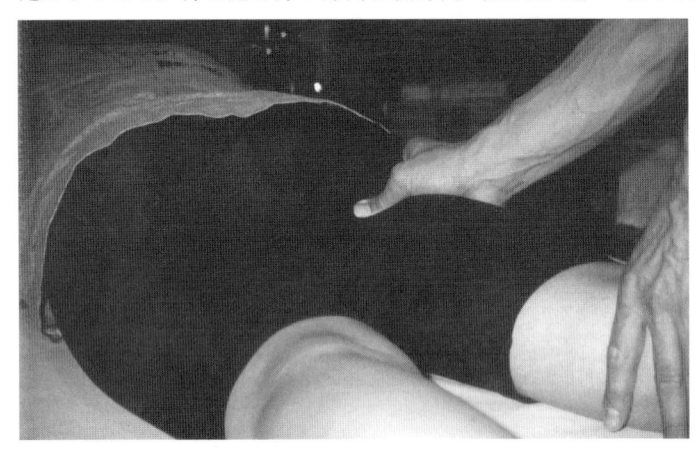

⑤〔手の〕母指のみで力が入りにくいときは他方の手を重ね，押し込みゆるめる．

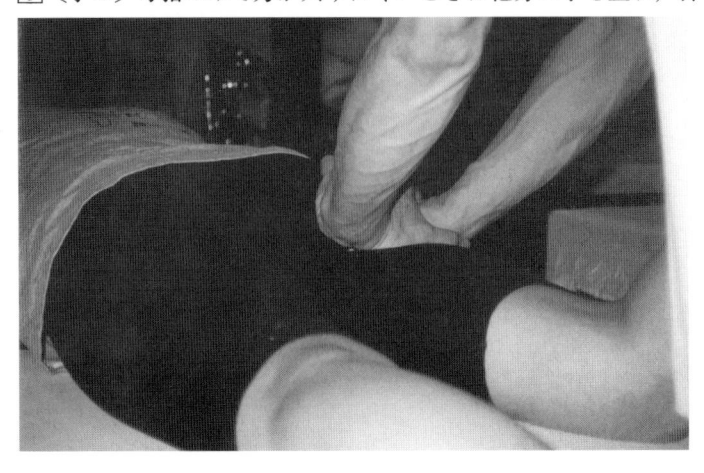

第4章 疾患別手技療法

6 術者は受者の膝を軽度屈曲して，術者の大腿部にのせ，両手母指を受者の膝窩部に圧定する．

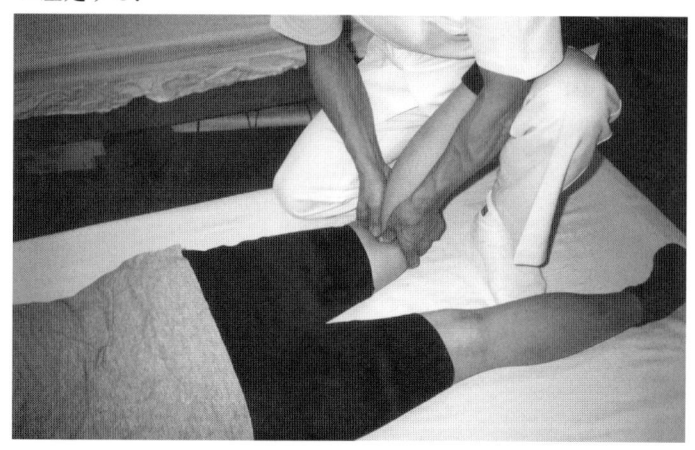

7 受者の膝を屈曲と伸展をくり返しながら，膝窩部の筋肉または靭帯をゆるめる．

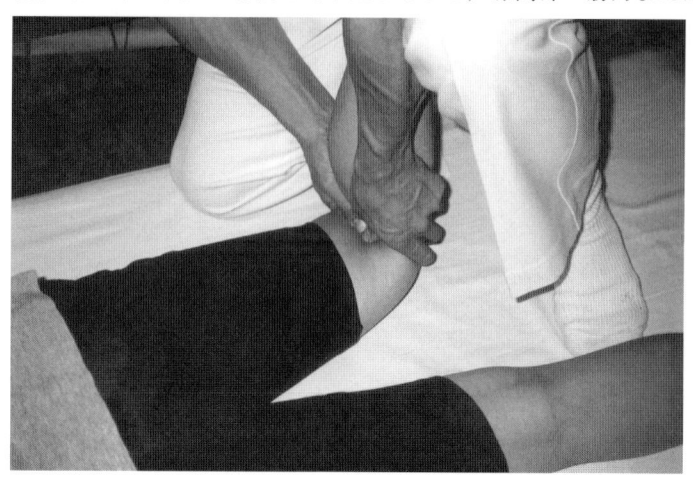

8 術者は片手を腓腹筋部，他方の手を足底部に圧定し，腓腹筋に張力がくるように足関節を背屈させて刺激を加え，腓腹筋をゆるめる．

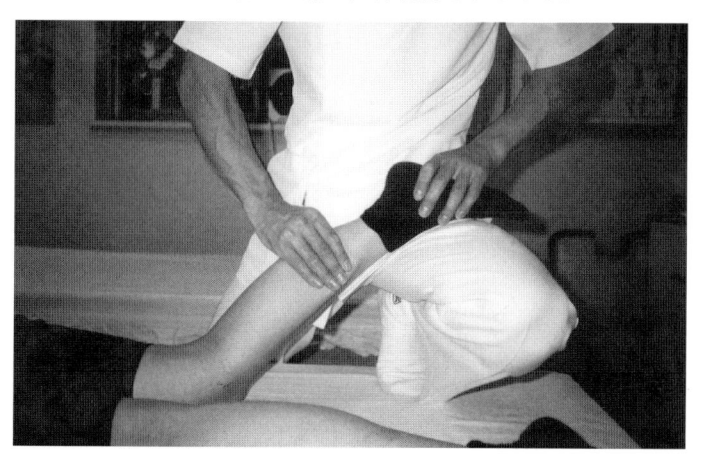

9 10 炎症の程度を確認して，体を捻ったときに痛みを訴える場合は不可．

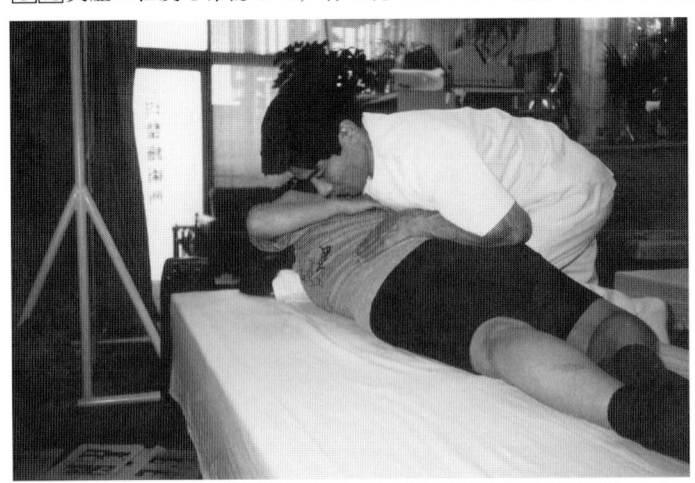

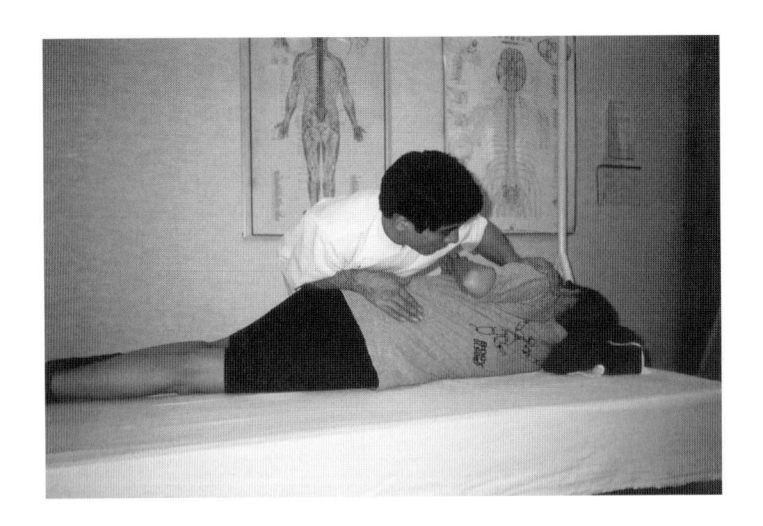

11. 急性腰痛症（重症）　（受者が伏臥位をとれない場合）

① 受者は向きのらくな方向で横臥位．術者は腰部の左右どちらに疼痛（炎症）があるか確認する．

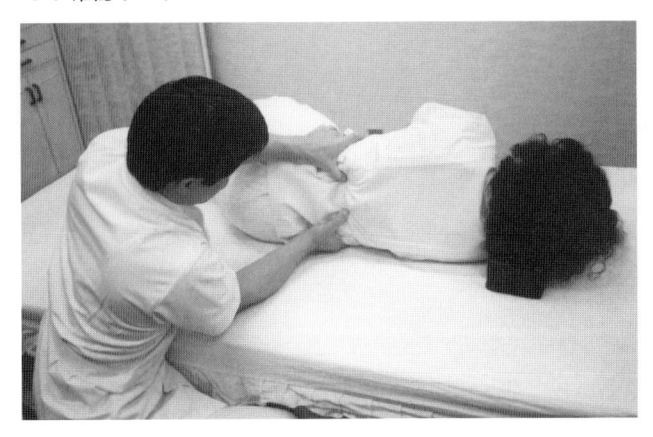

② 術者は疼痛側のD$_{12}$（胸椎12番）の硬結部位（2S）を両手母指で押え，ゆるめる（炎症症状が強い場合は軽くゆるめること）．

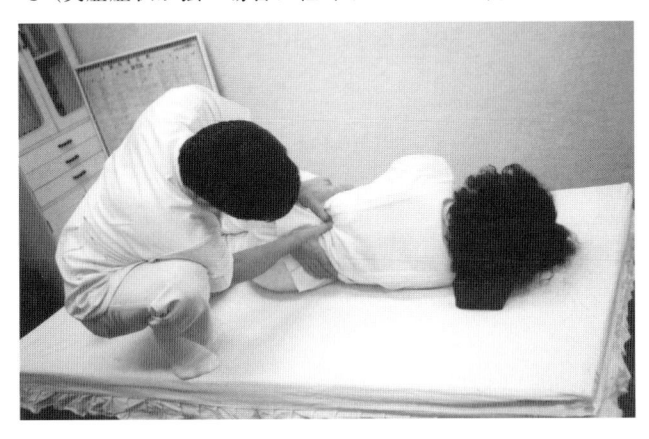

③ 左右のS$_3$（仙骨裂孔）を両手母指で触診する（過敏痛がある場合，比較的長期の経過をたどりやすい）．

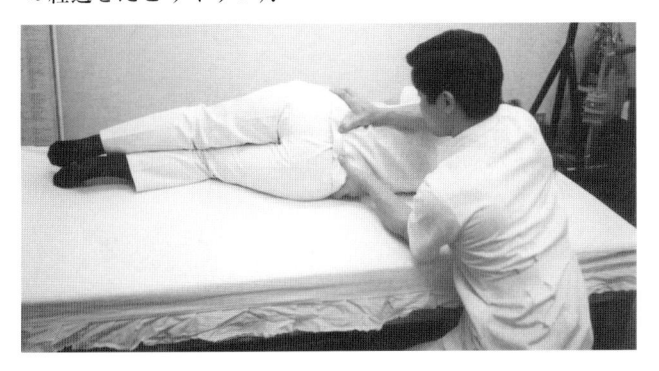

④疼痛側または過敏痛があるS_3の部位を，4指（示指・中指・環指・小指）で圧定して殿筋の走行に合わせて，引き伸ばしゆるめる．

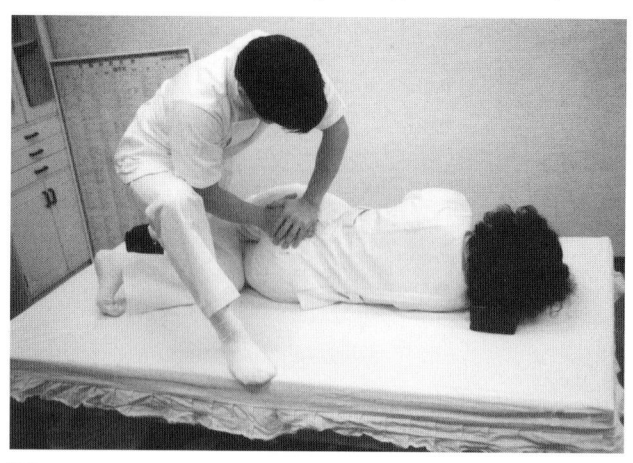

⑤受者は仰臥位（膝を伸ばして仰臥位がとれる場合のみ，この操作を行なう）．疼痛側の（足の少陽胆経〈臨泣〉穴）を，両手母指で圧定して静圧（抑圧）する．

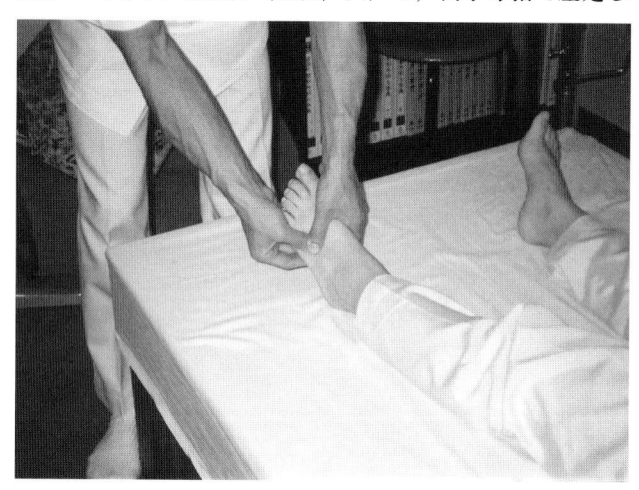

⑥疼痛側の筋肉の状態を4指（示指・中指・環指・小指）で確認する．緊張がある場合は，4指（示指・中指・環指・小指）で軽くゆるめる．

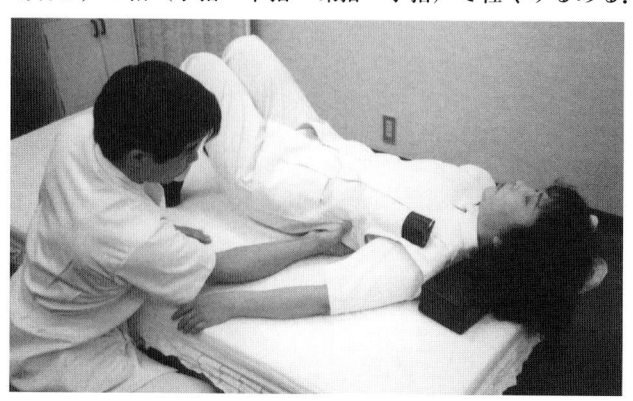

12. 股関節痛

[1] 受者は仰臥位．術者は患側の殿筋に3指（示指・中指・環指）を圧定．他方の手を重ね殿筋の走行に合わせて引き伸ばしゆるめる．

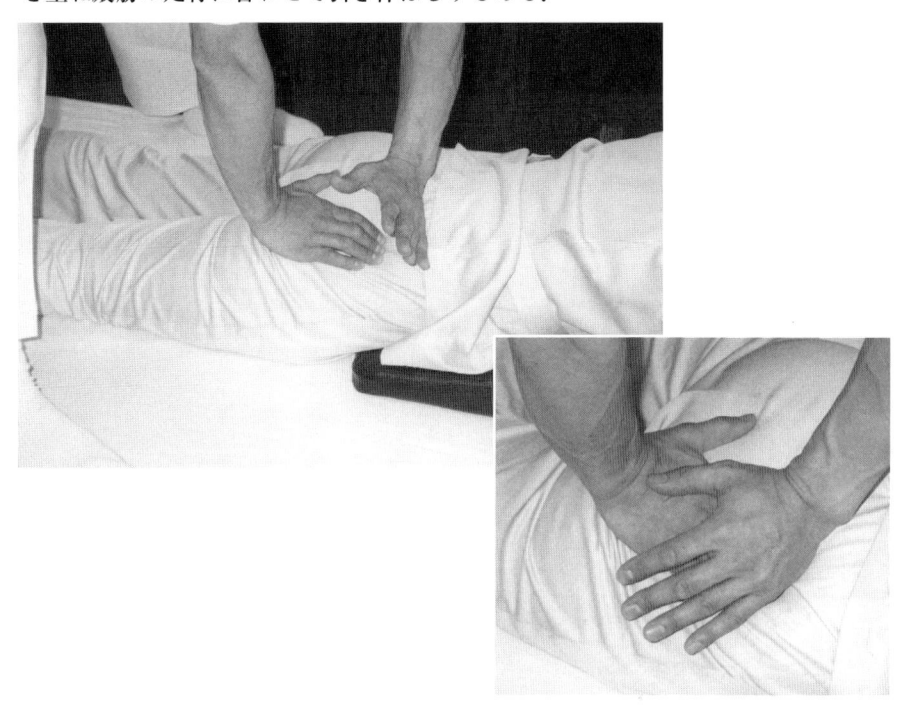

[2]（股関節の炎症症状が強い場合は不可）術者は受者のS$_1$の2S（仙骨裂孔）に膝を圧定し，重心をかけて固定する．受者の膝を90°くらい曲げて持ち上げ（このとき，股関節に張力がくるように膝を持ち上げる）5～10秒間維持した後，膝を床にゆっくりと下ろす．患側のみ2～3回くり返す．

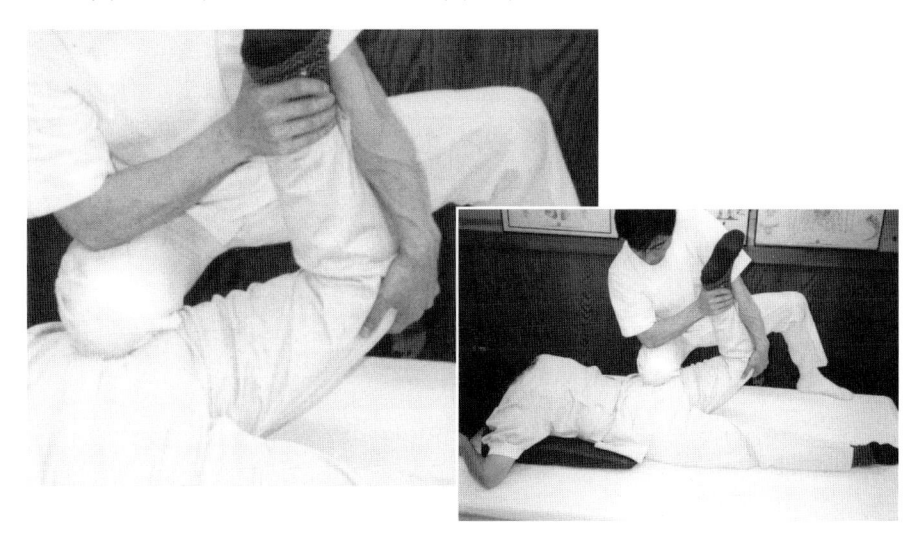

3 受者は仰臥位で足を肩幅より少し*開く．術者は患側の足底に片手をあて，足背に他方の手をのせ，受者の足を床から10cmくらい持ち上げる．受者の吸気で足底にあてた手を離し，踵を床にストーンと落とす．3呼吸おいて2～3回操作する．

(注)＊厳密には肩幅＋10cmに開く．

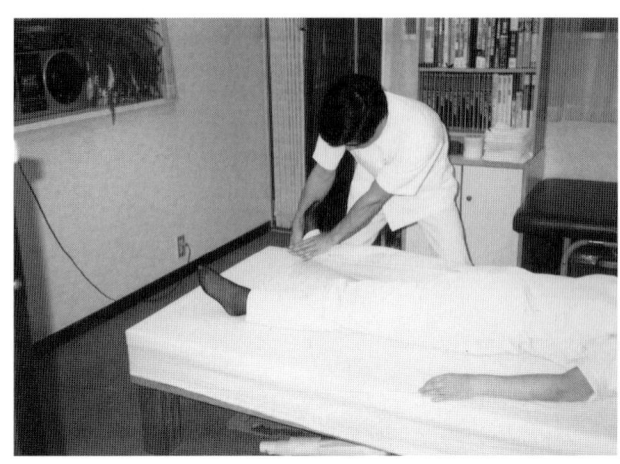

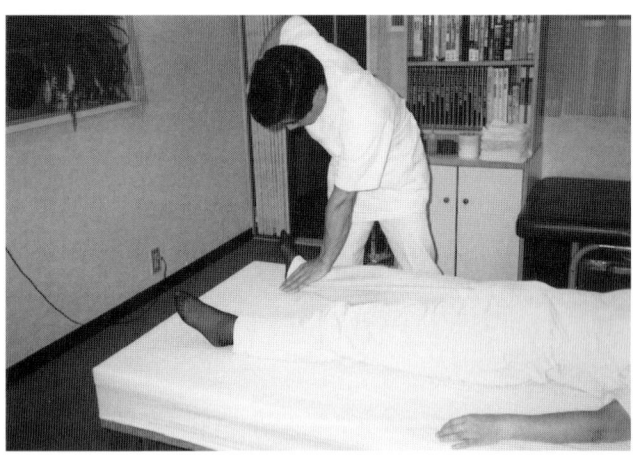

[参考] 腰椎に刺激を効かせようとする場合，受者の足の開き方と刺激が入る位置には下記のような関係がある．

- 両足の間隔が肩幅のとき：L_1に効く．
- 両足の間隔が肩幅＋10cmのとき：L_2に効く．
- 両足の間隔が肩幅＋20cmのとき：L_3に効く．
- 両足の間隔が肩幅＋30cmのとき：L_4に効く．
- 両足の間隔が肩幅＋40cmのとき：L_5に効く．

4 患側の足を術者の足の上にのせ，鼠径部（または足の陽明胃経〈髀関〉穴）に両手掌をあて，振動圧を加える．

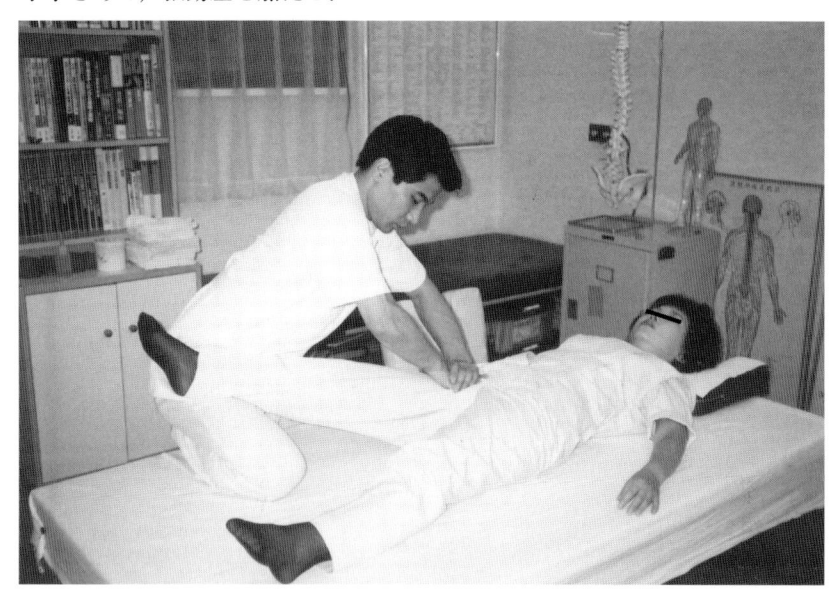

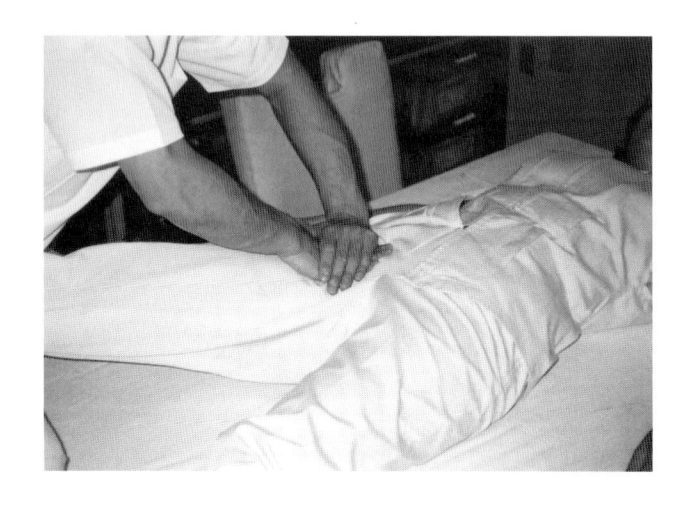

5 患側の膝，股関節を屈曲させ，術者は両手でその膝を把持し，股関節を回して，痛みや固い角度の方向を観察して股関節の方向に振動圧迫刺激を加える．
　このときに股関節に痛みを感じる場合は股関節の圧迫方向を少しずらし，痛みの感じない角度で振動圧迫刺激を加える．

（妊婦の股関節痛とL_5の腰痛を伴う股関節痛に適用する操法）（**次ページ写真Ａ，Ｂ**）

A

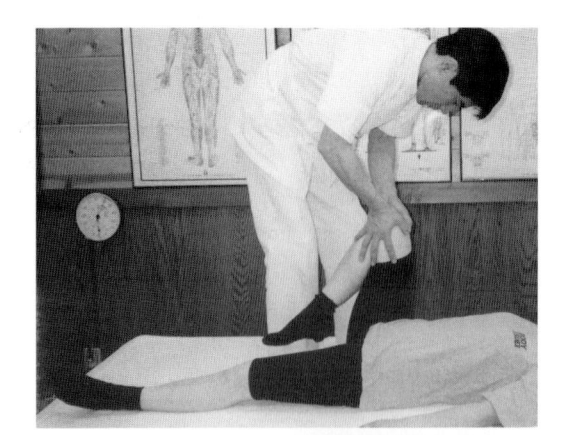

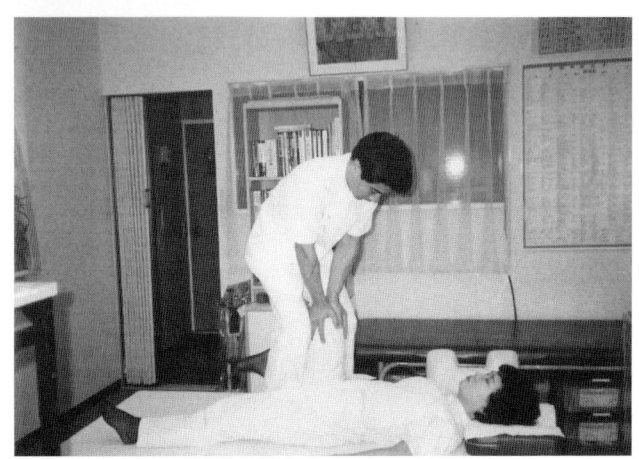

B

13. 膝痛（変形性膝関節症）

①受者は伏臥位．術者は患側のS$_2$の2Sに両手掌を圧定し，下方に引き伸ばしゆるめる．

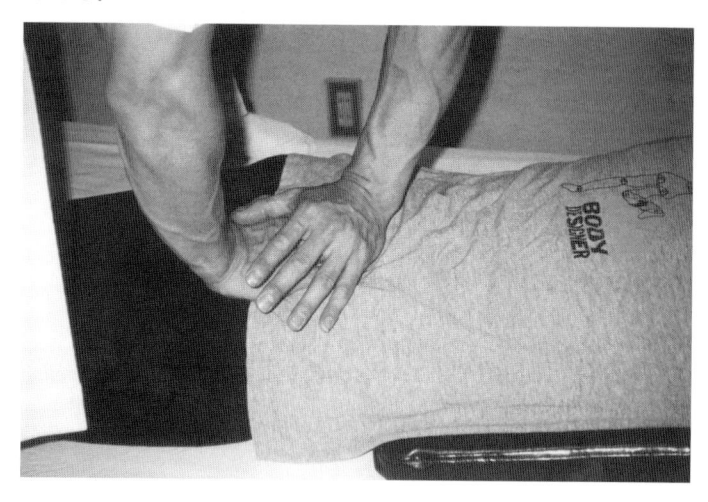

②受者の坐骨結筋に付着している大腿二頭筋部に術者の〔手の〕母指を圧定し，押し込みゆるめる．押し込む力の方向は横方向（股関節側）に力が入るようにする．

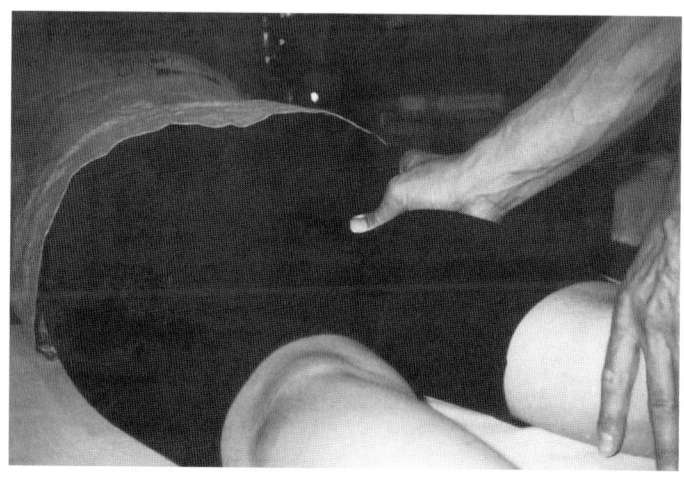

3 〔手の〕母指のみで力が入りにくいときは，他方の手を重ね押し込みゆるめる．

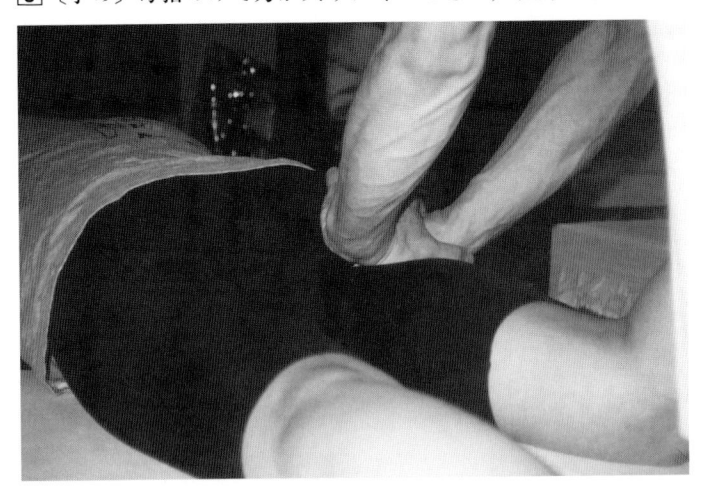

4 術者は，受者の膝を軽度屈曲して術者の大腿部にのせ，両手母指を受者の膝窩（足の太陽膀胱経〈委中〉穴）に圧定し，靭帯または筋肉の緊張している方向に（p.78図参照）押し込むか，引っ張ってゆるめる（写真A，B）．

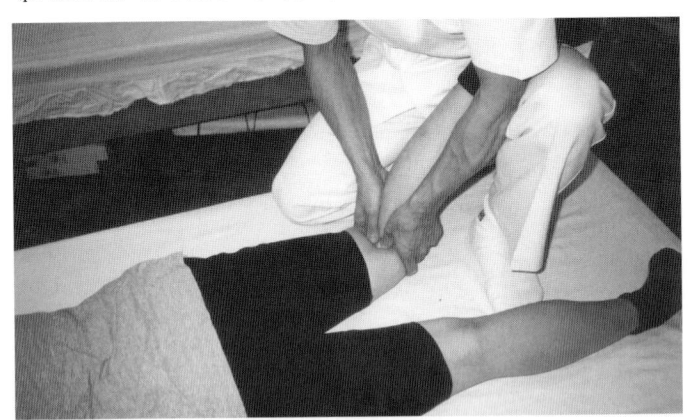

A

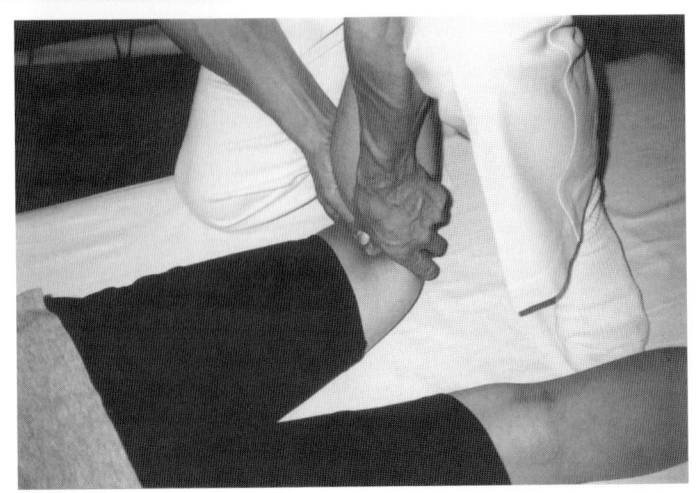

B

第4章　疾患別手技療法

⑤術者は片手を腓腹筋部，他方の手を足底部に圧定し，腓腹筋に張力がくるように足関節を背屈させて刺激を加え，腓腹筋をゆるめる．

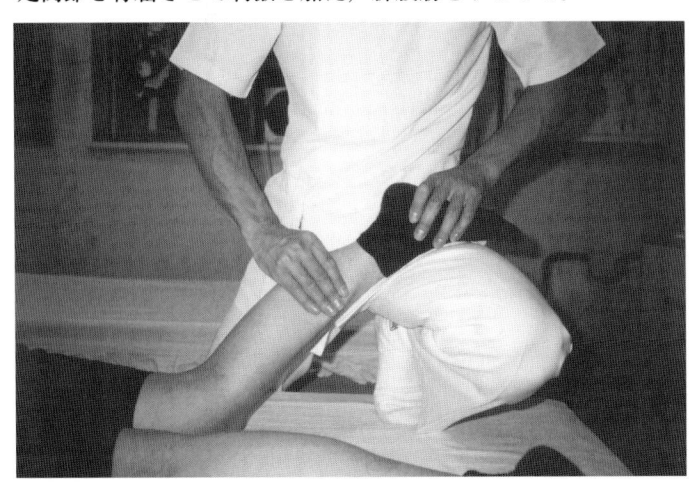

⑥術者の片手母指は足底部に圧定，他方の手の手掌側を受者の足指の指尖にあて，屈曲と伸展をくり返す．

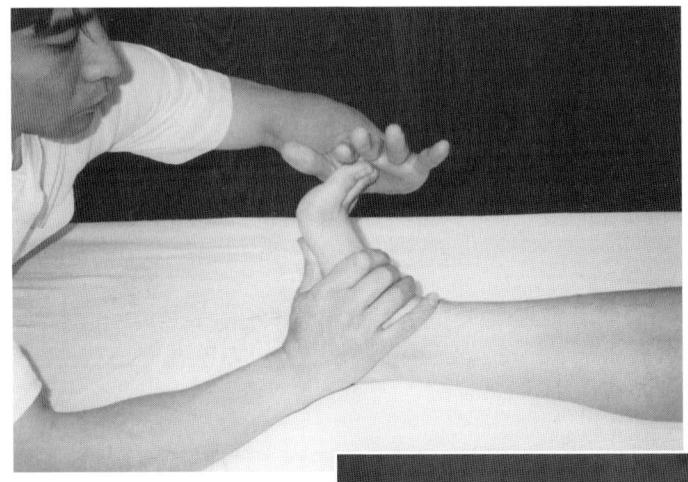

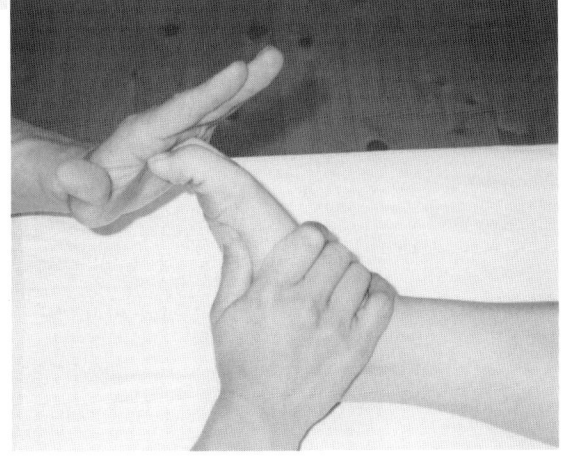

7 受者は仰臥位．膝窩部にクッションを入れ，術者は受者の大腿四頭筋部（内側）に両手掌を圧定して振動圧を加える．

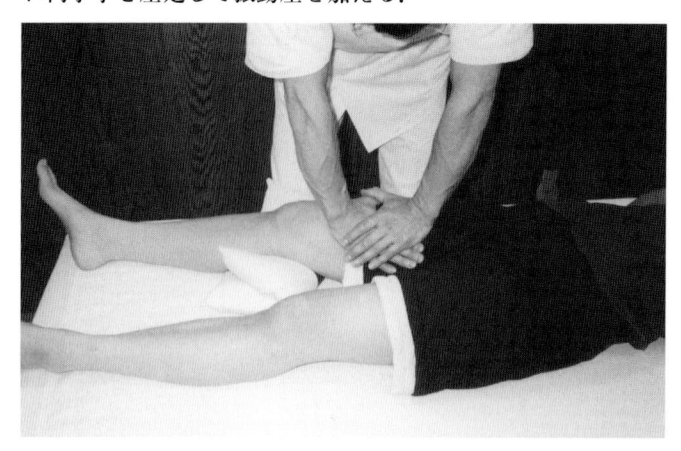

8 術者の片手は膝関節部に圧定，他方の手は踵を把持して，足関節の背屈を強制し，下腿屈筋をストレッチさせる．O脚または強度の膝変形の場合は，痛みを与えない程度に強制する．

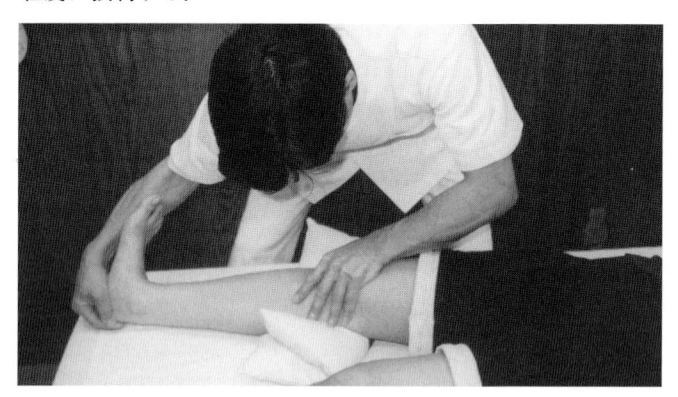

9 術者は，両手母指を受者の膝蓋骨と脛骨粗面との間の膝眼部（膝の皿の下のくぼみ）に，4指（示指・中指・環指・小指）を膝窩部に圧定して膝の屈曲・伸展をくり返す．

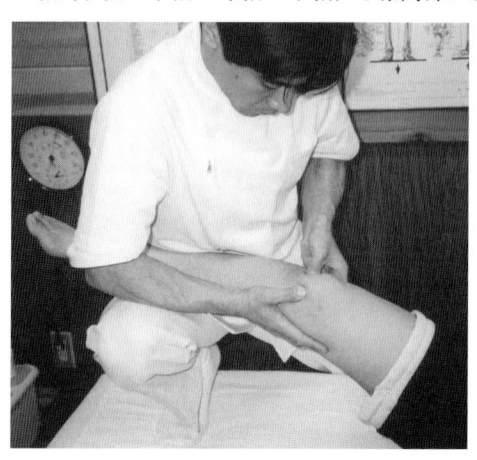

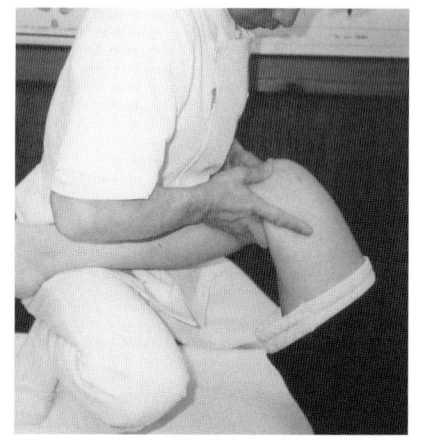

10-A【膝痛（変形性膝関節症）の場合】患側の足の第五指を，術者の〔手の〕母指と示指でつかんで捻り，揉んで刺激する．

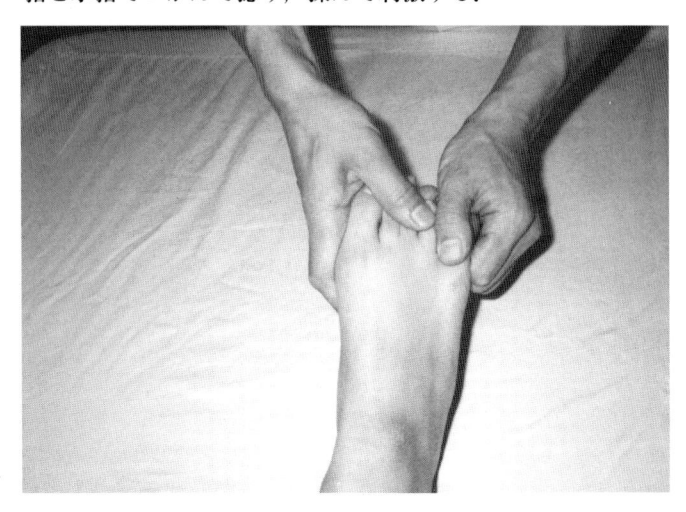

10-B【関節水腫の場合（水がたまっているとき）】患側の〔足の〕第二指と第三指の間（陽明胃経〈内庭〉穴）に術者の〔手の〕母指を圧定し，圧迫刺激を加える．

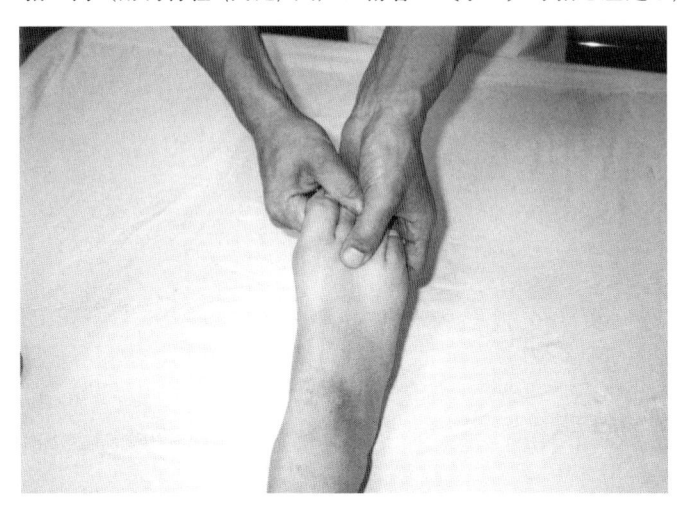

14. アキレス腱周囲炎／アキレス腱炎／踵骨骨端炎

[1] 患側のS$_2$の２Sの圧痛を確認し，術者の〔手の〕母指または両手指を圧定し，圧痛が消失するまでゆるめる．

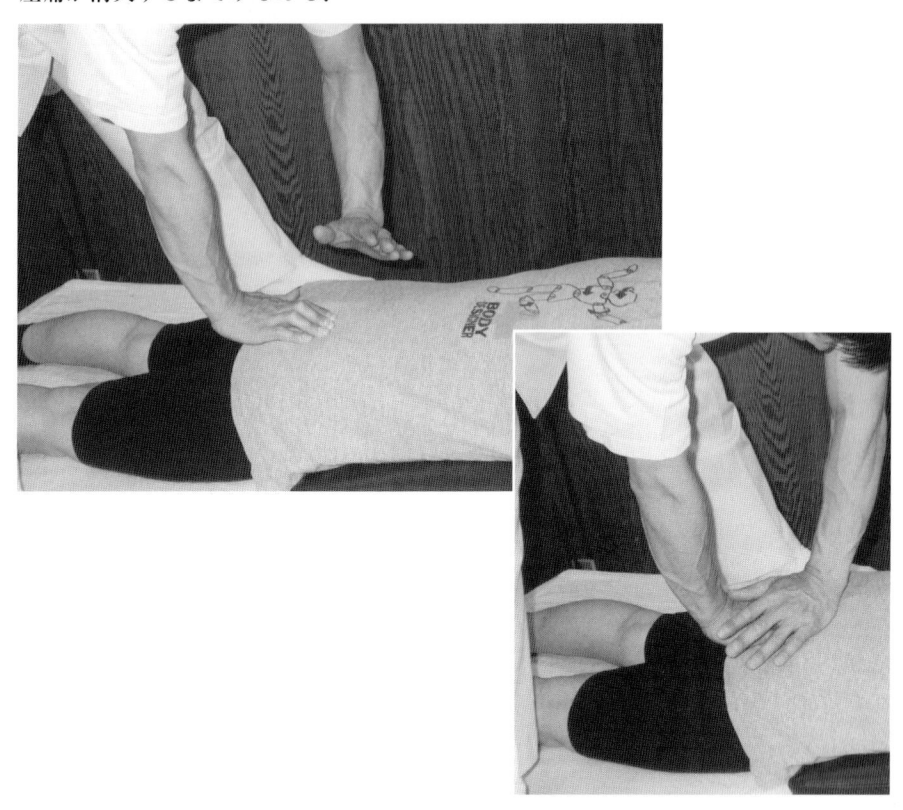

[2] 術者は片手を腓腹筋部，他方の手を足底部に圧定し，腓腹筋に張力が及ぶように足関節を背屈させて刺激を加え，腓腹筋をゆるめる．

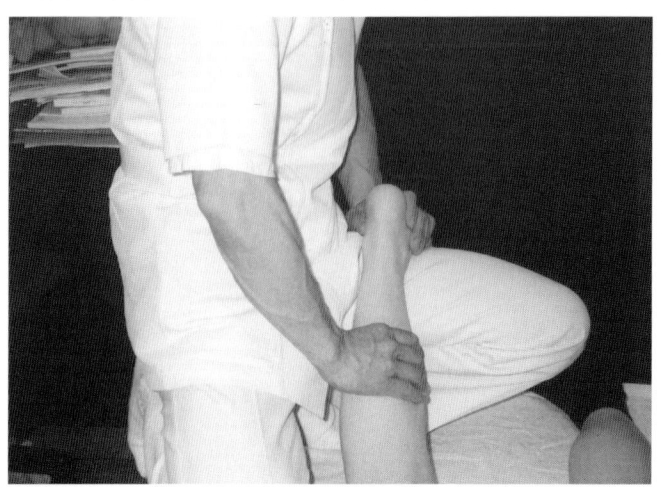

3 術者は,受者のアキレス腱付着部（踵骨隆起）を把持して足関節を背屈させ,刺激を加える.

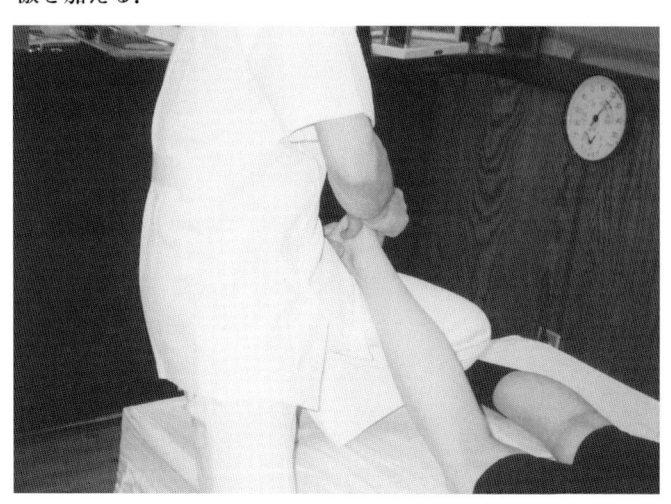

4 受者は仰臥位.術者は片手を受者の膝の上にのせ,他方の手で足関節を足底から把持し,受者の膝を40°くらい屈曲させる.同時に足関節は背屈させ,アキレス腱を伸ばした状態で固定する.この状態から,徐々に膝を伸展させながら,完全伸展に至る前に受者に息を吸わせ,さらにアキレス腱を伸ばし,背屈をゆるめると同時に息を吐かせる.2～3回操作する.

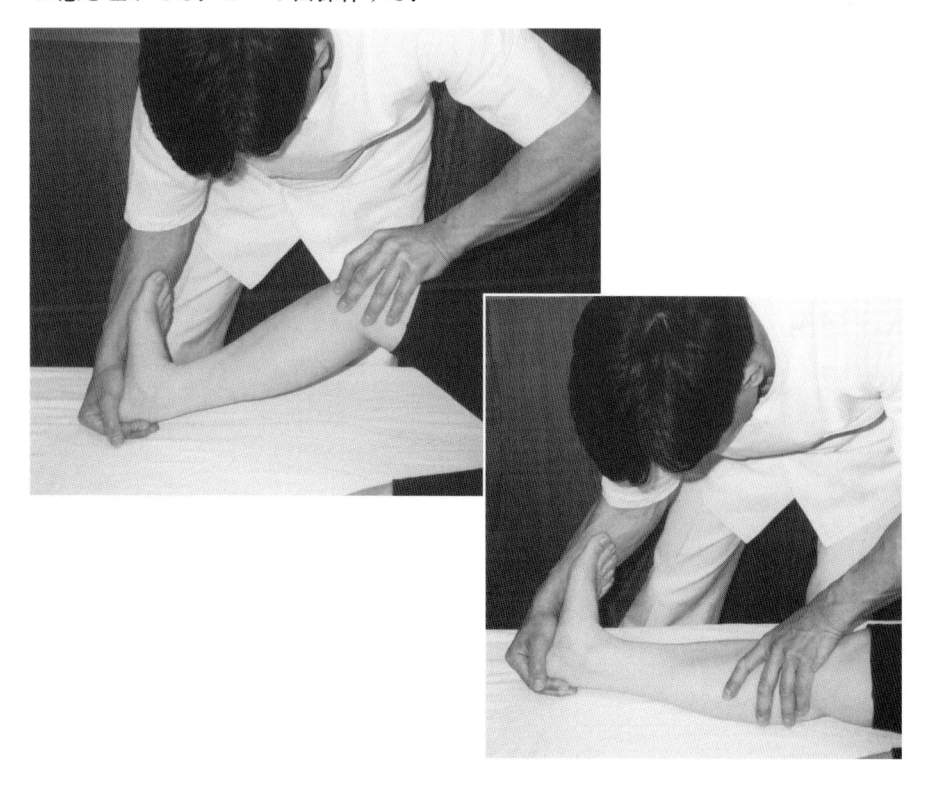

5 受者の足関節背屈を強制し，腓腹筋からアキレス腱部をストレッチさせる．

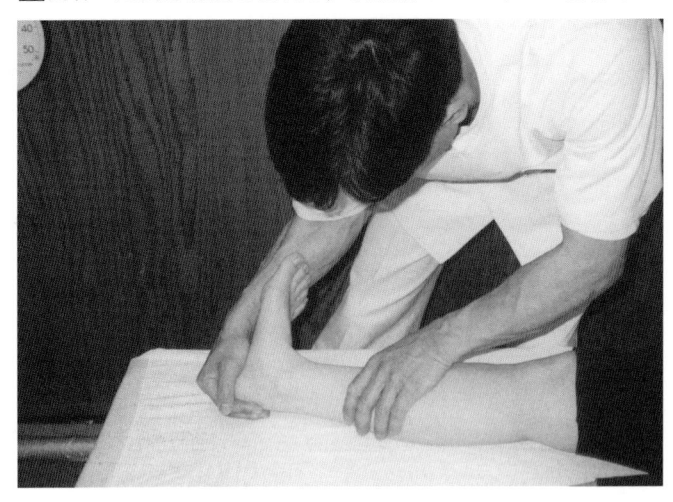

6 術者は片手母指でアキレス腱部または踵骨隆起部を圧定．他方の手は足関節背屈と底屈をくり返し行ない，アキレス腱をゆるめる（写真A，B）．

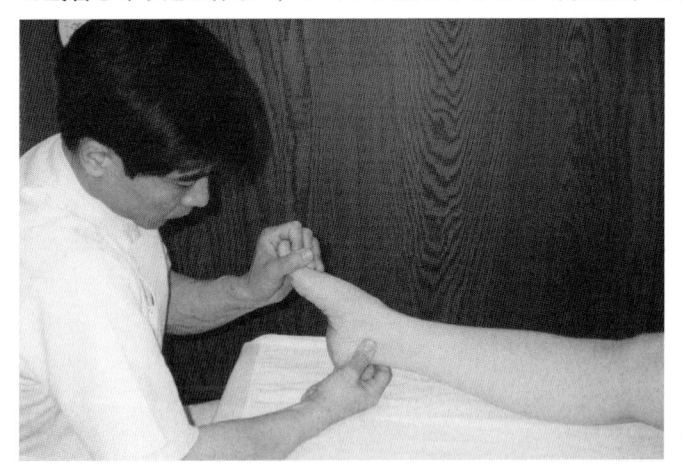

A

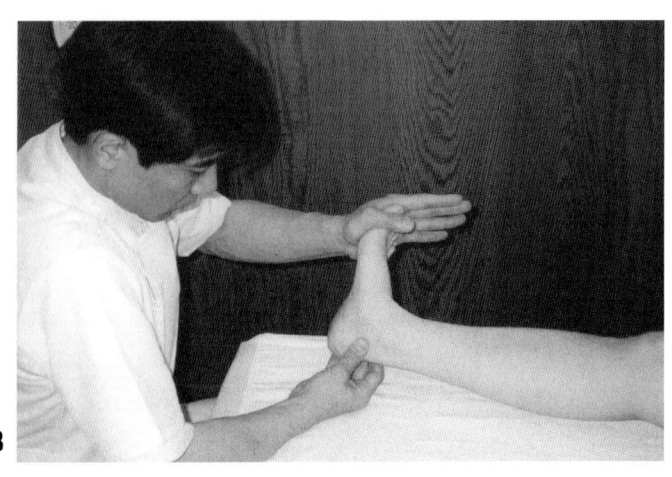

B

15. 足関節捻挫（陳旧性）

①受者は仰臥位．術者は受者の足底部（硬結のあるところ）に両手母指を圧定し，硬結を揉みほぐす．

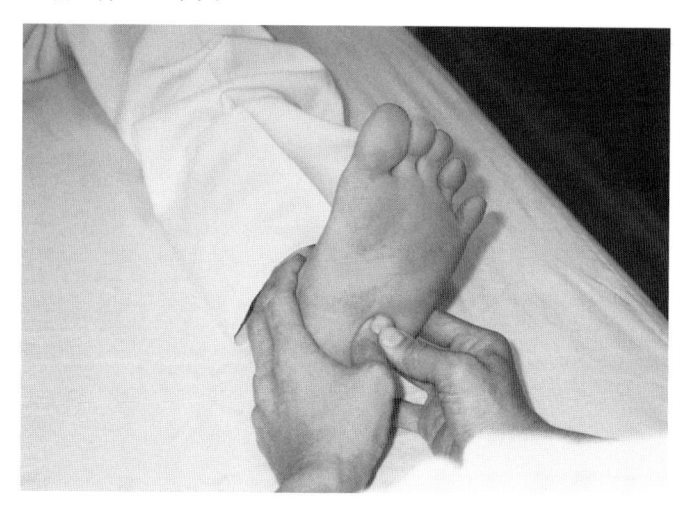

②術者は，受者の足の内果の下１寸のところ（足の少陰腎経〈照海〉穴）に片手母指を圧定．他方の手で受者の足先を把持し，足関節を背屈させて〈照海〉穴に刺激を加える．圧痛が消失するまで行なう．

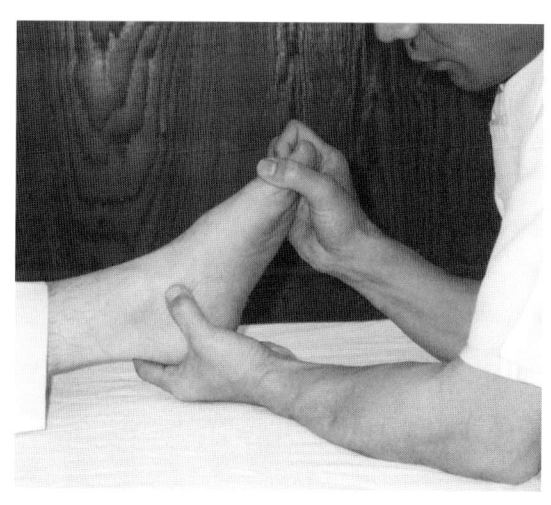

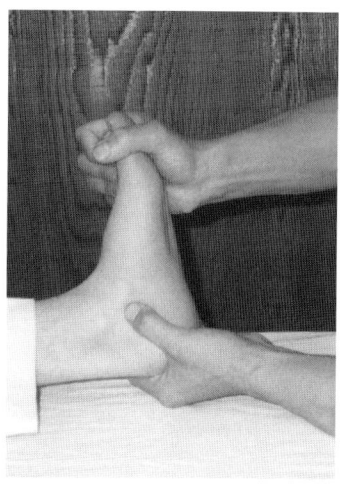

3 受者は伏臥位で患側の膝を90°屈曲させる．術者は，受者の足関節を両手で把持し，両膝で挟み固定する．両膝で挟んだ足関節の内回し・外回しを数回くり返す．

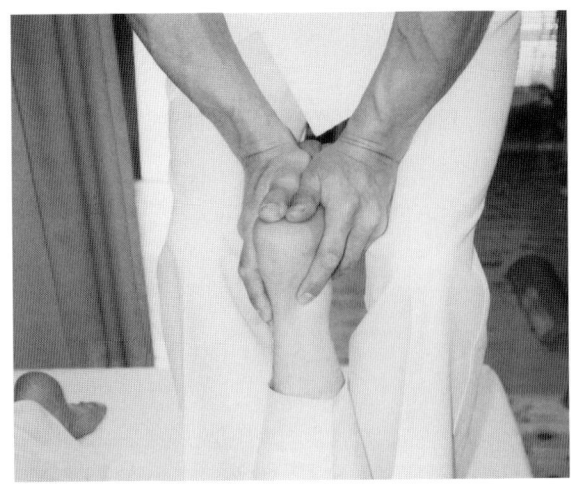

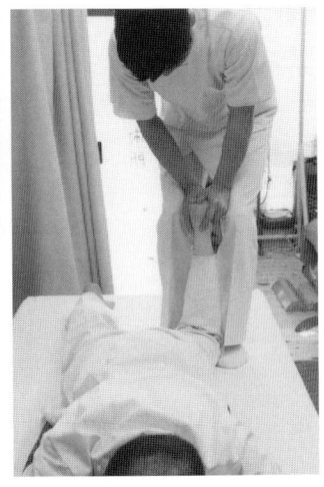

4 術者の足を受者の大腿後面に固定．この状態で，術者は片手を受者の内果，他方の手を外果にあて，両手で挟むようにして足関節を把持する．受者に息を吸わせるとともに，術者は自分の足（大腿後面に固定した足）をゆさぶって振動を加えながら，両手で受者の足をすばやく上方へ引っ張る．すると，コクッと音がして関節が引き締まる．

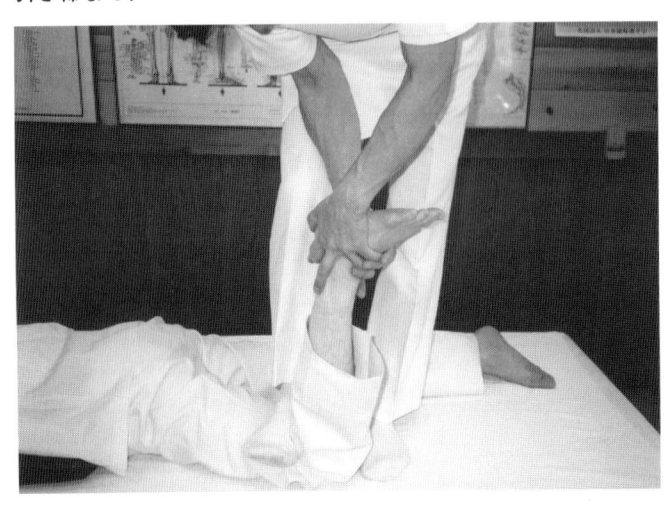

第 4 章　疾患別手技療法

5 3と同じく受者の足関節を把持して両膝に挟み，足関節の背屈を数回くり返す．

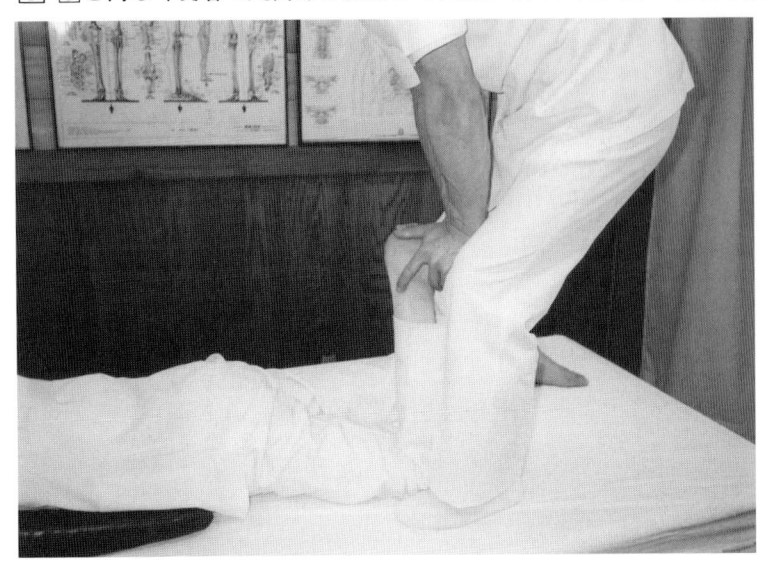

参考文献

亀井進・他：24. 足関節変位均整法. 姿勢保健均整法（Osteopathy），p.133－134. 日本オステオパシー協会，1977

16. 外反母趾

1️⃣ 術者の片手母指を受者の踵骨の内側結節に圧定して，内側縦アーチに沿って〔足の〕母指を押しながらずらし，足底腱膜をゆるめる．

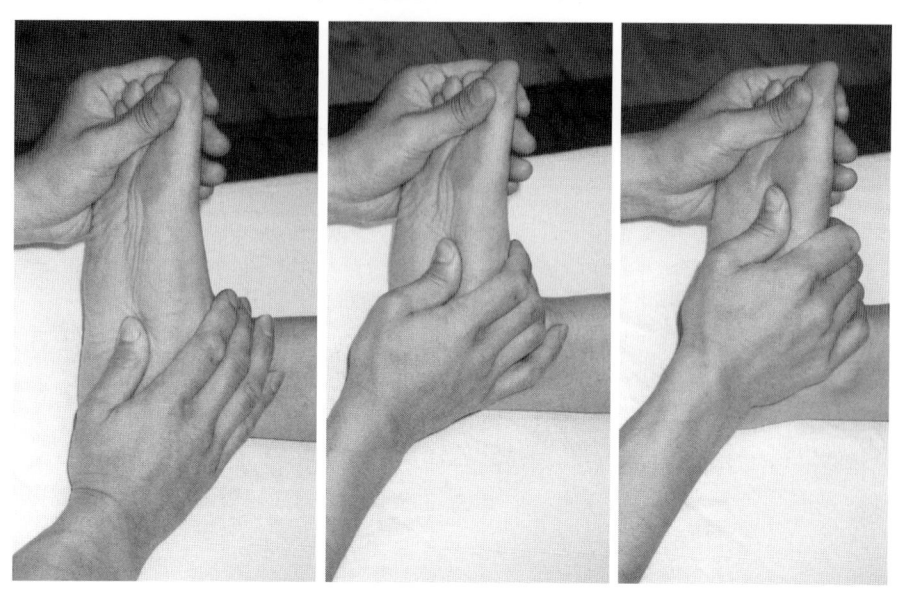

2️⃣ 術者の〔手の〕母指を足底部に，4指（示指・中指・環指・小指）は足背部にあて，第一中足骨から第五中足骨骨頭を触診する．

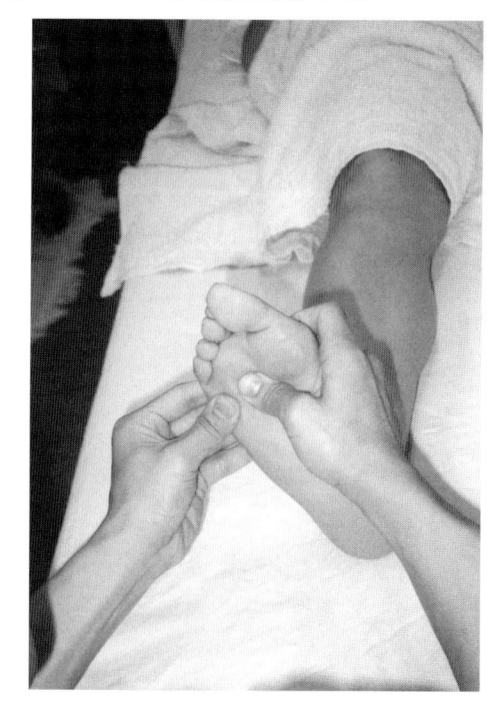

第4章　疾患別手技療法　　　　　　　　　　　　　　　　　　　　　　　　　　　　　　　　　　　　　　　107

3 もっとも突出している中足骨骨頭足底部をゆるめる（写真上は第三中足骨骨頭）．術者の片手で足の指を伸展させ，他方の手で中足骨骨頭足底部をゆるめる．

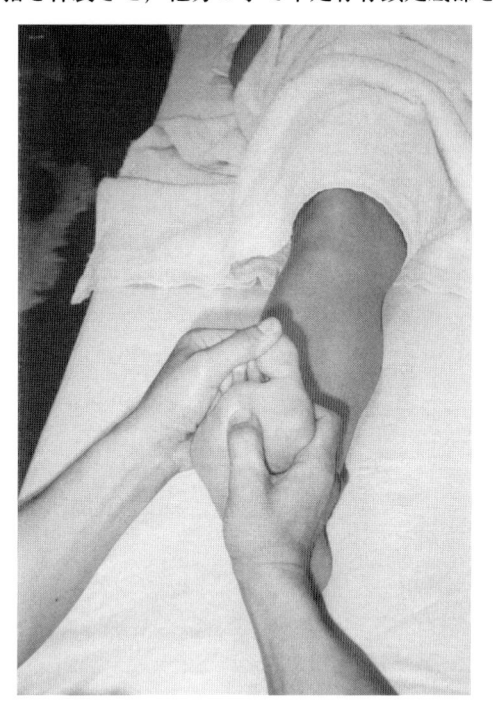

4 突出している部分は荷重がかかり，胼胝（たこ）が形成されている（写真下は第一中足骨骨頭）ことが多く，この場合は術者の両手母指でゆるめる．

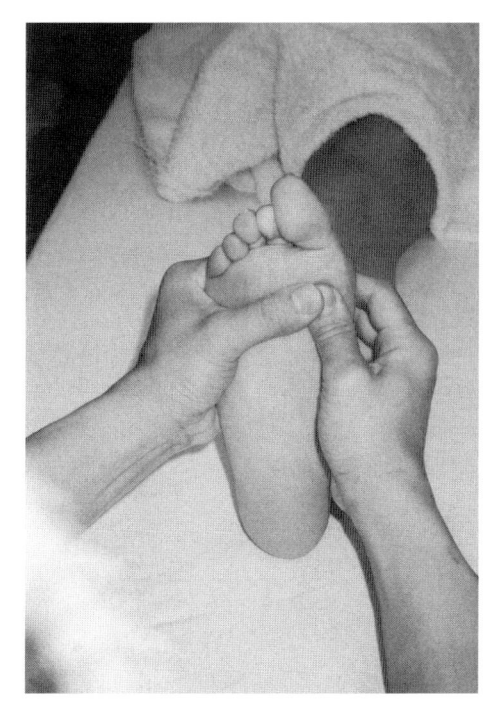

5 術者は，両手母指を足底部に，4指（示指・中指・環指・小指）は足背部に把持して第一中足骨から第五中足骨足底部をひろげるようにストレッチさせる．

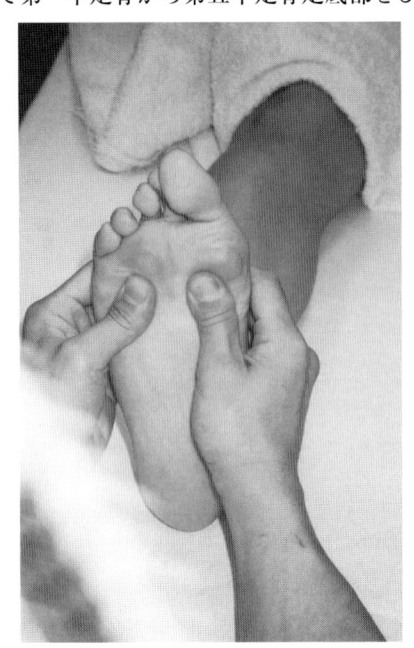

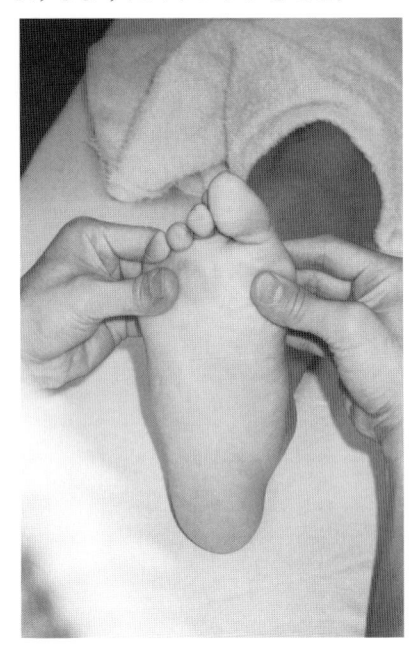

6 5とは逆に足背部から両手母指を把持して，第一中足骨から第五中足骨足底部をひろげるようにストレッチさせる．

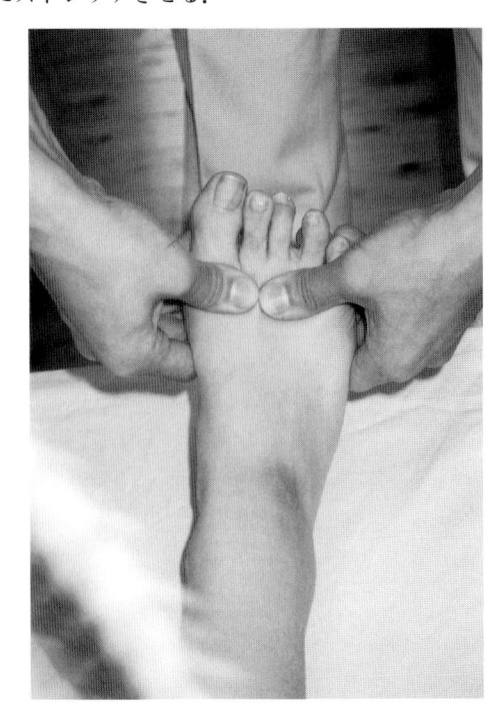

第4章　疾患別手技療法

7 術者は受者の第一中足骨骨頭部を〔手の〕母指と4指（示指・中指・環指・小指）で挟み持ち，第一中足骨を内側へ捻るように圧迫する．

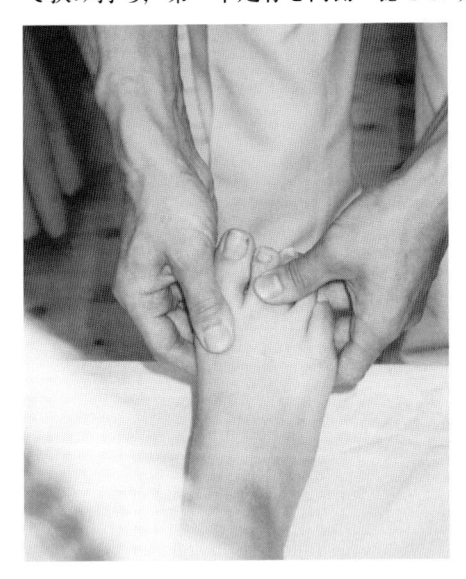

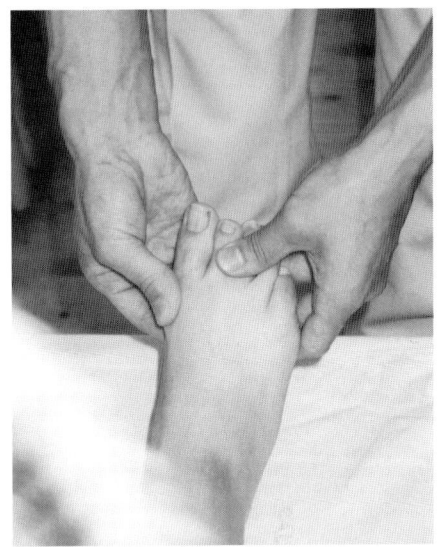

8 受者の足の第一指と第二指の間をひろげ，ストレッチさせる．

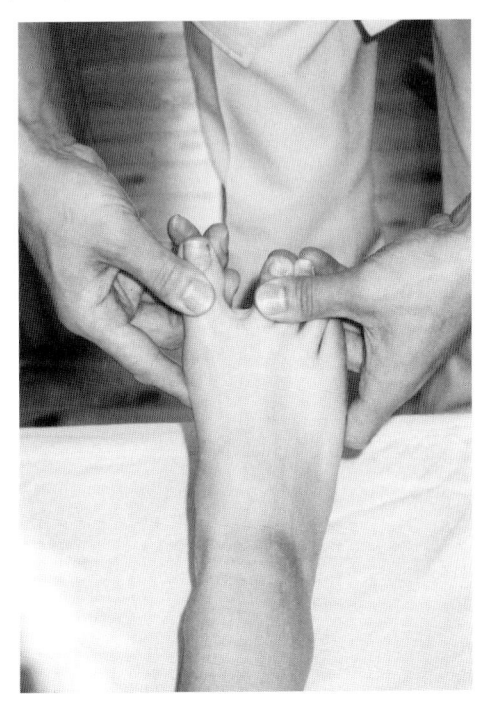

⑨術者の片手は受者の足の第一指を挟み持ち，他方の手は足部が動かないように固定する．第一中足指節関節を押し込むように回す．

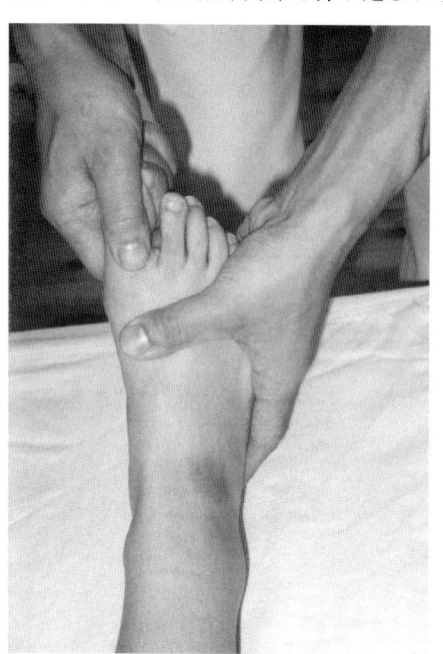

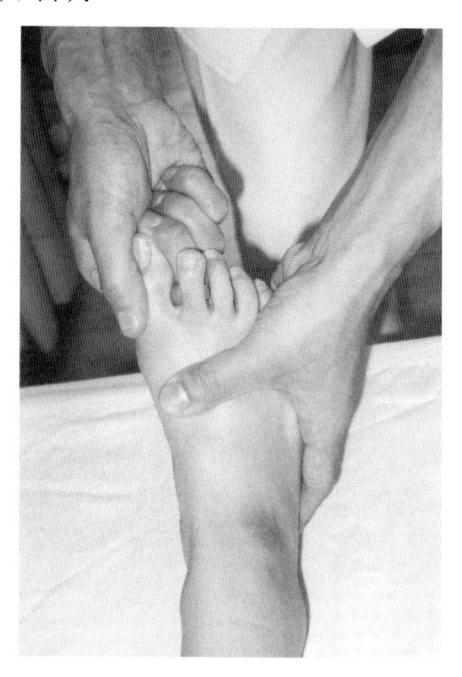

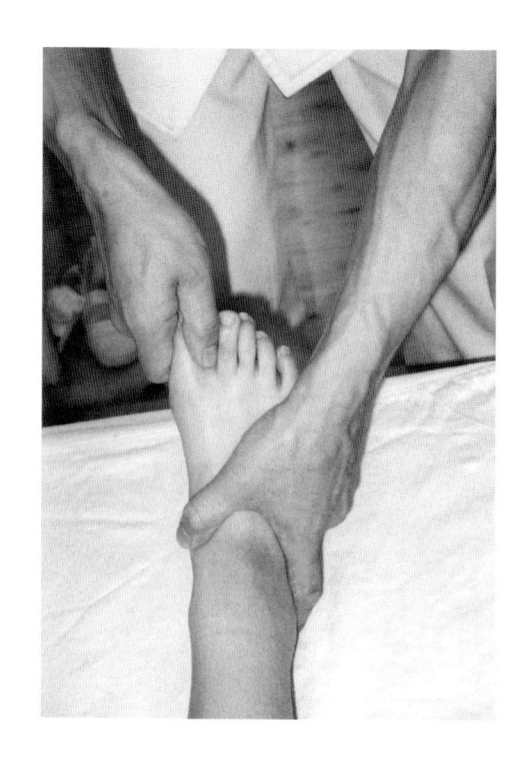

17. 顎関節症

① 受者は仰臥位．術者は受者の右手の厥陰心包経〈内関〉穴に片手母指を圧定して，鼓舞刺激する．

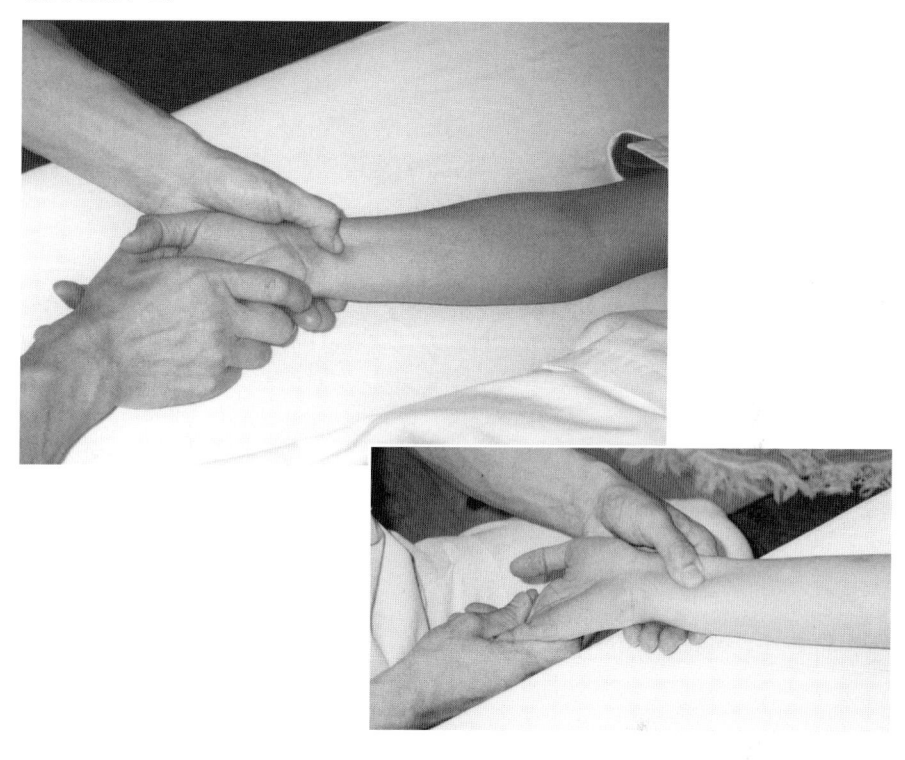

② 術者は受者の両足を揃えて脚の長さを見る．短い方を重心側とする．

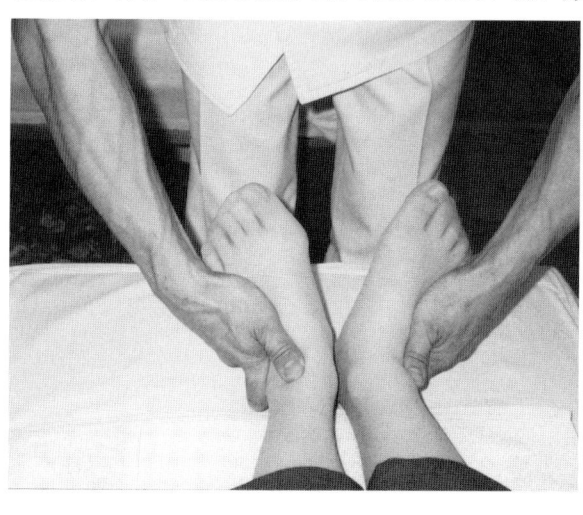

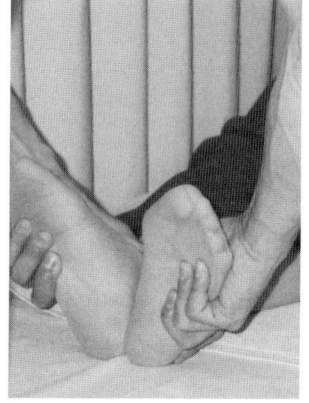

③重心側の足の少陰腎経〈湧泉〉穴に術者の両手母指を圧定して,抑制する.

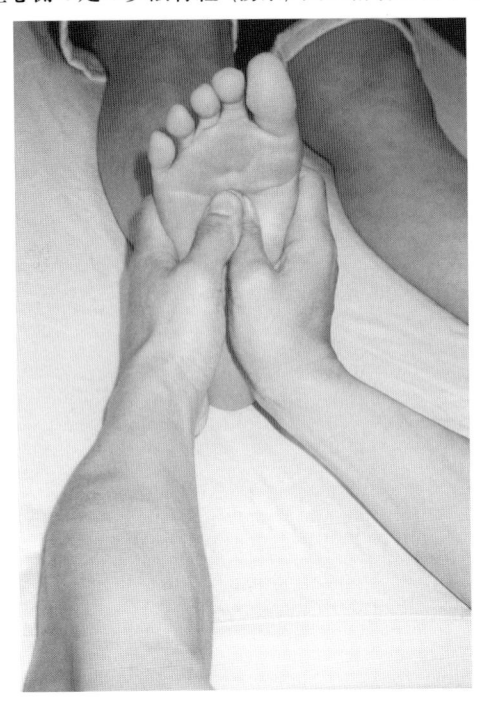

④重心側の足の陽明胃経〈解谿〉穴に術者の両手母指を圧定して鼓舞する.

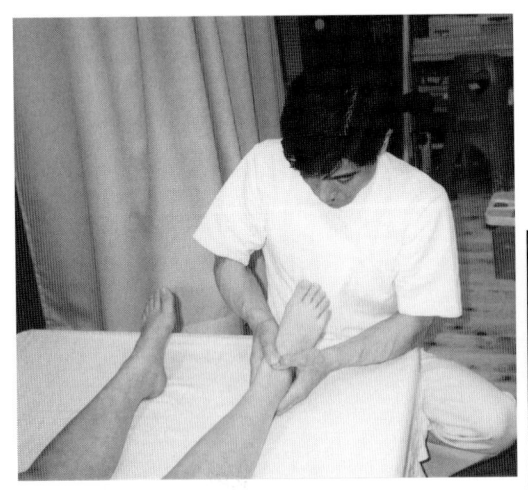

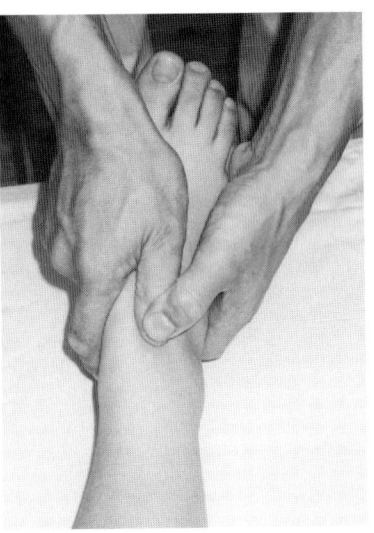

第4章　疾患別手技療法

5 重心側の足の陽明胃経〈三里〉穴に術者の両手母指または片手母指を圧定して鼓舞する．

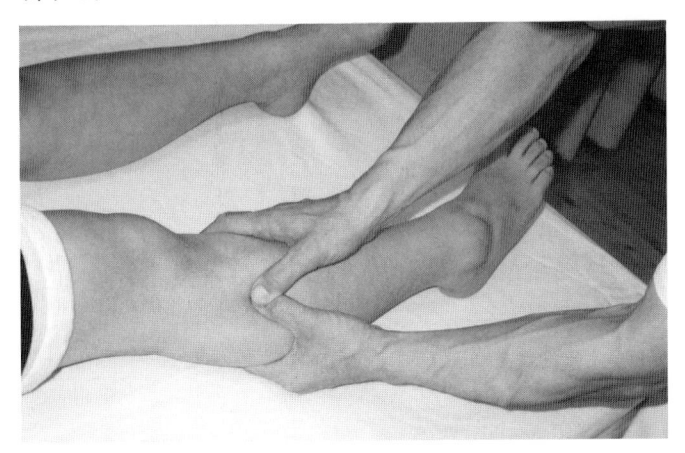

6 受者は伏臥位．胸椎5番の右1側に術者の両手母指を圧定して鼓舞する．

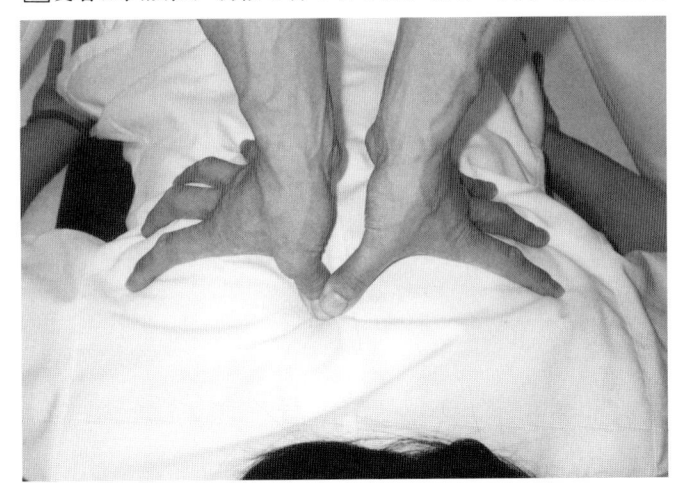

7 術者は胸椎7番の左1側に両手母指を圧定して鼓舞する．

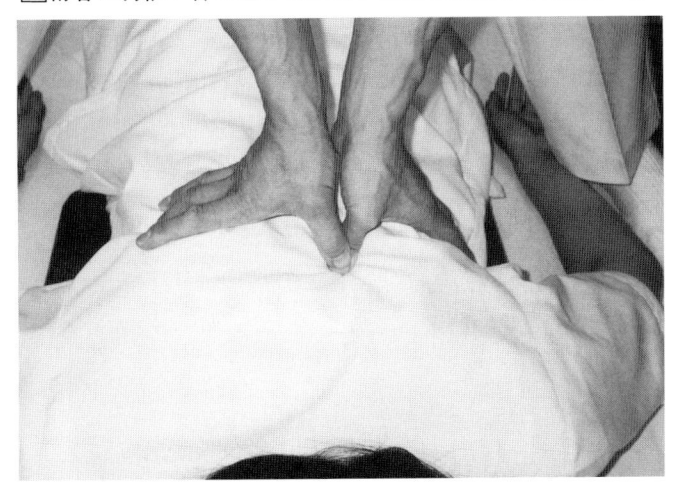

⑧術者は胸椎10番の右1側に両手母指を圧定して鼓舞する．

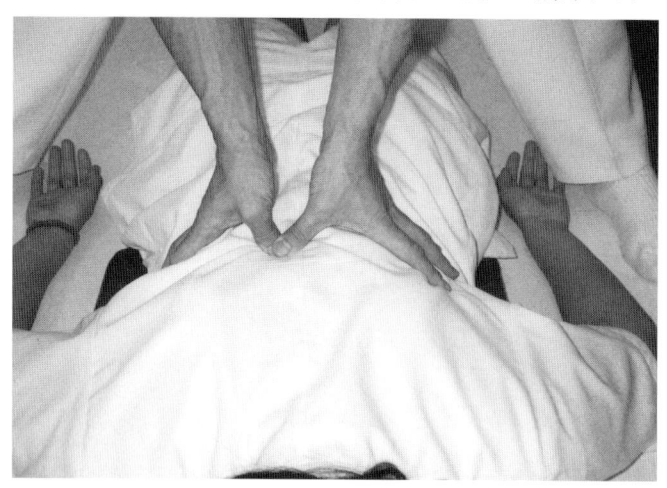

⑨術者は腰椎1番の左右2側に両手母指を圧定して，受者の体をゆさぶりながら両手母指を締め付けていく．このとき緊張側を主に締め付けて抑制する．

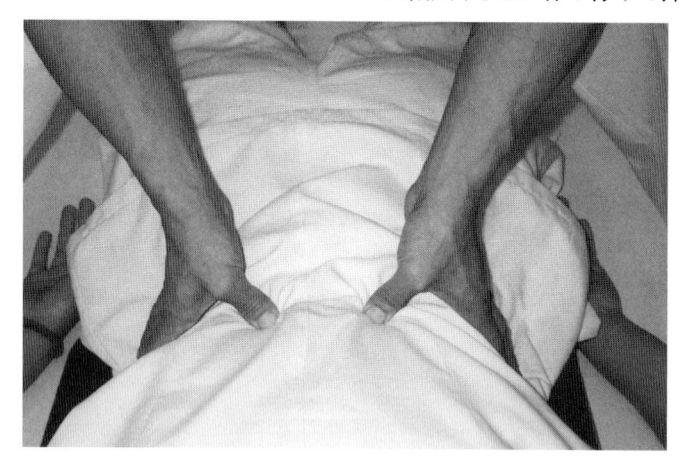

⑩受者は仰臥位．術者は頸椎1番の左右を触診して，緊張側に〔手の〕母指を圧定し抑制する．

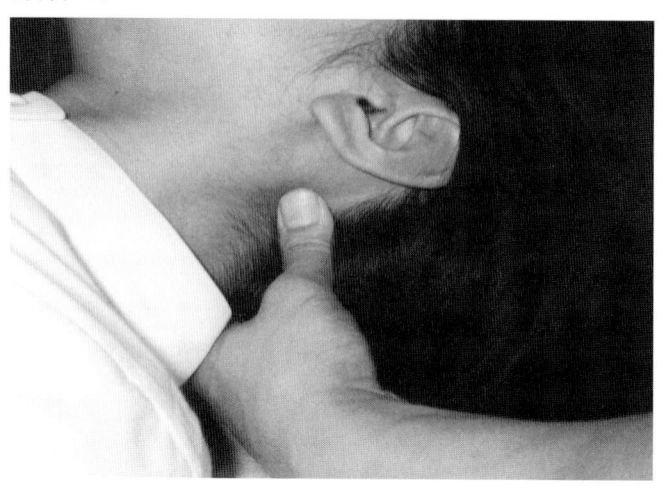

第 4 章　疾患別手技療法　　　　　　　　　　　　　　　　　　　　　　　　　　　　　　　　　　115

11 術者は頸椎 3 番の左右を触診して，緊張側に〔手の〕母指を圧定し，受者に息を吸わせて呼くときにアジャストする．

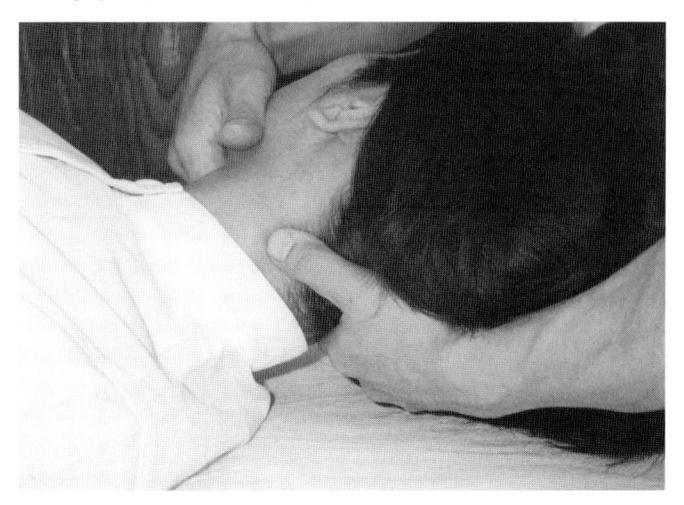

抑制する：
術者が刺激を入れるさい，受者に息を吸わせておいて刺激する「抑制刺激」のこと．

鼓舞する：
術者が刺激を入れるさい，受者に息を吸わせて呼くときに刺激する「鼓舞刺激」のこと．

18. 冷え症

1 受者は伏臥位．術者は膝を曲げて受者の仙骨を圧定する．片手はあしくびを把持し，他方の手は受者の膝を持ち上げ，大腿四頭筋をストレッチさせる．このとき受者の筋肉の硬さをみながら膝を持ち上げて両脚を操作すること．

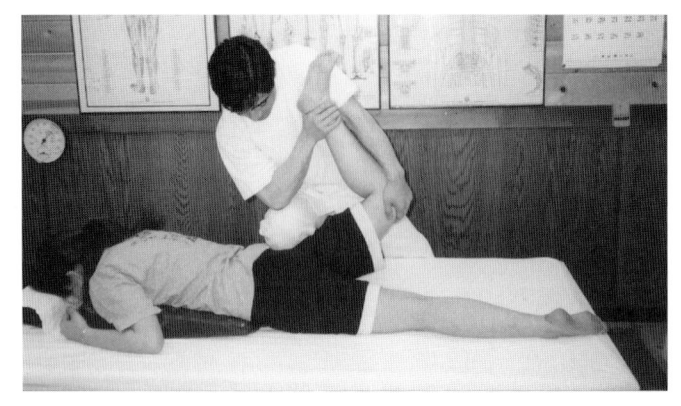

2 受者の膝を屈曲して，殿部に付くか，どこまで曲がるかを観察する．

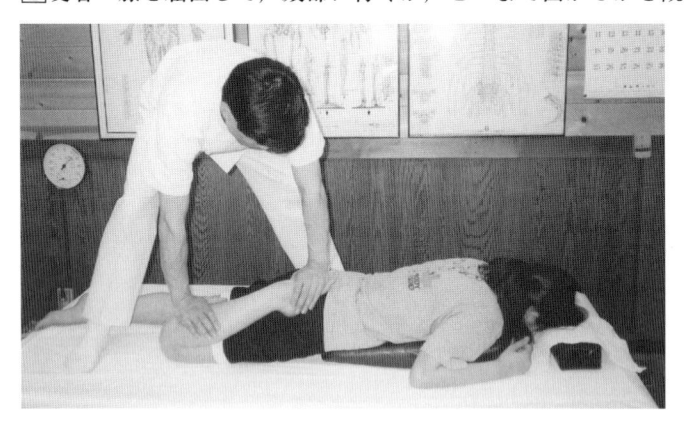

3 足が殿部に付く場合は受者の足を殿部に押しつけ，術者は膝を持ち上げる．このとき受者の足が殿部に付かない場合は無理に付けないこと．

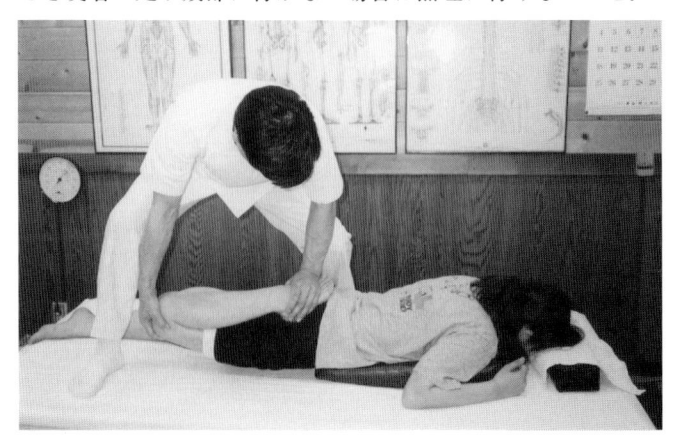

第4章 疾患別手技療法

4 吸気の頂点で術者は片手を放ち，パタンと落とす．このとき他方の手は足を殿部に付けておいて両足を操作する．

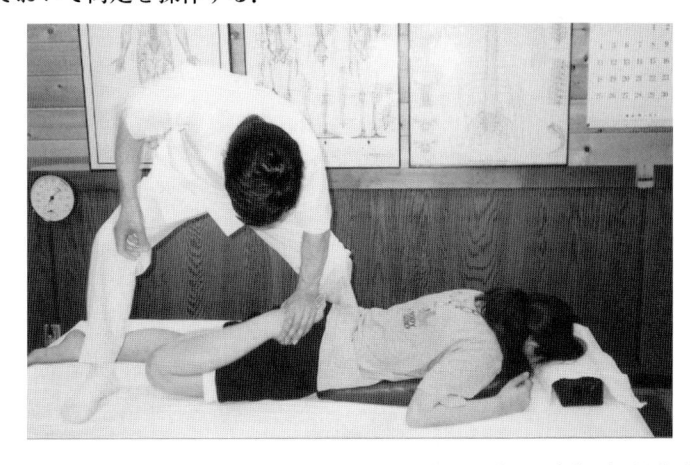

5 この操作は足底動脈の流れに沿って押していく．術者の〔手の〕母指を受者の足の内果の後方より足底に向けて押さえ，少しずつ〔手の〕母指をずらして外側足底動脈から足底動脈弓に向けて押していく（写真・下A〜D）．

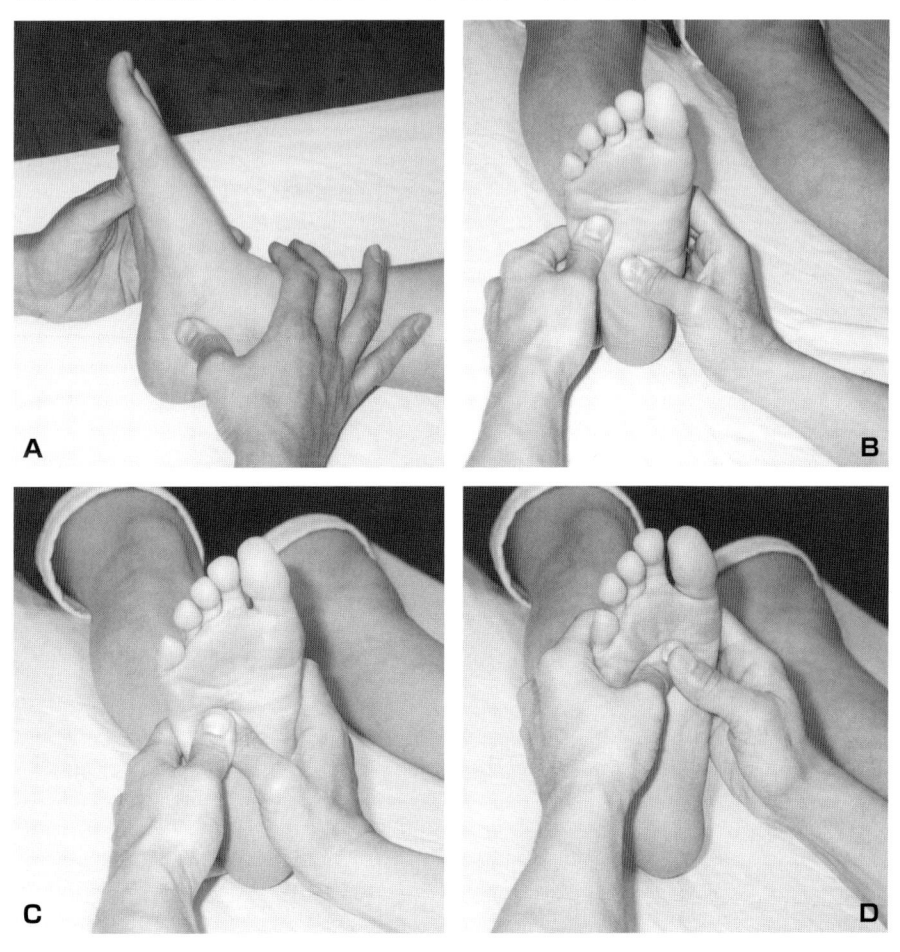

⑥術者の両手母指で底側中足動脈に沿って押さえる．

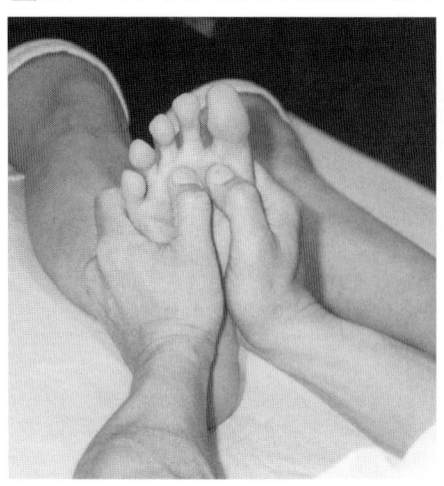

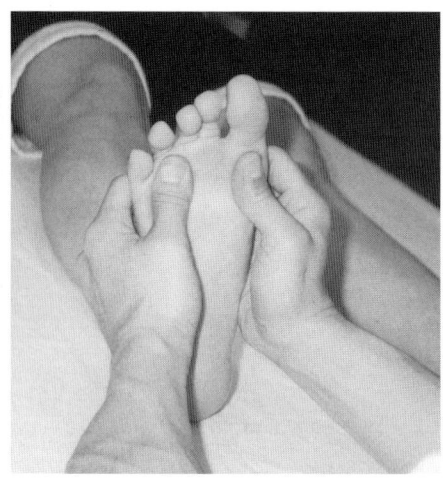

⑦術者の両手掌で足の外・内側面を圧定し，左右にすばやく揺り動かす．

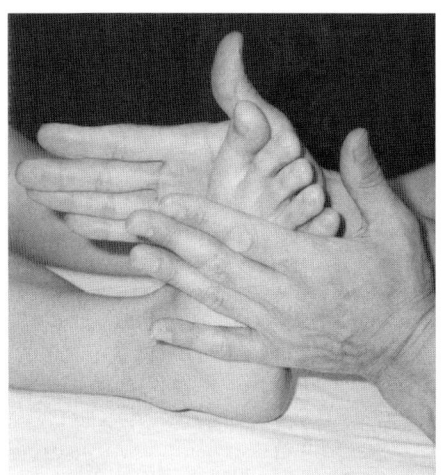

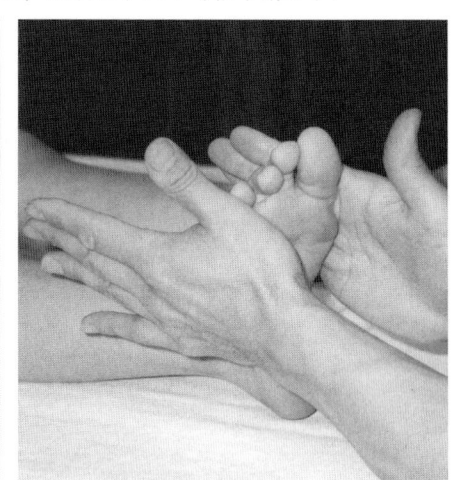

⑧術者の片手母指は足底部に圧定し，他方の手は手掌側を受者の足の指尖にあて，屈曲と伸展をくり返す．

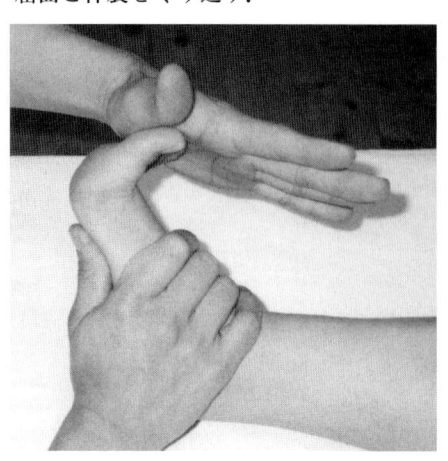

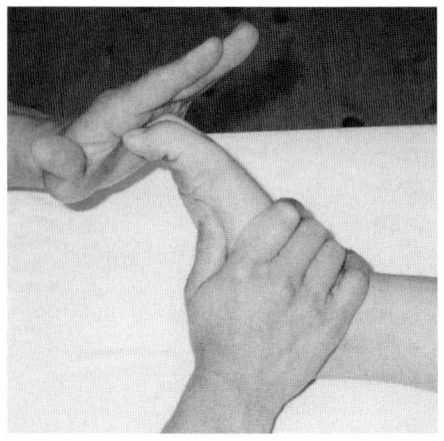

第4章　疾患別手技療法　　　　　　　　　　　　　　　　　　　　　　　　　　　*119*

⑨受者の足の指の間に術者の片手指を挟み，指の屈曲と伸展をくり返す（受者の足指の間に術者の手の指が入らない場合は操作を中止する）．

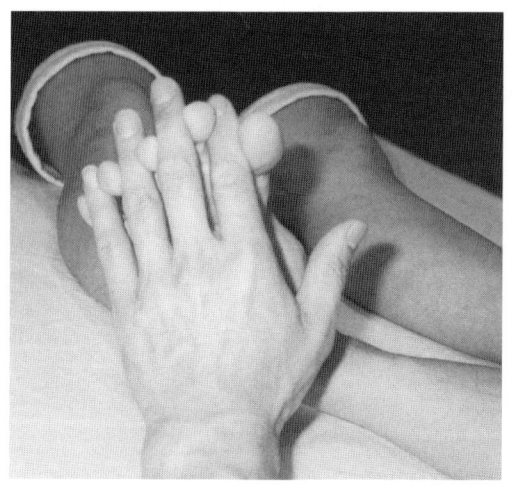

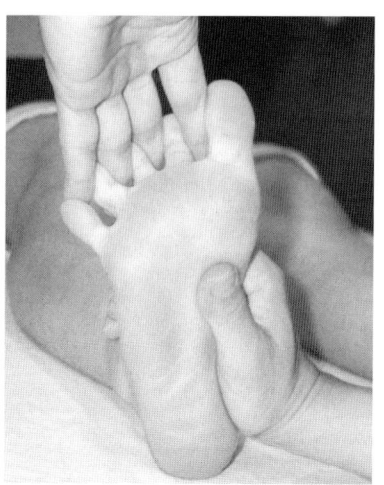

⑩術者の〔手の〕母指は受者の足背に向け，4指（示指・中指・環指・小指）は足底に圧定し，両手母指は足背に向けて押さえ，4指（示指・中指・環指・小指）は足底を拡げるように揉む．

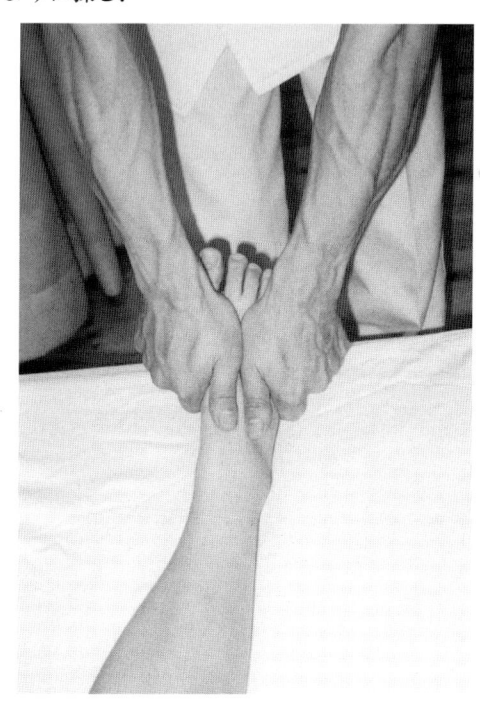

11 受者の足の第一〜第五指を術者が〔手の〕母指と示指で挟み持ち，軽く引っ張る（引っ張るとき靭帯を傷めないよう注意する）．

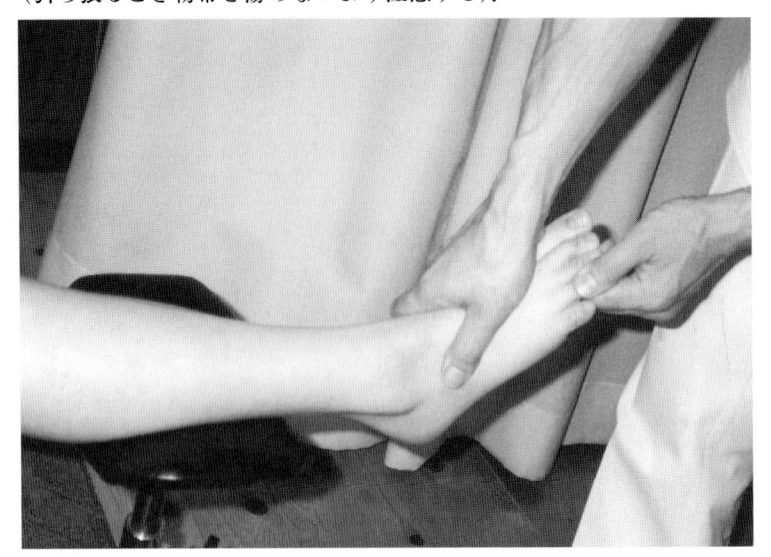

参考文献
アン・ギランダース：足のリラクセーション・セッション．リフレクソロジー生活，p.24-31．産調出版，1998

19. 足関節滑液包炎

① 術者は受者の患部に蒸しタオルを圧定してよく温め，両手母指で圧迫する．

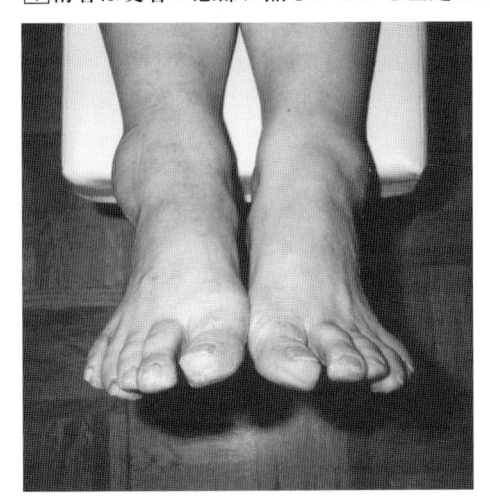

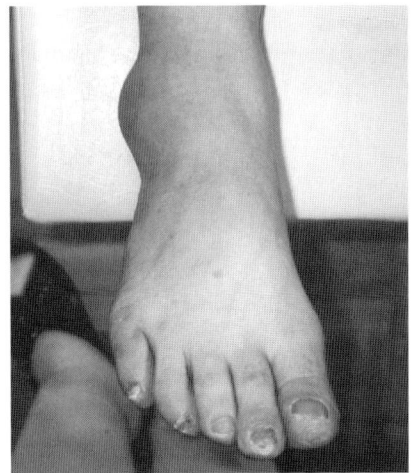

② 術者は両手母指で患部をつぶすように圧迫する．

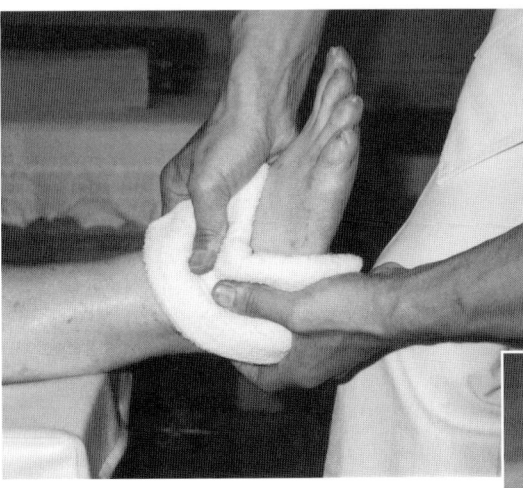

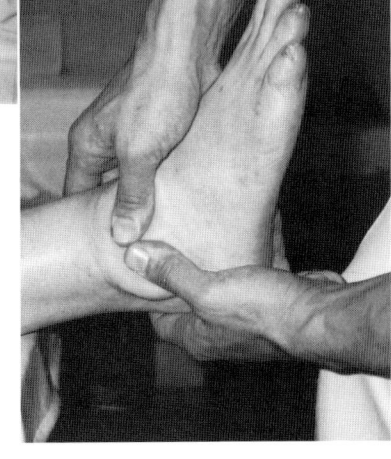

20. ガングリオン

1 術者は受者のガングリオン患部に蒸しタオルを圧定してよく温め，両手母指で圧迫する．

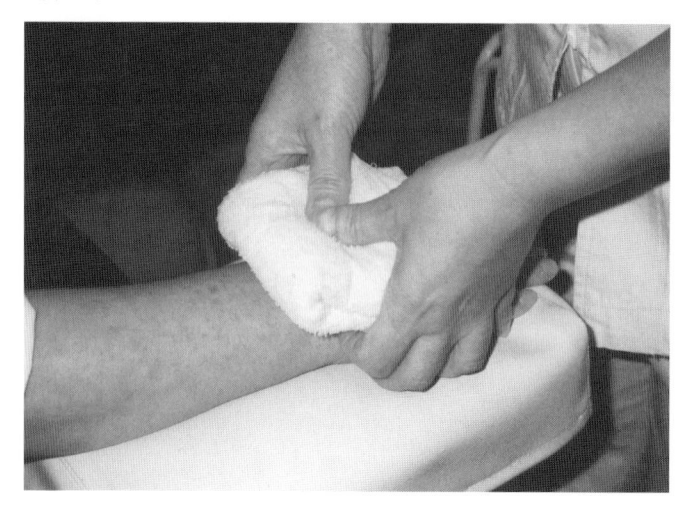

2 術者は両手母指または片手母指で患部をつぶすように圧迫する．

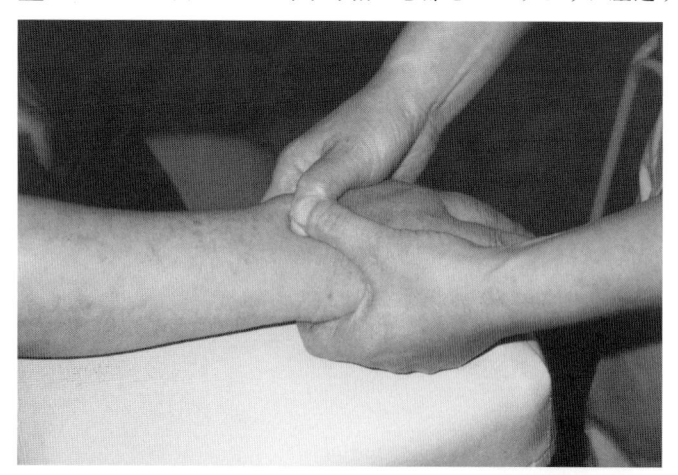

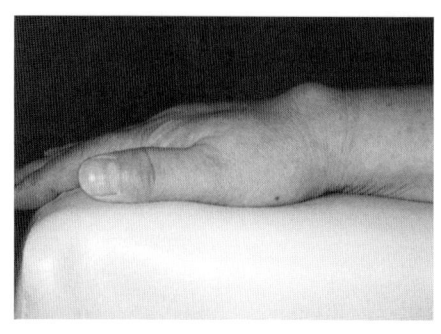

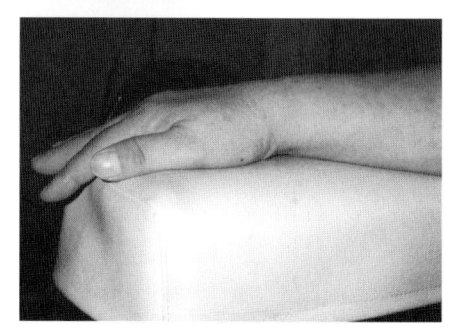

刺激前　　　　　　　　　　　　刺激後

II. 手技療法の禁忌症と症例

　疾患別手技療法を行なうにさいしては，的確な診断と正しい疾患名の把握が何よりも優先しなければならない．疾患名がはっきりしない場合は医師の診断が必要であり，例えば急性腰痛症と判断していたものが馬尾神経障害だったり，単なる頚肩腕症候群だったものが実は頚髄症であったというように，誤って判断が遅れ不幸な結果をまねくこともありうる．

　手技を行なうには，手技の技術だけでなく様々な疾患における学問的知識と経験を身につけておかなければならない．疑問を感じたときは必ず専門医と相談することを念頭におき，なおかつ観血的な方向も考慮しつつ，できるだけ保存的手技で解決する方向を目指すのが柔整師，手技療法家の基本だと思う．

　禁忌症としてとくに留意しておかねばならないものとして，四肢麻痺，痙性歩行障害，膀胱・直腸障害（排尿障害）を伴う疾患，腫瘍，感染症，炎症性疾患，神経・筋系統疾患などがある．

　ここではほんの一部ではあるが，禁忌症の疾患例と手技療法で快方に向かっている好例をいくつか紹介する．

1. 頚髄症（75歳・男性）

　手がしびれ専門医に行き，頚椎の牽引を行なうが，いっこうに手のしびれが改善されず当院へ来院する．来院時の症状は手指のしびれ感と左右の足が重く引きずるような歩行であった．頚髄症を疑い，医師に診断を依頼する．その結果，進行期の頚髄症で手術を必要とした．

術前

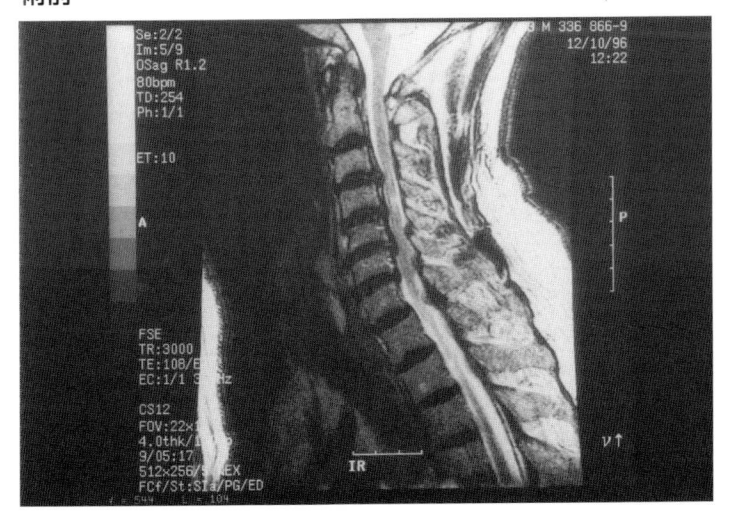

術後2年

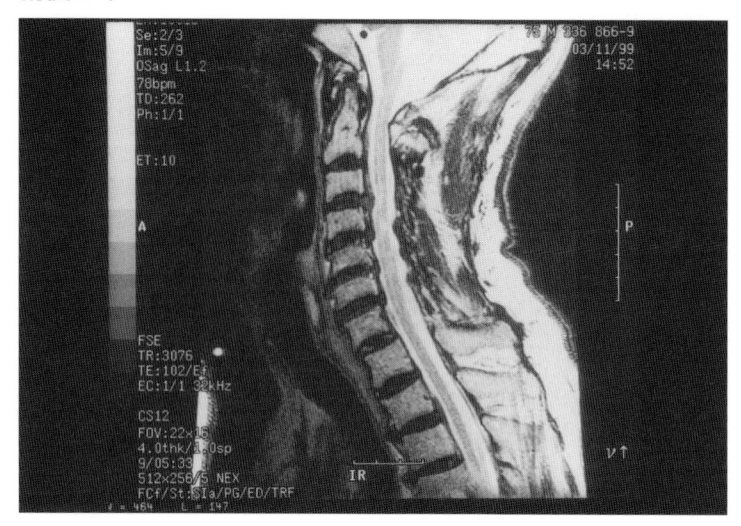

脊髄の中の白い部分は神経が変性をおこしている．これは治癒しないが，脊髄の通り路は術前より広くなった．

重要ポイント

本症をもし頸肩腕症候群として保存的療法を行なっていたとすると，歩行不能となり，手も使えない事態を招いていたものと思われる典型的な禁忌症例である．歩行困難や上・下肢のしびれ感と筋緊張，膝蓋腱反射やアキレス腱反射の亢進，ホフマン反射またはバビンスキー反射が陽性の場合は早期に医師に診断を依頼する必要がある．

参考文献

伊藤達雄：25 頸部および頸椎，標準整形外科学 第6版（寺山和雄・監修），p.375-380．医学書院，1996

廣島和夫：痙性歩行．整形外科学辞典（東博彦・編集），p.81-82．南江堂，1994

大川敦子：四肢麻痺．整形外科学辞典（東博彦・編集），p.134．南江堂，1994

脇阪敦彦：巧緻運動．整形外科学辞典（東博彦・編集），p.102．南江堂，1994

岩坪暎二：排尿障害．整形外科学辞典（東博彦・編集），p.272．南江堂，1994

浦山久昌：症例6の解説．66症例から学ぶ鍼灸不適応患者の鑑別と対策（代田文彦・他監修），p.56-57．医道の日本社，1995

2. 腰部痛を訴える（35歳・男性）

<u>原因：植木を持って腰を捻る</u>

当院来院時の症状は腰部の激痛のため歩行が困難な状態で，疼痛性側弯がみられ，神経根症状や排尿，排便障害は認められなかった．

医師に診断を依頼したところ，腰椎椎間板ヘルニア S_1 椎体変位すべり症と診断され，L_4 / L_5 のヘルニアはかなり重度であるため，馬尾神経症状が出れば直ちに手術を要するといわれる．

施 療 法

疾患別手技療法の11.急性腰痛症（p.89）から行ない，固定法（p.166 - 167）を施行し，自宅で安静臥床を指示する．歩行も改善して疼痛も軽減したため8.慢性腰痛症（p.76）の手技を施行し経過は快方に向かっている．

来院 1 か月後のモアレトポグラフィ

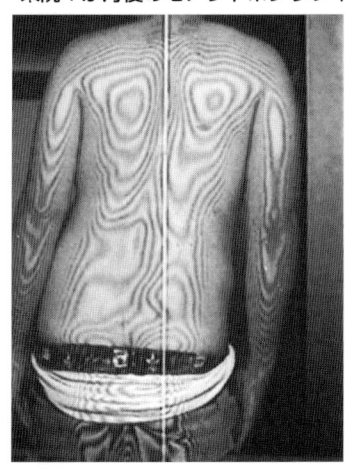

来院 2 か月後

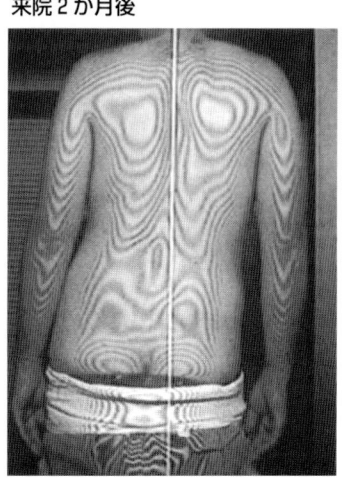

来院 3 か月後

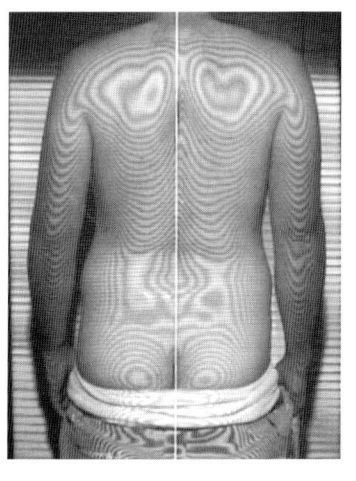

腰部痛はほとんどなく，仕事に復帰して経過は快方に向かっている．

診断依頼時 腰椎部MRI／T$_2$強調矢状断面像

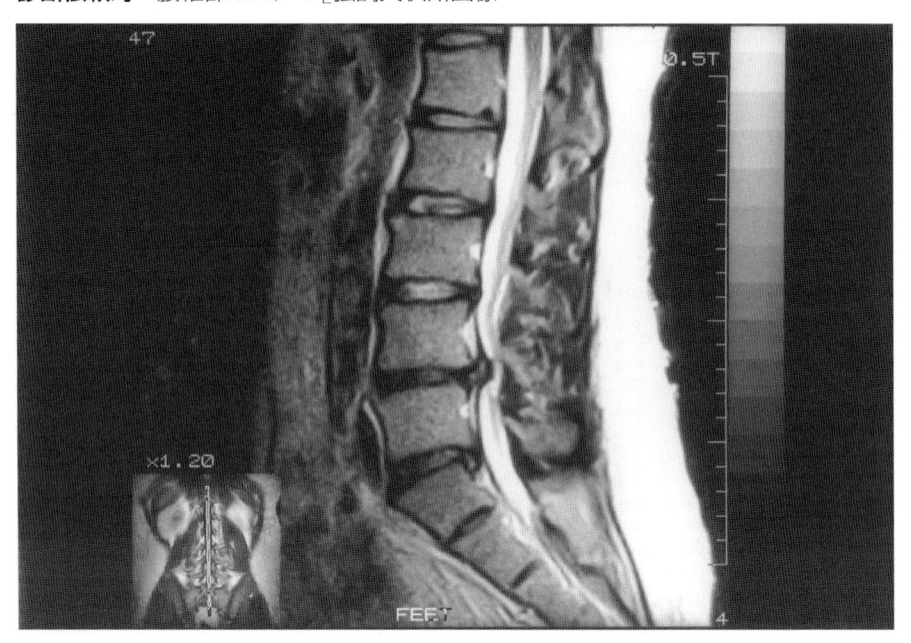

横断面像

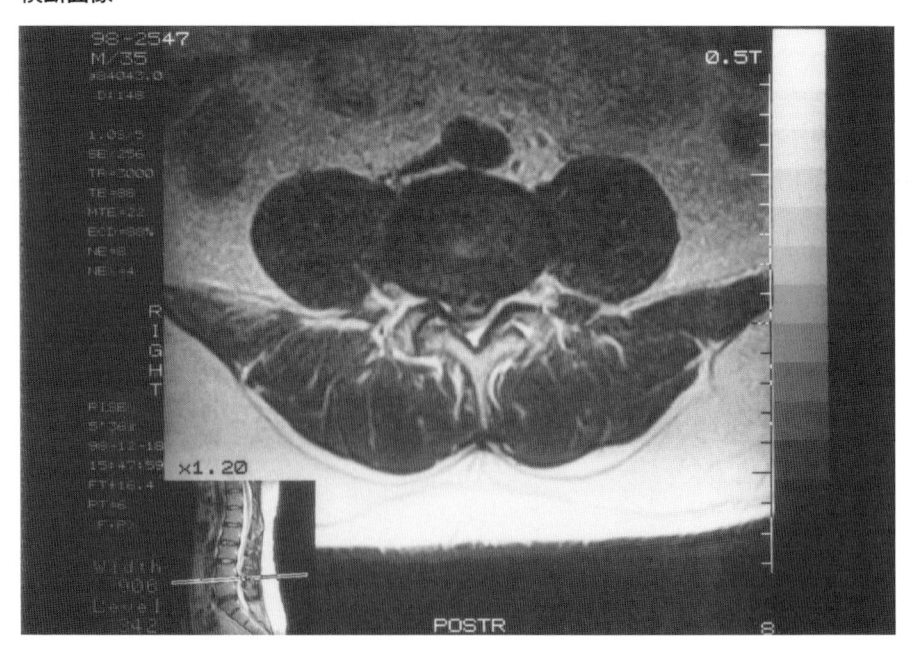

〔所見〕

　L4/5，L5/S$_1$椎間板は変性し，髄核は正中後方に脱出し硬膜嚢を圧排している．とくにL4/5レベルで圧排が強く，L$_5$/S$_1$椎間板髄核は後方から下方に突出している．両側椎間孔の狭小化はわずかである．S$_1$椎体のわずかな変性逆すべりがみられる（江戸川病院医師コメント）．

第4章　疾患別手技療法

診断依頼から2か月後／T₂強調矢状断面図

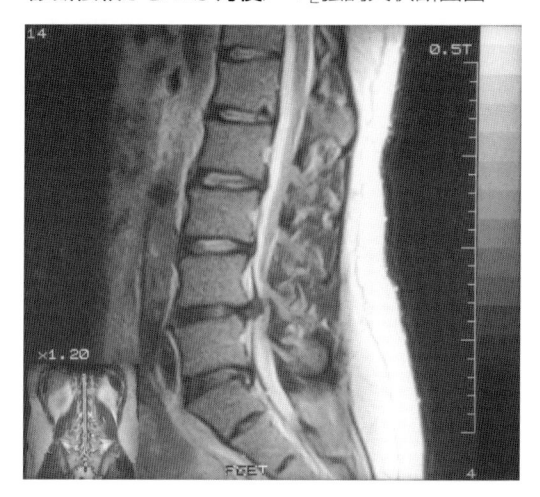

診断依頼から9か月後／T₂強調矢状断面図

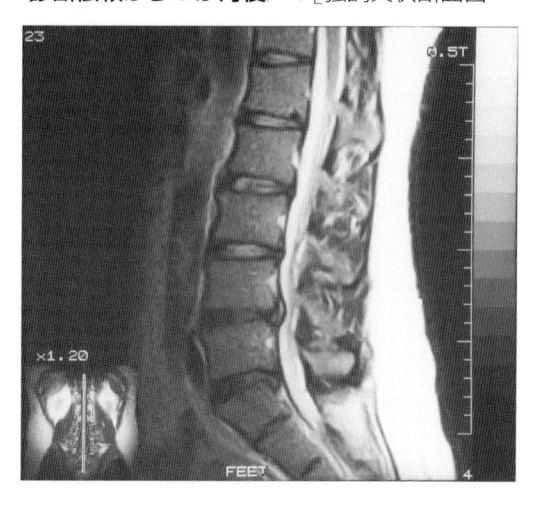

横断面像

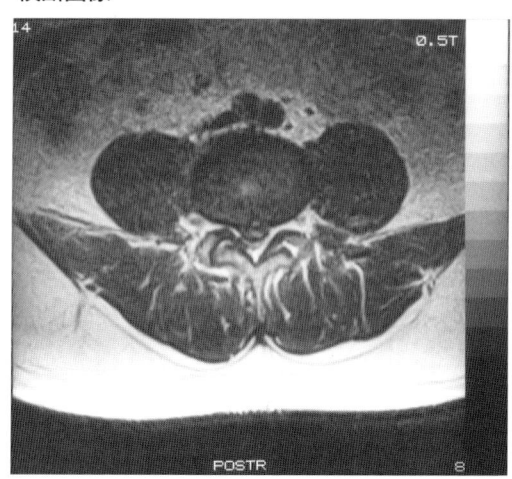

横断面像

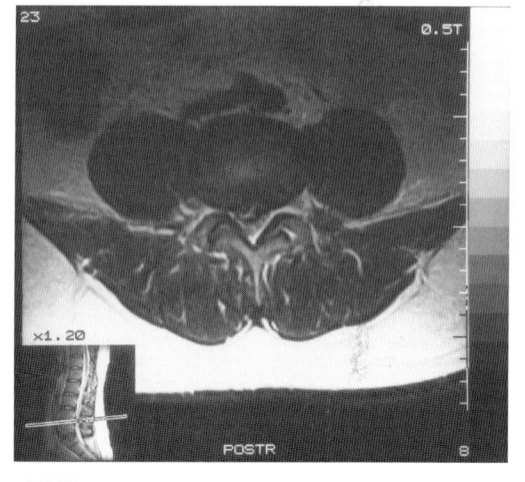

ボディ・バランス測定装置の測定結果は，施療前と比較して左右の荷重バランスがととのった（p.129参照）．

〔所見〕

脊椎体や，脊柱管の状態などについては前回MRIと比べ著変なしである．しかし，L4／5間ディスクについて見ると，前回CTでは椎間板ヘルニアが顕著であった．しかし，今回MRIでは脊柱管へ突出していたヘルニアが，後縦靭帯によって丸く圧排されているかのごとくに突出が小さくなっている．つまり，前回MRIではヘルニアが新鮮であったため，それが軽度ながら治癒したと考えられる．

ボディ・バランス測定装置

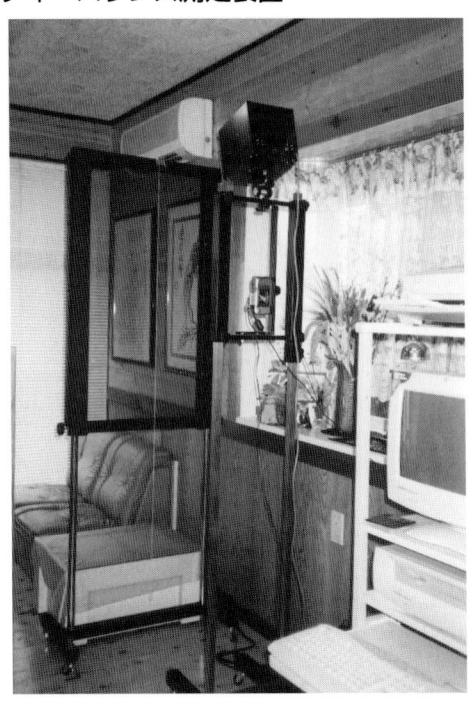

当院では施療前にボディ・バランス測定装置（足圧分布の測定）とモアレトポグラフィを同時に測定してパソコンに取り込む実験を行なった．

施療前

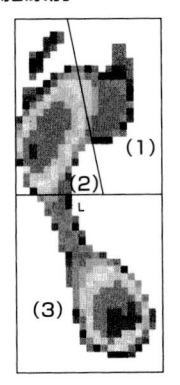

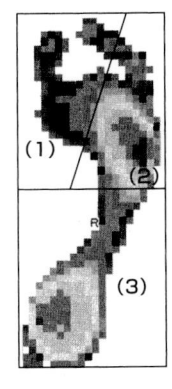

左足　右足
(1)+(2)　22.0+18.7=40.7
(3)　　　28.2+23.1=51.3
　　　　　―――――――――
　　　　　50.2　41.8

踵　　爪先
51.3-40.7=10.6
∴踵に10.6も多くかかっている

左足　右足
50.2-41.8＝ 8.4
∴左足に8.4も多くかかっている

	左　足(L)		右　足(R)	
荷重(1+2+3)	51.5 %	47.4 kg	48.5 %	44.6 kg
前荷重(1+2)	54.4	25.8	48.2	21.5
後荷重(3)	45.6	21.6	51.8	23.1

施療後

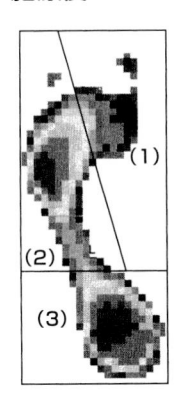

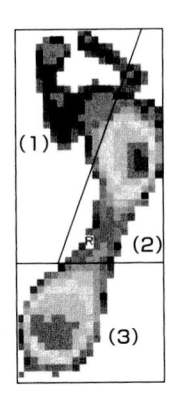

左足　右足
(1)+(2)　25.8+21.5=47.3
(3)　　　21.6+23.1=44.7
　　　　　―――――――――
　　　　　47.4　44.6

爪先　踵
47.3-44.7＝ 2.6
∴殆んど左右差がなくなった

左足　右足
47.4-44.6＝ 2.7
∴殆んど左右差がなくなった

	左　足(L)		右　足(R)	
荷重(1+2+3)	54.6 %	50.3 kg	45.4 %	41.7 kg
前荷重(1+2)	43.8	22.0	44.7	18.7
後荷重(3)	56.2	28.2	55.3	23.1

　ボディ・バランス測定装置の測定結果は，施療前と比較して左右の荷重バランスがととのった．

3. 外反母趾 (28歳・女性)

来院時

来院時

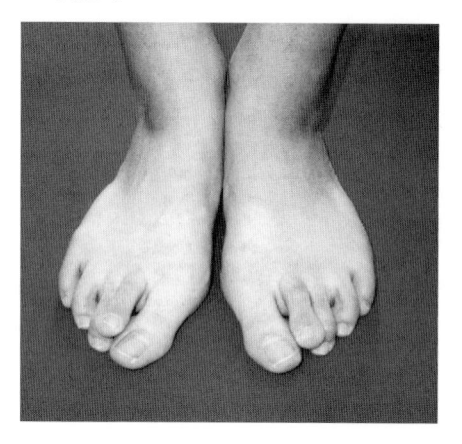

母指(趾)が内側を向き，第二指は背側に位置する．母指(趾)ＭＴＰ関節の局所の疼痛と歩行痛があり，第二～第四指の中足骨痛もある．

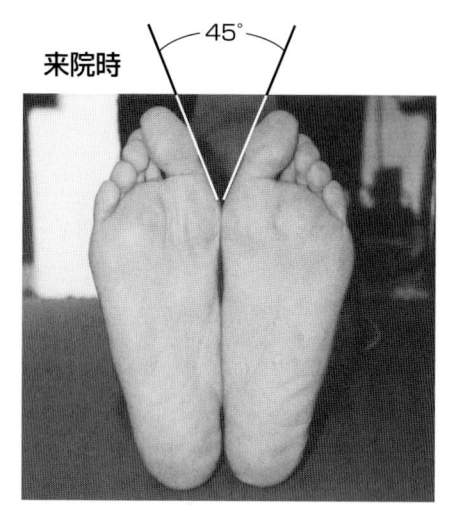

母指(趾)ＭＴＰ部底側と第三・四中足骨骨頭部底側に胼胝(たこ)形成と扁平足がみられる．

医師にX線撮影を依頼する．

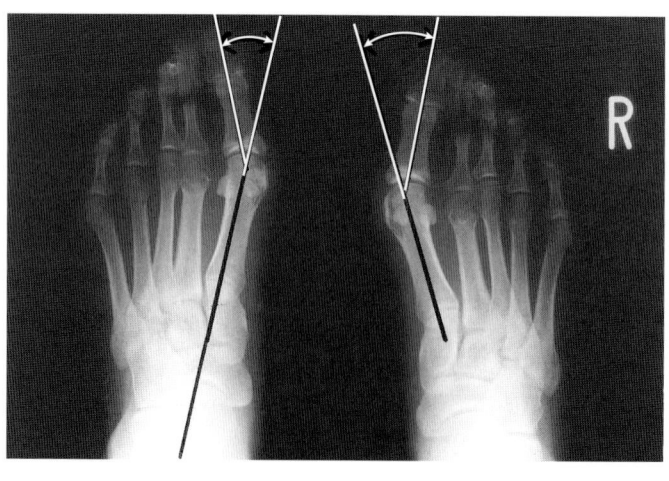

※外反母趾角（ＨＶ角）とは，第一中足骨骨軸と母指基節骨骨軸のなす角．

荷重時のX線像を計測する．
左足のＨＶ角は25°，
右足のＨＶ角は27°

手技療法を行なう前に，足圧分布測定装置とボディ・バランス測定装置を使い，施療前と施療後の変化を確認する．

〈足圧分布測定装置〉

施療前

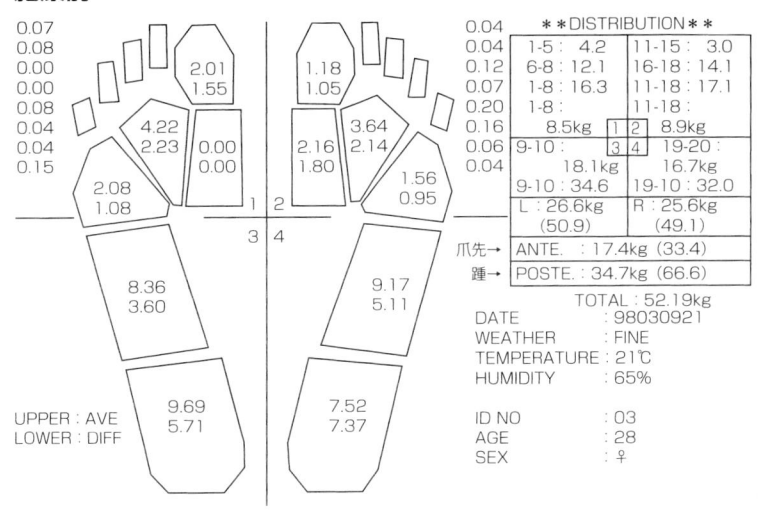

```
0.07                                        0.04    **DISTRIBUTION**
0.08                                        0.04    1-5 : 4.2    11-15 : 3.0
0.00        2.01        1.18                0.12    6-8 : 12.1   16-18 : 14.1
0.00        1.55        1.05                0.07    1-8 : 16.3   11-18 : 17.1
0.08                                        0.20    1-8 :        11-18 :
0.16        4.22        3.64                0.16        8.5kg  1 2   8.9kg
0.04        2.23  0.00  2.16  2.14          0.06    9-10 :    3 4  19-20 :
0.04              0.00  1.80                0.04        18.1kg       16.7kg
0.15                                                9-10 : 34.6  19-10 : 32.0
            2.08        1.56                        L : 26.6kg   R : 25.6kg
            1.08        0.95                          (50.9)       (49.1)
                 1   2
                 3   4                      爪先→  ANTE. : 17.4kg (33.4)
                                            踵 →  POSTE. : 34.7kg (66.6)
            8.36        9.17
            3.60        5.11                        TOTAL : 52.19kg
                                            DATE        : 98030921
                                            WEATHER     : FINE
                                            TEMPERATURE : 21℃
                                            HUMIDITY    : 65%
            9.69        7.52
            5.71        7.37                ID NO  : 03
UPPER : AVE                                 AGE    : 28
LOWER : DIFF                                SEX    : ♀
```

　　施療前の測定結果は，左右の爪先に17.4kg，踵に34.8kgで，とくに左足の爪先は他の部位に較べて足圧が8.5kgで少ない．

　　　　　　　　　　※この装置は超小型荷重電気変換機（共和電業）を使用した（きわめて短時間に，容易に足圧の分布と経時的変化が測定・記録できるよう設計されたものである）．被検者を装置上に乗せ，開眼直立して30秒間静止させる．この間，片足につき10区分，両足で20か所の足圧測定を行ない，1秒間隔で各部位における足圧の動揺変化を計測する．測定終了後，各部位ごとに数値として確認できる．

施療直後

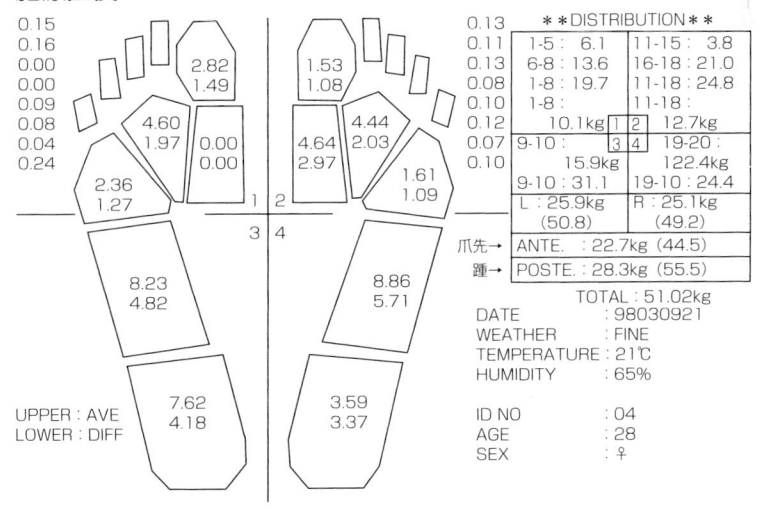

```
0.15                                        0.13    **DISTRIBUTION**
0.16                                        0.11    1-5 : 6.1    11-15 : 3.8
0.00        2.82        1.53                0.13    6-8 : 13.6   16-18 : 21.0
0.00        1.49        1.08                0.08    1-8 : 19.7   11-18 : 24.8
0.09                                                1-8 :        11-18 :
0.08        4.60        4.44                0.12        10.1kg 1 2  12.7kg
0.04        1.97  0.00  4.64  2.03          0.07    9-10 :    3 4  19-20 :
0.24              0.00  2.97                0.10        15.9kg       22.4kg
            2.36        1.61                        9-10 : 31.1  19-10 : 24.4
            1.27        1.09                        L : 25.9kg   R : 25.1kg
                 1   2                                (50.8)       (49.2)
                 3   4
                                            爪先→  ANTE. : 22.7kg (44.5)
            8.23        8.86                踵 →  POSTE. : 28.3kg (55.5)
            4.82        5.71
                                                    TOTAL : 51.02kg
                                            DATE        : 98030921
                                            WEATHER     : FINE
                                            TEMPERATURE : 21℃
            7.62        3.59                HUMIDITY    : 65%
            4.18        3.37
                                            ID NO  : 04
UPPER : AVE                                 AGE    : 28
LOWER : DIFF                                SEX    : ♀
```

　　施療法として16．外反母趾の操法（p.106-110）を行ない，施療直後の測定結果は，左右の爪先に22.8kg，踵に28.3kgと全体的に左右の重心のバランスがとれた状態になった．左足の爪先には＋1.6kgも多く足圧がかかっていた．

〈ボディ・バランス測定装置〉

施療前

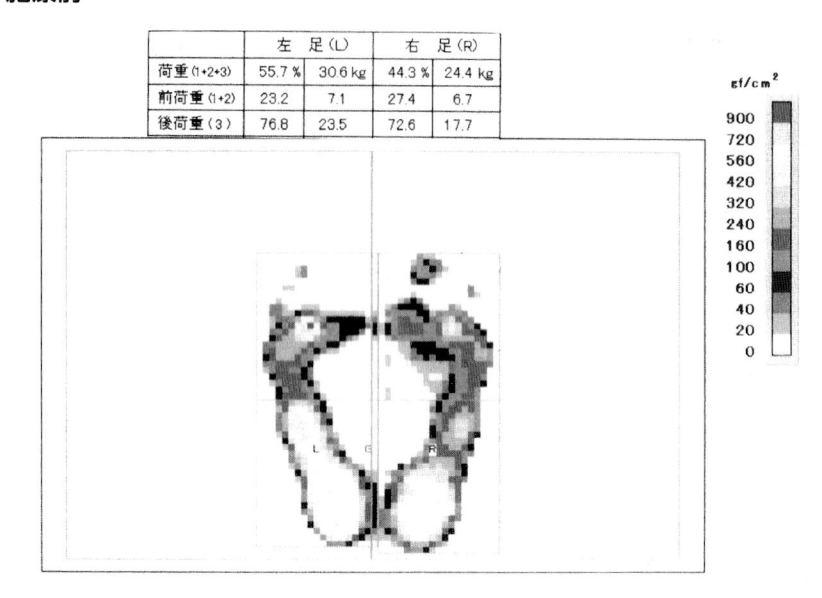

	左足(L)		右足(R)	
荷重(1+2+3)	55.7%	30.6 kg	44.3%	24.4 kg
前荷重(1+2)	23.2	7.1	27.4	6.7
後荷重(3)	76.8	23.5	72.6	17.7

施療後

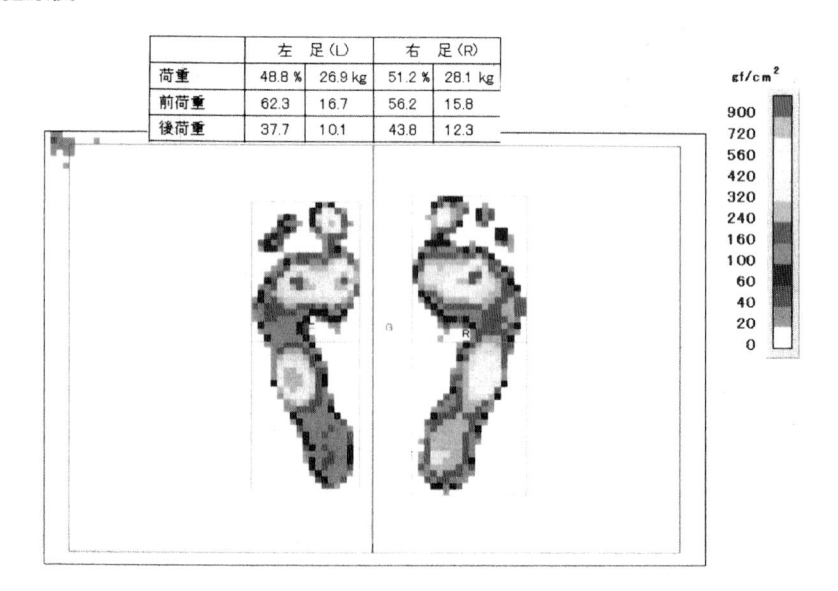

	左足(L)		右足(R)	
荷重	48.8%	26.9 kg	51.2%	28.1 kg
前荷重	62.3	16.7	56.2	15.8
後荷重	37.7	10.1	43.8	12.3

施療前では、左右の前荷重が13.8kg，後荷重は41.2kgで、殆ど後荷重であった．

施療直後には左右の前荷重が32.5kgと、後荷重は22.4kgあり、左右の第一中足骨部に多く荷重がかかってきたのがわかる．

3か月後

第二指が正常な位置になり,改善がみられた.

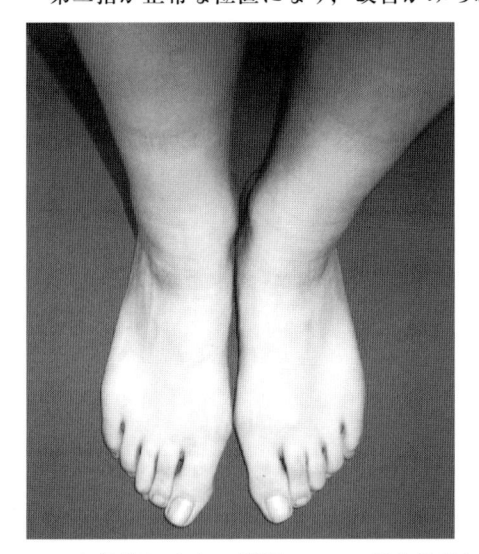

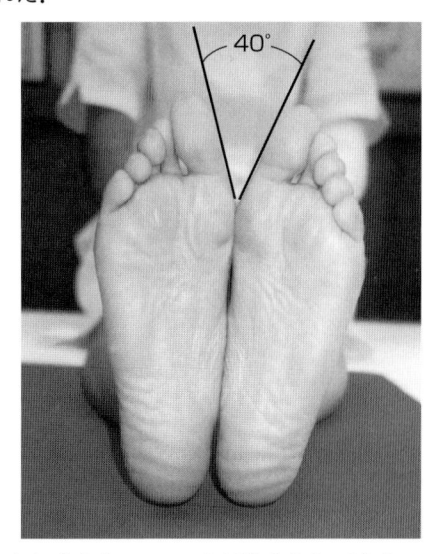

3か月前にくらべ胼胝(たこ)が全体的に小さくなり,アーチが形成されてきた.

2年後のX線像

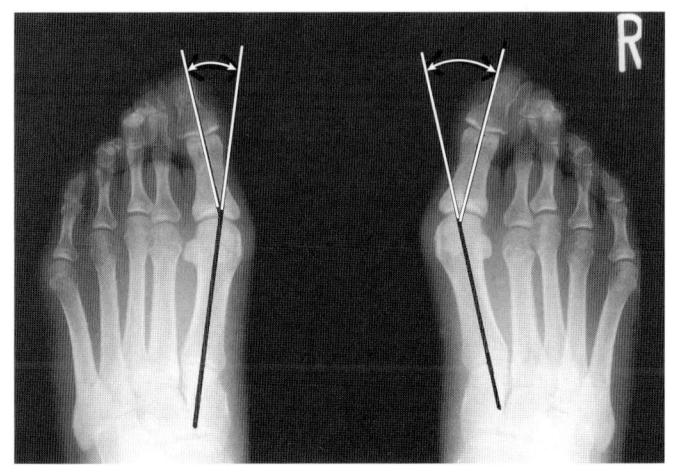

荷重時のX線像を計測
　　左足のHV角は20°
　　右足のHV角は25°
2年前にくらべ,左足-5°,右足-2°で,わずかながら改善された.

参考文献

南郷明徳:外反母趾.図説整形外科診断治療講座　第19巻　足.足関節疾患(室田景久・他編),
　　p.148-149.メジカルビュー社,1991

高倉義典:外反母趾.図説足の臨床(北田力・他編),p.111-113,メジカルビュー社,1991

4. 足の冷えを訴える（40歳・女性）

〈サーモグラフィによる実験〉　カラー口絵（iii）参照

施療法：疾患別手技療法の⑱冷え症（p.116）の手技を使う．

施療前

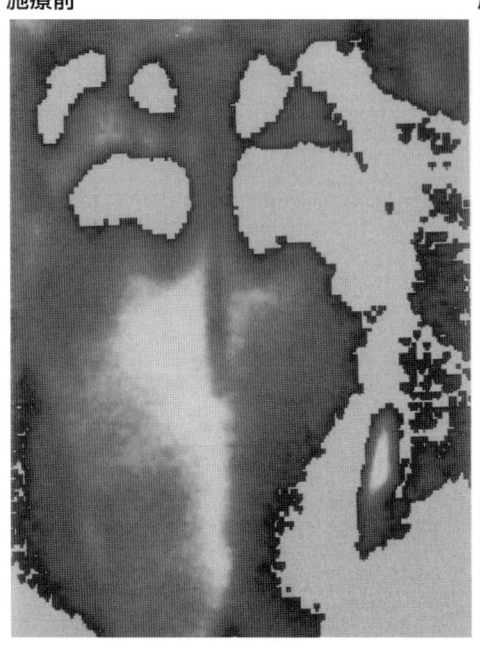

施療直後

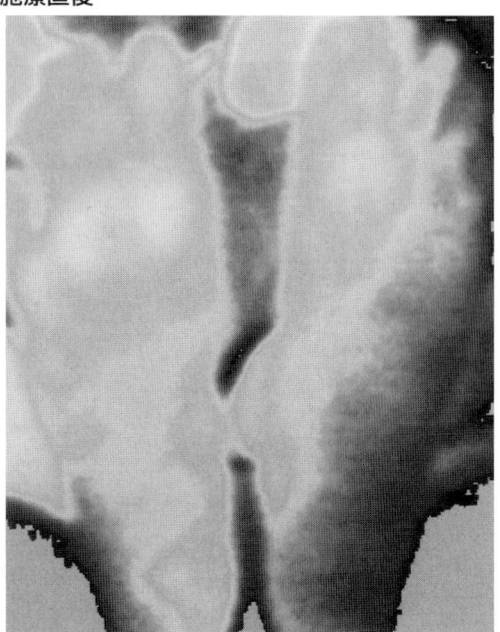

施療30分後

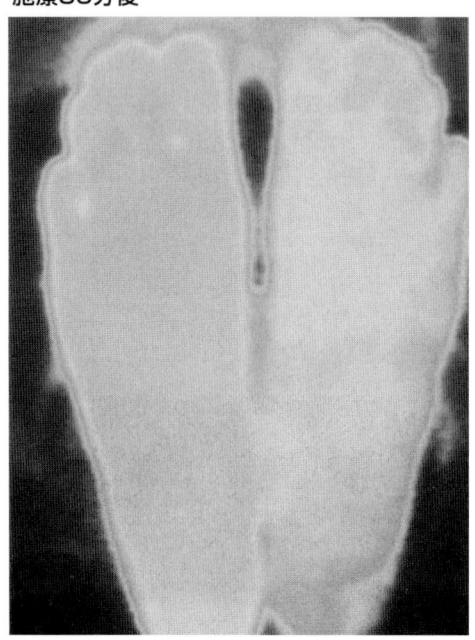

　右足はかなりの温度上昇がみられるが，左足は右足にくらべ足の冷えが強く，足関節捻挫の既往があることもわかった．

第 5 章

反 射 療 法

　日常の施療で炎症症状が強くて直接患部を触れることができない場合がある．このことに対応するため様々な試行錯誤をくり返すなかで，患部に触れることなく間接的に刺激を加えるリモート操作，いわゆる反射療法を臨床実験し，ある程度の成果が得られた．まだまだ研究不足ではあるが，私の行なっている末梢療法での足の裏・てくび・頭部（顔面）の反射区についての一考察として解説したいと思う．
　"反射"とは，簡単にいえば，脊髄を経由して体の諸器官にあたえる一種の生体反応で，ここでいう反射区とは，脊髄につながる言わば受信機のようなものをイメージしてもらえばわかりやすいと思う．
　これらの反射区に刺激を加えると，その刺激が電気的な信号となって脊髄に伝達され，それぞれ対応する人体各部位に伝えられる．
　私が足の裏，てくび，頭部（顔面）に着目した経緯は，血管には自律神経が纏わり付いており，経絡・経穴（ツボ）が多く点在し，筋肉の感覚器である筋紡錘と腱の中に分布しているゴルジ腱器官が刺激を入れたときの伝達の役割をはたすという関連性があるのではないかと推測した結果わかったことである．
　まず筋肉の1つひとつの走り方であるが，これは東洋医学にもとづく経穴（ツボ）の理論，姿勢均整術において「屈筋への刺激は屈筋に，伸筋への刺激は伸筋に効く」という理論，それに自分自身の臨床経験を考え合わせ仮の反射区を想定した．そして，サーモグラフィ，脳波（EEG），足圧分布測定装置（p.15参照），ボディ・バランス測定装置，筋肉の硬さの変化をみる超音波，体のバランスの変化をみるモアレトポグラフィ，乳酸値検査などをふまえて各反射区の成否と有効性を確認したうえで各実験データを集積し，検討の結果が以下に掲げる反射区区分図である．
　ここでは頭，顔面，てくび，足底の各反射療法の実験の一部を紹介する．足底反射療法についての詳細は拙著『図解　足底反射療法』（エンタプライズ刊）にある．

顔面反射区分布図

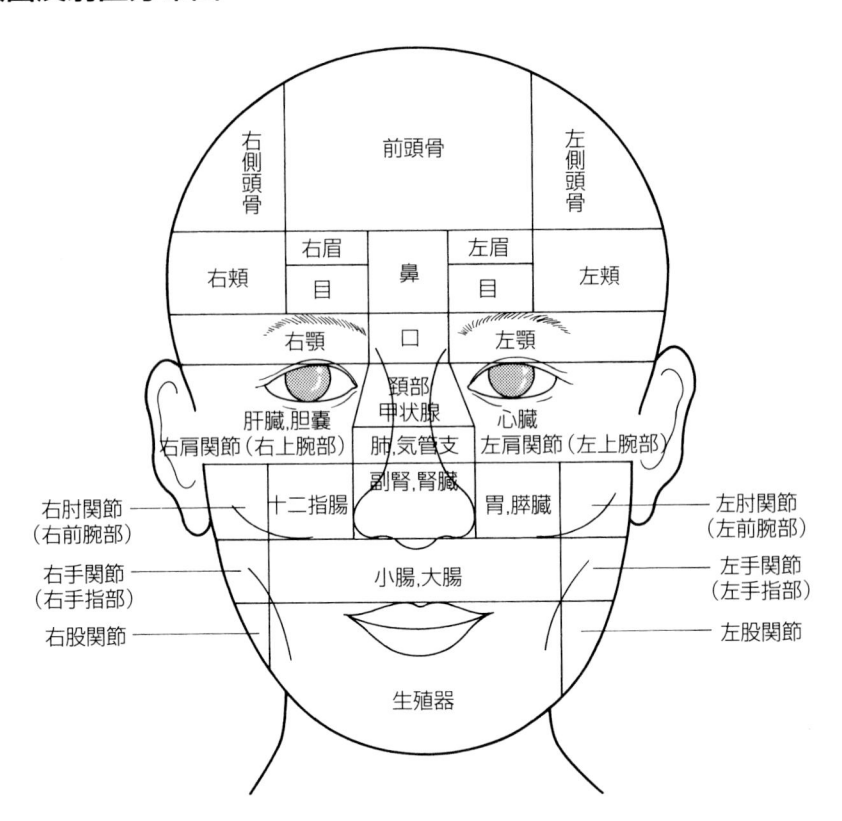

右側頭骨／前頭骨／左側頭骨
右頬／右眉／目／鼻／左眉／目／左頬
右顎／口／左顎
肝臓,胆嚢／頸部 甲状腺／心臓
右肩関節（右上腕部）／肺,気管支／左肩関節（左上腕部）
副腎,腎臓
右肘関節（右前腕部）／十二指腸／胃,膵臓／左肘関節（左前腕部）
右手関節（右手指部）／小腸,大腸／左手関節（左手指部）
右股関節／左股関節
生殖器

人体（前面）の投影図

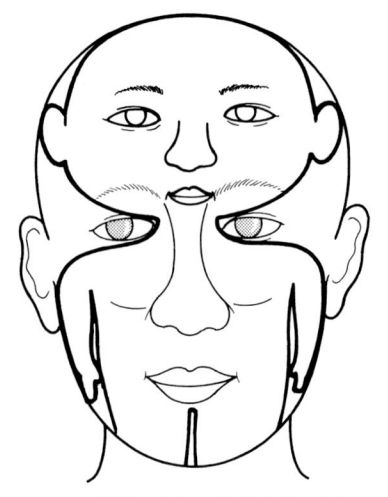

顔面に投影された人体各部位の図

頭の反射区分布図

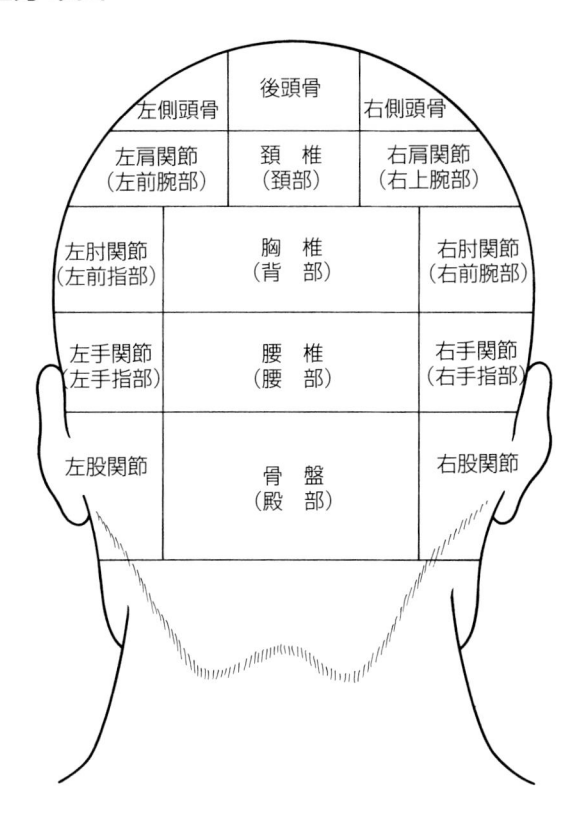

左側頭骨	後頭骨	右側頭骨
左肩関節 (左前腕部)	頚　椎 (頚部)	右肩関節 (右上腕部)
左肘関節 (左前指部)	胸　椎 (背　部)	右肘関節 (右前腕部)
左手関節 (左手指部)	腰　椎 (腰　部)	右手関節 (右手指部)
左股関節	骨　盤 (殿　部)	右股関節

人体（背面）の投影図

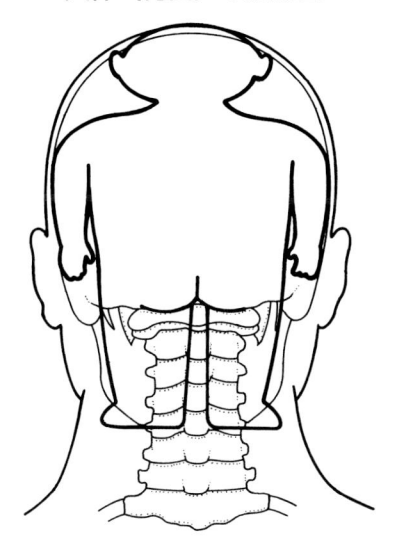

頭に投影された人体各部位の図

参考文献　李家雄：第3章　五官の変化の静動を観察する．顔相診察法（吉元昭治・監訳），p.21-22．たにぐち書店，1998

田代儒穫：医学史に現われた顔面視診．顔面反射視診法，p.23-40．たにぐち書店，1998

『安心』6月号　頭さすり，マキノ出版，1998

顔面刺激法

　頭部の筋には骨から皮膚に付着している表情筋（浅頭筋）と骨から骨に付着している咀嚼筋（深頭筋）がある．顔の表情をつくり出す中心的な役割をはたす筋は表情筋である．その筋は左右対称に24個位置している．そのなかで顔の歪みにもっとも関連している15個の筋（図-A）を刺激する方法がこの刺激法である．

　これらの筋を養う主な栄養血管は，顔面に分布する顔面動脈で，この動脈の周囲には自律神経が纏わり付いている．図-Aで●印の付いている部分が刺激を入れる表情筋のポイントである．ソフトに刺激を入れると自律神経の副交感神経（全身の活動力を抑制する働き）に反応し，それが身心の緊張を取り除き，リラックス状態をつくる．その結果，表情も豊かになり，顔のバランスが整う．

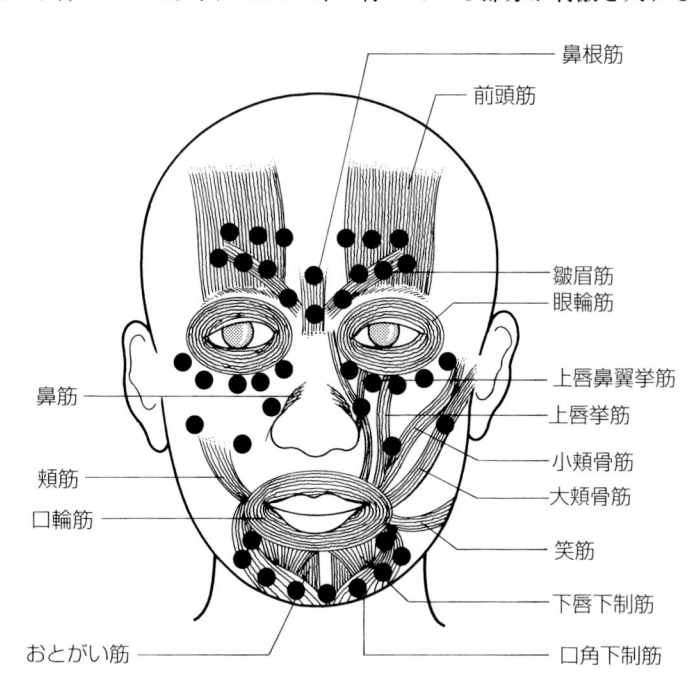

図-A　顔の表情筋と刺激ポイント（●印）

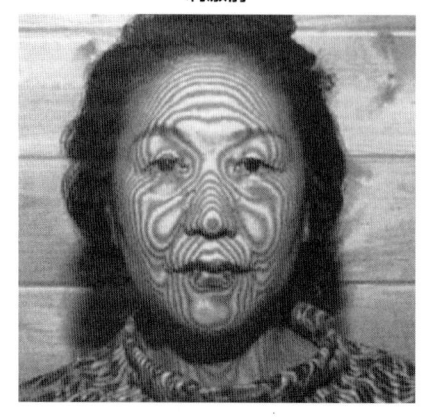

刺激前

刺激法

　図-Aで示す●印の付いているポイントを術者の手の指2本（示指と中指）か指3本（示指・中指・環指）の指頭または指腹で10〜20秒間，上下にリズミカルにさする．心地よい痛みを感じる程度の力で筋をゆるめる．これを1か所につき2〜3回くり返す．

　注意点として，①顔の皮膚は薄いので，皮膚を傷つけないように力の入れぐあいに気を付けること　②目の周囲の刺激には，眼球を突いたり，圧迫しないように心がける　③術者の爪は短く切っておくこと．

モアレトポグラフィによる実験：顎関節異常（50歳・女性）

　数年前から左顎でうまく物が噛めなくなり，歯科でX線検査をうけたところ，左顎関節がずれているといわれた．当院で顔面を観察したところ，顔を正面から見て鼻が右に曲がり，左頬が右にくらべて全体に盛り上がっていた．そのためか，左眼が下に垂れたように見えた．

刺激前

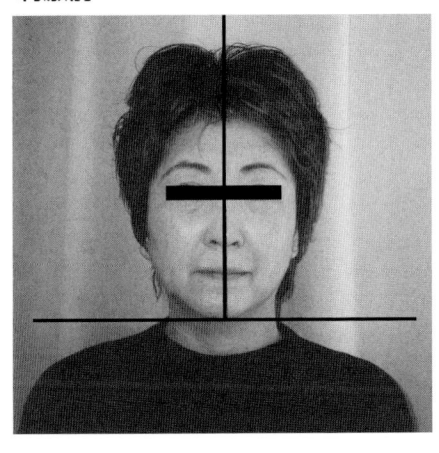

刺激後（刺激翌日）

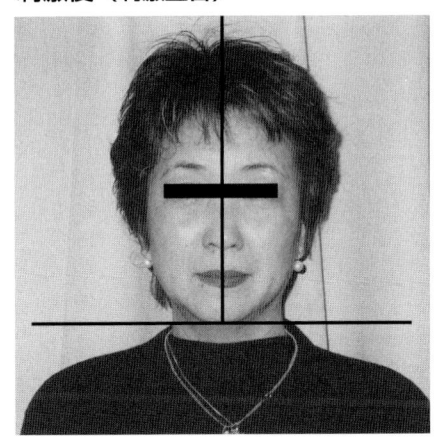

刺激翌日になり顔の歪みが改善され，左顎の動きがよくなり，物が噛めるようになった．

刺激法

①本症は右頬の筋が全体に固くなっているため，右の上唇鼻翼挙筋・上唇挙筋・小頬骨筋・大頬骨筋を術者の指2本（示指と中指）か指3本（示指・中指・環指）の指腹で10〜20秒間，上下にリズミカルにさする．これを1か所につき2〜3回くり返す．とくに黒丸印（p.138図-A）を主に刺激する．
②術者の左手掌を受者の左顎関節にあて，右手掌は受者の下顎骨にあてて左の方向へ軽く圧迫を加える．

顔面反射区

サーモグラフィによる実験：急性胃炎で胃に鈍痛を訴える
（45歳・男性）

刺激法

　　左の頬の反射区を被検者の左手指の指腹を使って上下・左右にリズミカルに筋を2〜3分間軽くほぐす．

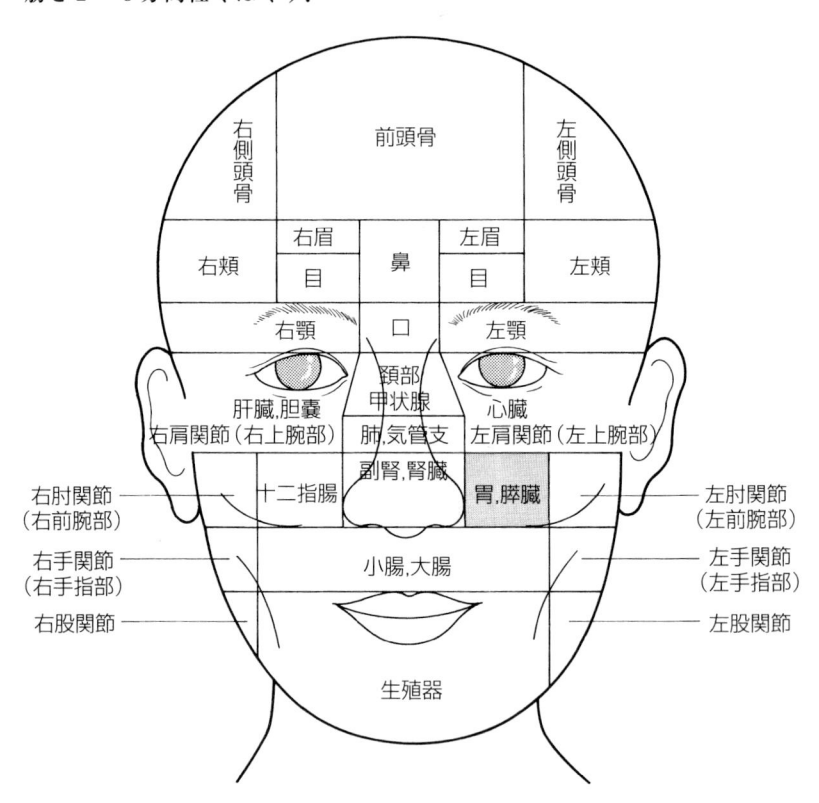

```
                     前頭骨
        右側頭骨              左側頭骨
              右眉    鼻    左眉
        右頬   目         目   左頬
              右顎   口   左顎
                    頸部
                   甲状腺
            肝臓,胆嚢        心臓
          右肩関節(右上腕部)  肺,気管支  左肩関節(左上腕部)
                    副腎,腎臓
  右肘関節                              左肘関節
  (右前腕部)  十二指腸        胃,膵臓    (左前腕部)
  右手関節                              左手関節
  (右手指部)     小腸,大腸              (左手指部)
  右股関節                              左股関節
                   生殖器
```

刺激前

胸部から腹部にかけてのサーモグラフィである．とくに胃の部分は温度が低下している．

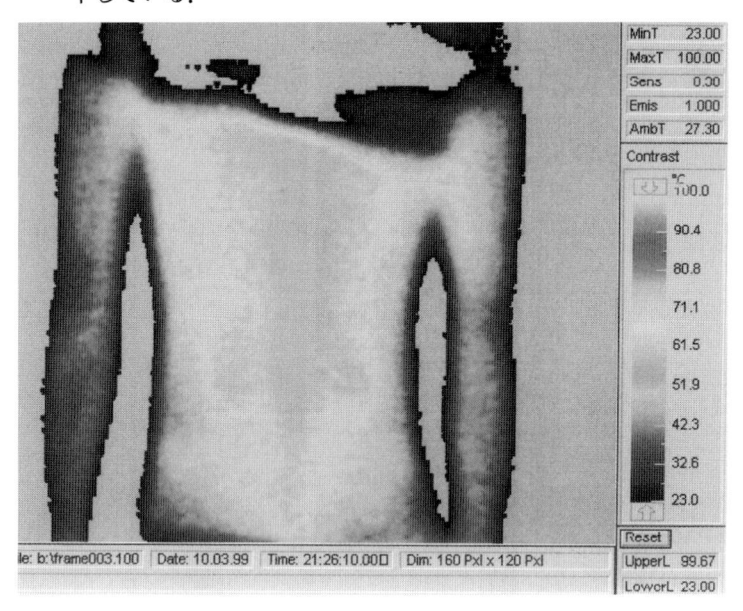

刺激後

刺激7分後には胸部から腹部にかけて温度上昇が認められる．

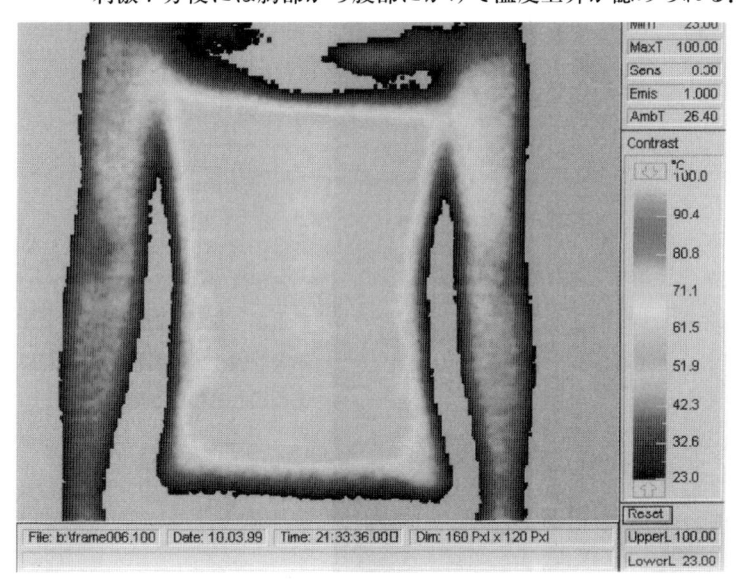

カラー口絵（iv）参照

頭の反射区

①サーモグラフィによる実験：左右の膝痛を訴える（68歳・女性）

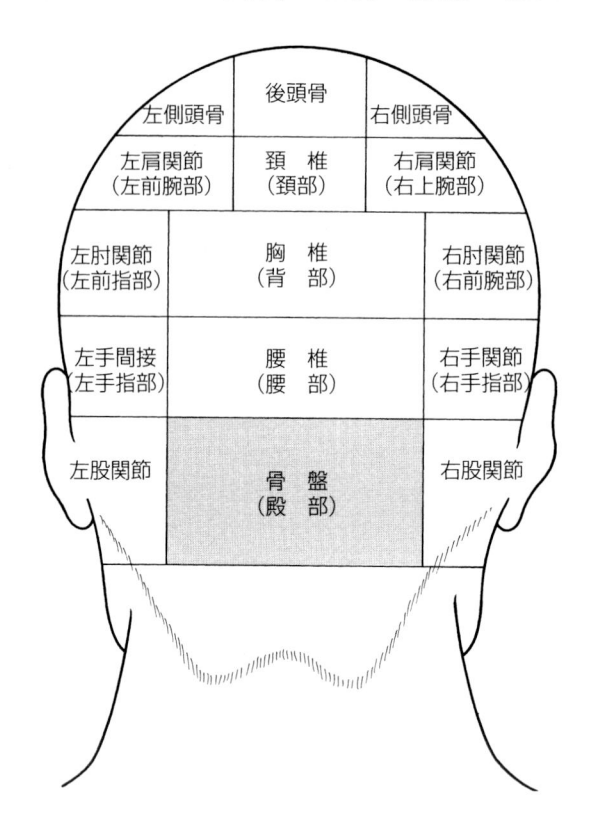

左側頭骨	後頭骨	右側頭骨
左肩関節 （左前腕部）	頸椎 （頸部）	右肩関節 （右上腕部）
左肘関節 （左前指部）	胸椎 （背部）	右肘関節 （右前腕部）
左手間接 （左手指部）	腰椎 （腰部）	右手関節 （右手指部）
左股関節	骨盤 （殿部）	右股関節

刺激法

　受者は伏臥位で頭の骨盤反射区（上図）を検者の両手4指（示指・中指・環指・小指）の指頭または指腹を使い，軽く押えて頭皮をゆさぶるようにゆるめる（3〜4分間行なう）．

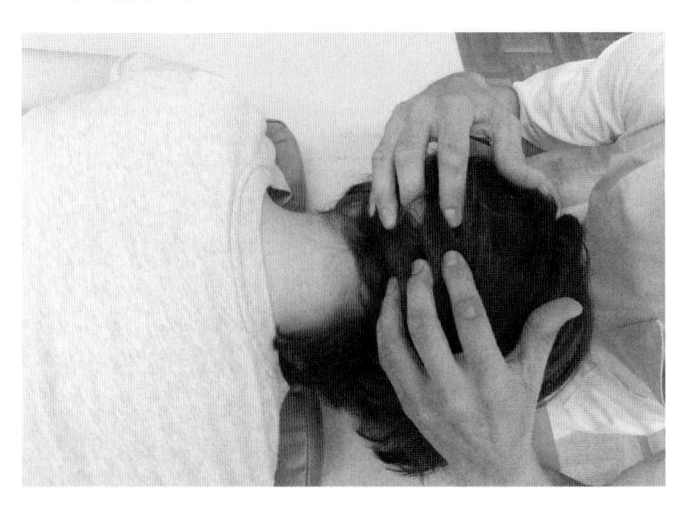

第5章 反射療法

刺激前

膝前面から下腿部にかけてのサーモグラフィ．

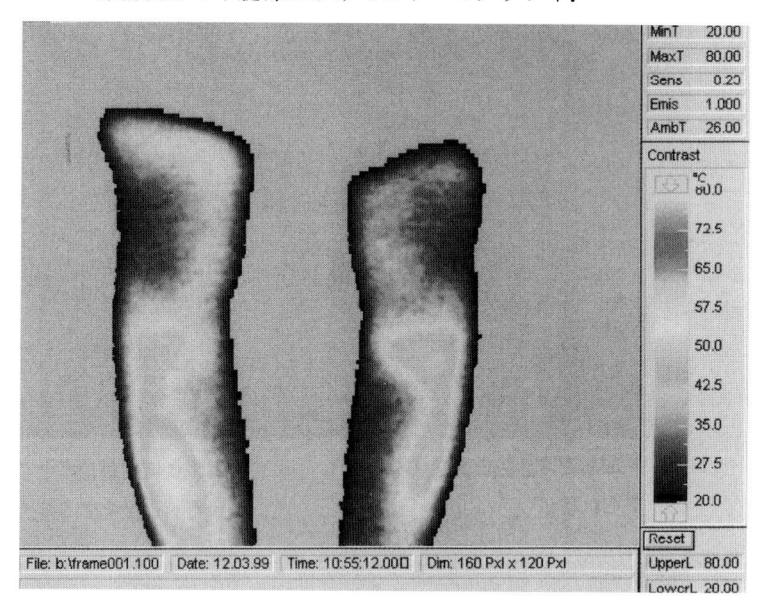

刺激後

刺激10分後，左右の膝部にかなりの温度上昇がみられる．

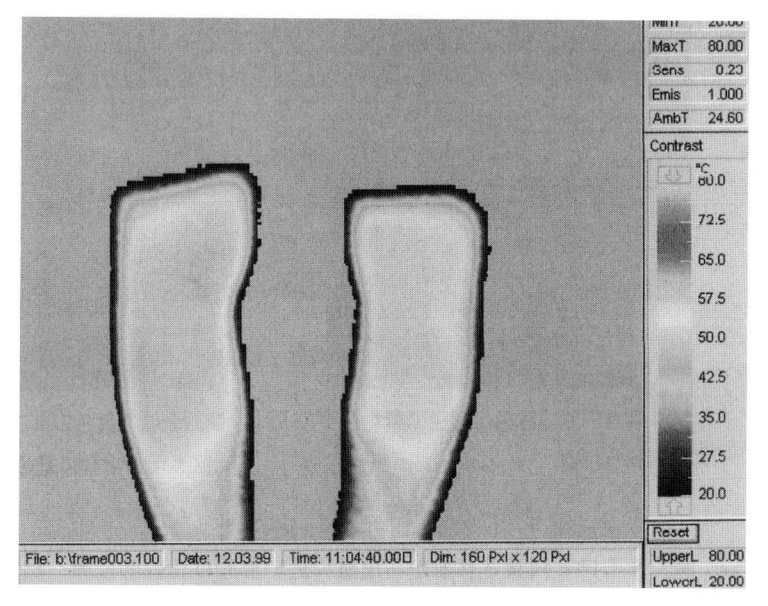

カラー口絵(v)参照

②モアレトポグラフィによる実験：肩凝り，腰痛を訴える
（28歳・女性）

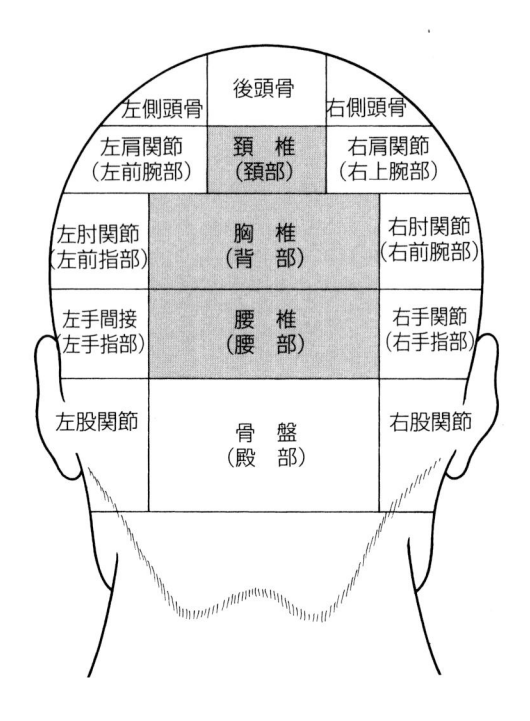

左側頭骨	後頭骨	右側頭骨
左肩関節 （左前腕部）	頚椎 （頚部）	右肩関節 （右上腕部）
左肘関節 （左前指部）	胸椎 （背部）	右肘関節 （右前腕部）
左手間接 （左手指部）	腰椎 （腰部）	右手関節 （右手指部）
左股関節	骨盤 （殿部）	右股関節

刺激法

　肩凝り，腰痛に対応する頚部，胸部，腰部の反射区（上図）を検者の指尖で押えて触診する．とくに硬くなっている部分を主に，検者の両手4指（示指・中指・環指・小指）の指頭または指腹を使って軽く押え，頭皮をゆさぶるようにゆるめる（5分間行なう）．

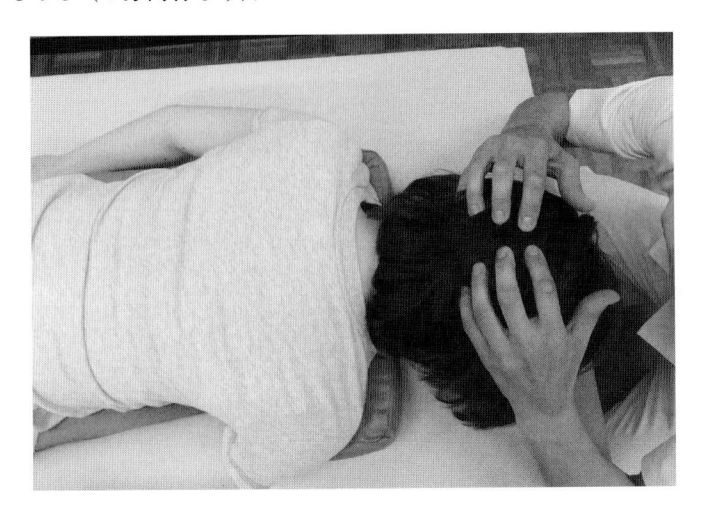

第 5 章　反射療法

刺激前

刺激後（翌日）

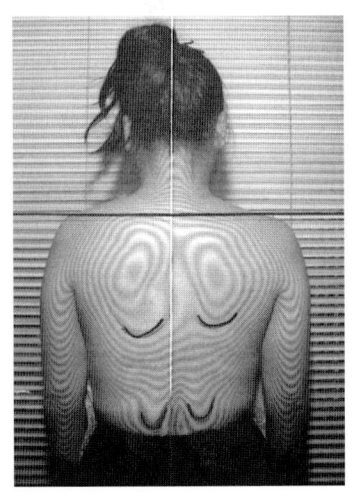

刺激前は右肩と左肩甲骨，左腸骨が下がり，左右の等高線のバランスがわるい．

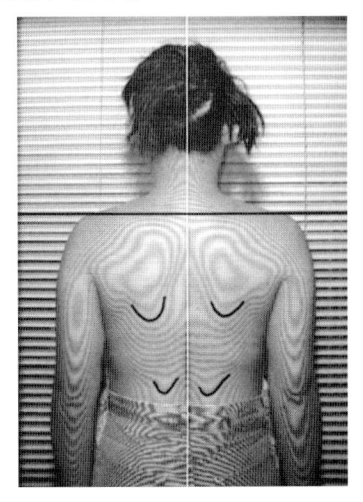

翌日には左右の肩と肩甲骨，腸骨のバランスが整い，等高線のバランスが左右対称となる．

＊モアレトポグラフィとは──

　モアレはフランス語で「波型をつける」の意で，モアレ紋様の見える原理は，光源から出た光が格子を通って物体にあたり，この光がまた格子を通って，目に入る部分だけ明るく見える現象で，この紋様は格子からの距離によって等高線をなす．側弯症の検診や脊柱のずれ，筋緊張による歪みなど，生体の形態異常の観察に用いる立体投影装置である．

参考文献

小野俊明・他：モアレ法．新図説臨床整形外科講座　第 1 巻　整形外科の検査，診断法（山本吉藏・他編），p.124-129．メジカルビュー社，1995

③超音波による実験：腰痛を訴える (63歳・女性)

　　人間の耳に聞こえない高い周波数（5 MHz）の超音波を用い，患部に超音波を発信し，その反射波の伝搬速度で筋の硬さを調べる．反射波の速度が速いほど硬く，遅いほど柔らかく現れ，硬い方から赤→黄→緑→青→紺→紫の順に色別に観察できる．

刺激法

　　腰部，殿部反射区を術者の指先で押えて触診する．とくに硬くなっている部分を主に，検者の両手4指（示指・中指・環指・小指）の指頭または指腹を使い，軽く押えて頭皮をゆさぶるようにゆるめる（5分間行なう）．

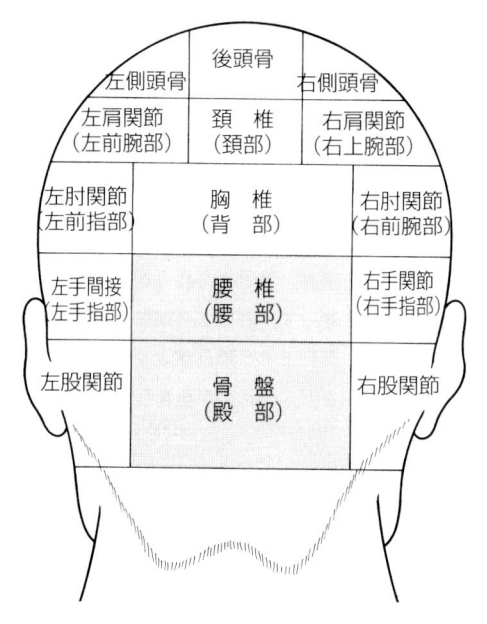

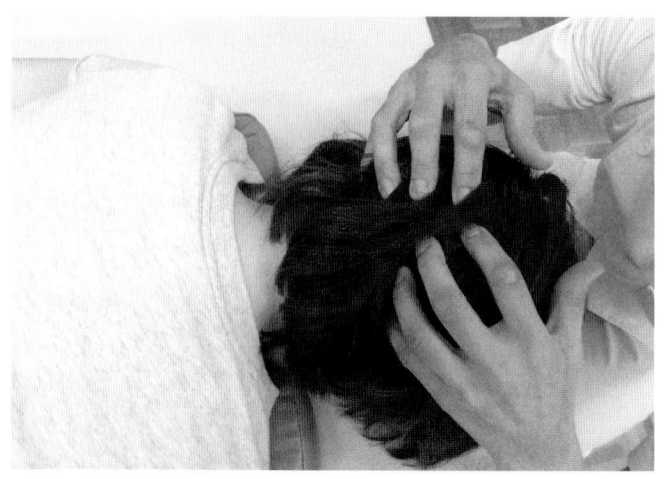

	後頭骨	
左側頭骨		右側頭骨
左肩関節 （左前腕部）	頚　椎 （頚部）	右肩関節 （右上腕部）
左肘関節 （左前指部）	胸　椎 （背　部）	右肘関節 （右前腕部）
左手間接 （左手指部）	腰　椎 （腰　部）	右手関節 （右手指部）
左股関節	骨　盤 （殿　部）	右股関節

第5章　反射療法

　検者は直立坐位姿勢で腰椎L_3の右2Sまたは左2S（横突起の位置）を中心にプローブ（5 MHz）を長軸に対して平行（長軸）に走査する。

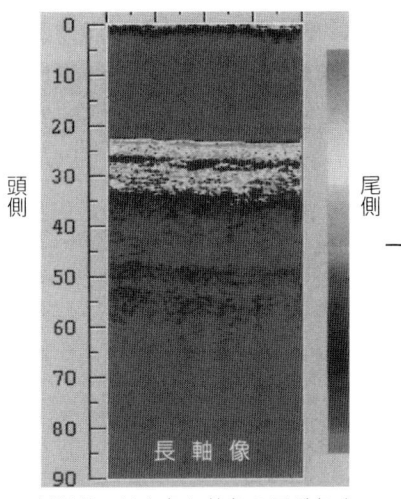

刺激前　　　　　　　　　**刺激後（2日後）**

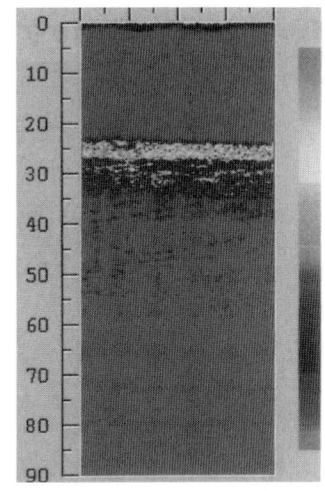

頭側　　　　尾側

長軸像

刺激前では<u>赤色</u>と<u>黄色</u>の層が多く見られる．　　　　　　刺激後には<u>黄色</u>のところは少し残っているが全体に<u>青色</u>がふえた．

刺激前　　　　　　　　　**刺激後（2日後）**

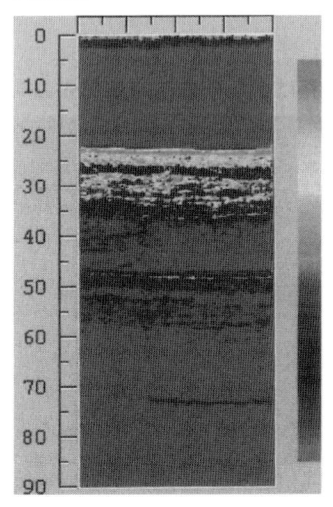

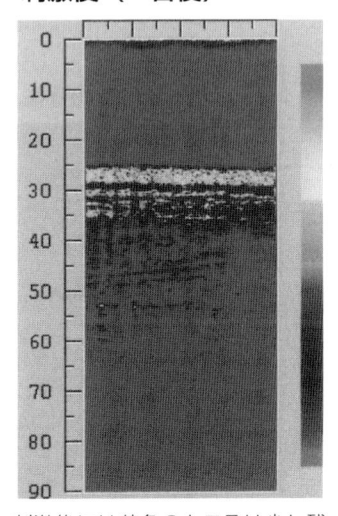

刺激前では<u>赤色</u>と<u>黄色</u>の層が多く見られる．　　　　　　刺激後には<u>黄色</u>のところは少し残っているが全体に<u>青色</u>がふえた．

　深くなるほど減衰されるから皮膚に近い部分は比較的に赤く出やすい．
　刺激前と後のゲイン調整は同じ条件で行なうこと．　　　　**カラー口絵（vi）参照**

参考文献

大川井宏明：第1章　超音波画像の成り立ち．超音波観察法・診断法．超音波画像の成り立ちと超音波組織学の入門講座，p.23-27．東洋出版，1997

てくび反射区分布図

人体(前面)の投影図

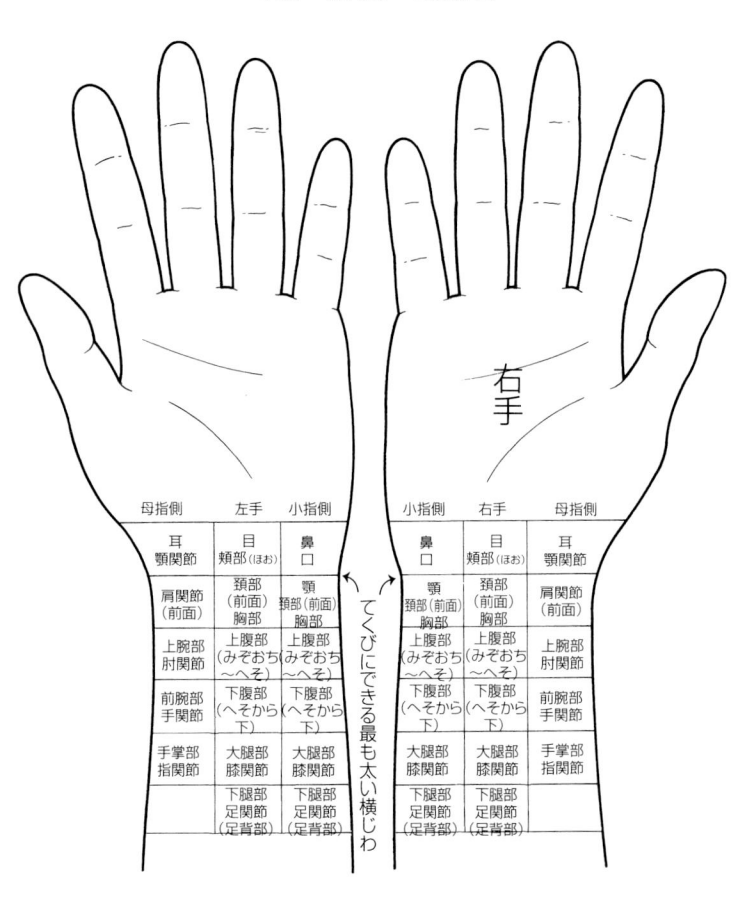

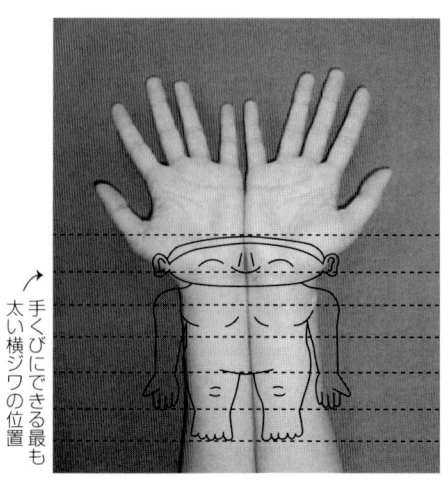

母指側	左手	小指側		小指側	右手	母指側
耳 顎関節	目 頬部(ほお)	鼻 口	↕ て く び に で き る 最 も 太 い 横 じ わ	鼻 口	目 頬部(ほお)	耳 顎関節
肩関節 (前面)	頚部(前面) 胸部	顎 頚部(前面) 胸部		顎 頚部(前面) 胸部	頚部(前面) 胸部	肩関節 (前面)
上腕部 肘関節	上腹部 (みぞおち 〜へそ)	上腹部 (みぞおち 〜へそ)		上腹部 (みぞおち 〜へそ)	上腹部 (みぞおち 〜へそ)	上腕部 肘関節
前腕部 手関節	下腹部 (へそから 下)	下腹部 (へそから 下)		下腹部 (へそから 下)	下腹部 (へそから 下)	前腕部 手関節
手掌部 指関節	大腿部 膝関節	大腿部 膝関節		大腿部 膝関節	大腿部 膝関節	手掌部 指関節
	下腿部 足関節 (足背部)	下腿部 足関節 (足背部)		下腿部 足関節 (足背部)	下腿部 足関節 (足背部)	

→ 手くびにできる最も太い横ジワの位置

第5章　反射療法

人体（背面）の投影図

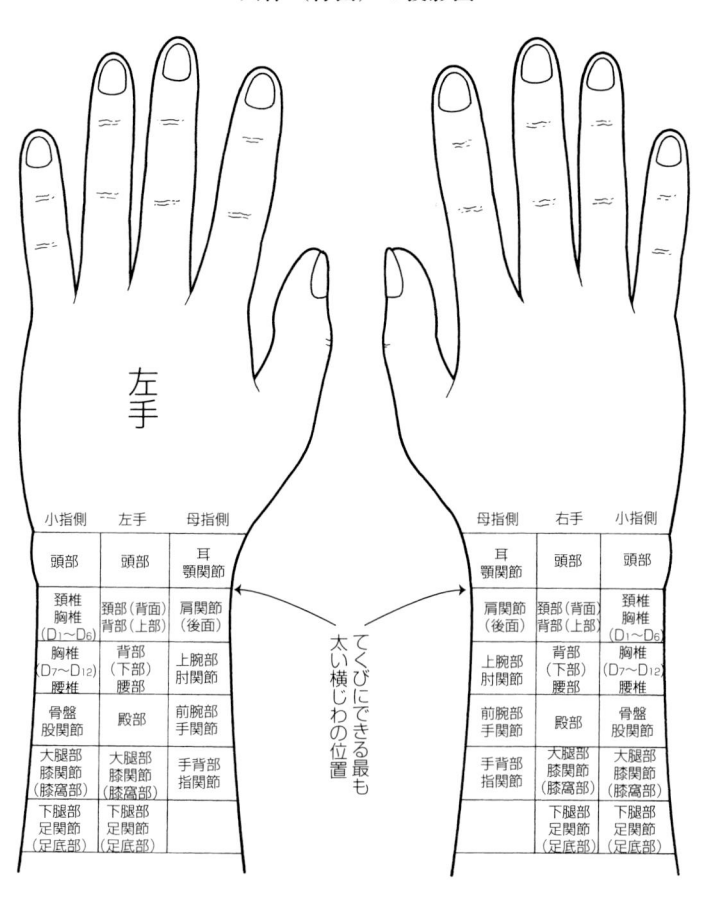

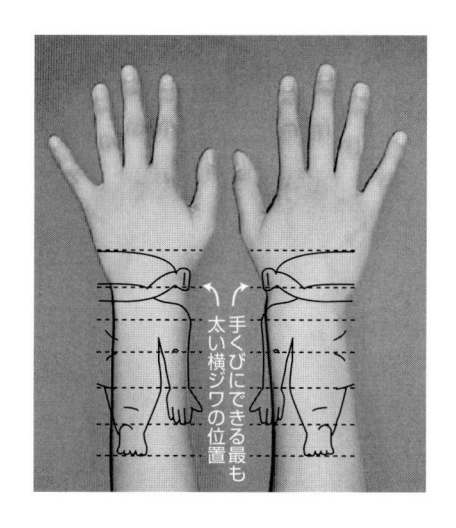

小指側	左手	母指側		母指側	右手	小指側
頭部	頭部	耳 顎関節		耳 顎関節	頭部	頭部
頸椎 胸椎 (D_1〜D_6)	頸部（背面） 背部（上部）	肩関節 （後面）	て く び に で き る 最 も 太 い 横 じ わ の 位 置	肩関節 （後面）	頸部（背面） 背部（上部）	頸椎 胸椎 (D_1〜D_6)
胸椎 (D_7〜D_{12}) 腰椎	背部 （下部） 腰部	上腕部 肘関節		上腕部 肘関節	背部 （下部） 腰部	胸椎 (D_7〜D_{12}) 腰椎
骨盤 股関節	殿部	前腕部 手関節		前腕部 手関節	殿部	骨盤 股関節
大腿部 膝関節 （膝窩部）	大腿部 膝関節 （膝窩部）	手背部 指関節		手背部 指関節	大腿部 膝関節 （膝窩部）	大腿部 膝関節 （膝窩部）
下腿部 足関節 （足底部）	下腿部 足関節 （足底部）				下腿部 足関節 （足底部）	下腿部 足関節 （足底部）

左手

＊てくびの反射区を刺激する「反射バンド」があります．（意匠登録済，特許出願中）．長谷接骨院　TEL048-737-5284

手くびにできる最も太い横ジワの位置

参考文献

『安心』10月号，p.122−125　マキノ出版，1997　『安心』1月号，p.59　マキノ出版，1998

てくびの反射区

①サーモグラフィによる実験：左右の肘痛を訴える（50歳・女性）

刺激法

①被検者は仰臥位．検者は左右の肘関節反射区（図－A）を触診する．圧痛の強い側（押えて硬い側）を主に刺激を加える．検者の片手母指は肘関節の反射区に圧定し，他方の手は被検者の手を持って末梢に軽く牽引しながら5〜10秒間反射区を刺激する．これを2〜3回くり返す．

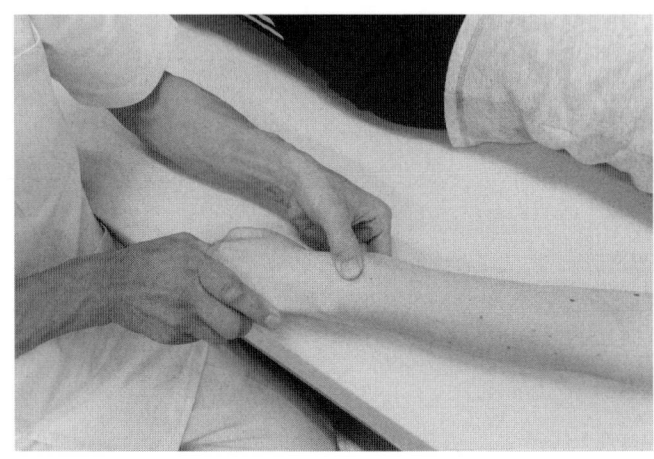

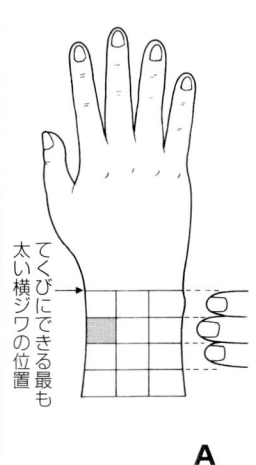

A

②被検者は仰臥位．検者は左右の肘関節反射区（図－B）を触診する．圧痛の強い側（押えて硬い側）を主に刺激する．検者の片手母指は肘関節の反射区に圧定し，他方の手は検者の手を持ち，末梢に軽く牽引しながら5〜10秒間反射区を刺激する．これを2〜3回くり返す．

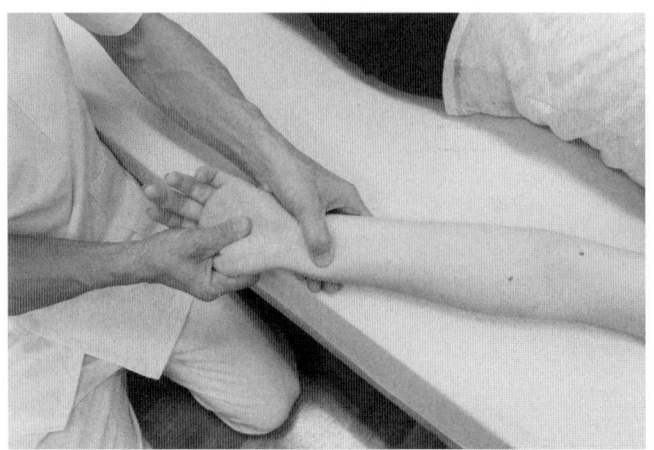

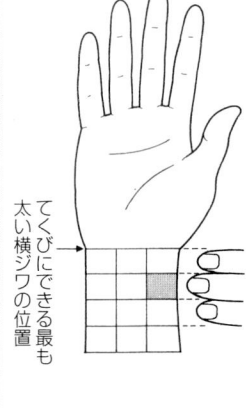

B

第5章 反射療法

刺激前

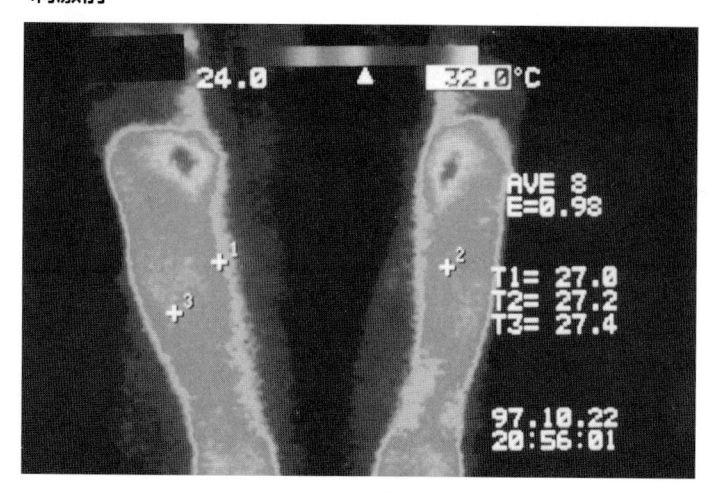

刺激後

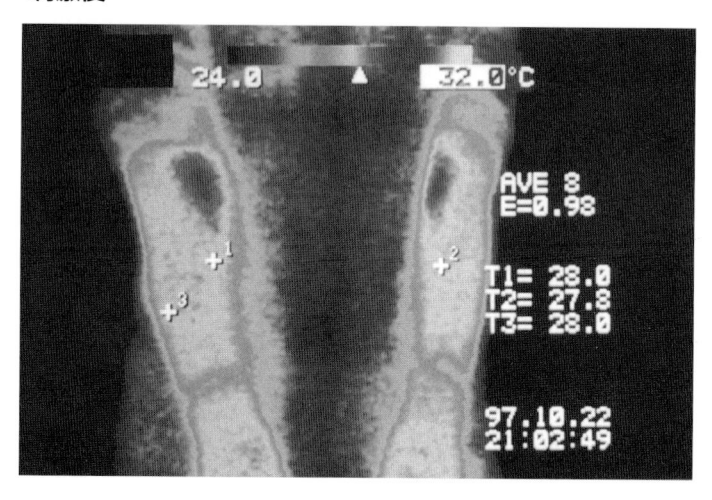

刺激約7分後には，右肘全体に温度上昇がみられる．

カラー口絵（vii）参照

②超音波による実験：腰痛を訴える（50歳・男性）カラー口絵（viii）参照

刺激法

被検者は仰臥位．検者は左右の腰部反射区（図−A）を触診する．圧痛の強い側（押えて硬い側）を主に刺激する．検者は片手母指は腰部の反射区に圧定し，他方の手は被検者の手を持って末梢に軽く牽引しながら5〜10秒間反射区を刺激する．これを2〜3回くり返す．

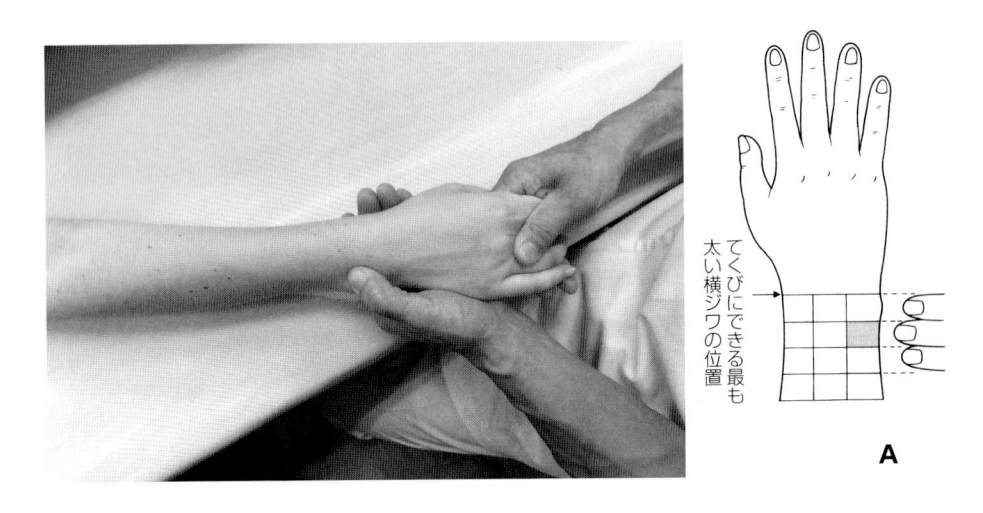

A

てくびにできる最も太い横ジワの位置

検者は直立坐位姿勢で腰椎L_3の右2Sまたは左2S（横突起の位置）を中心にプローブ（5 MHz）を長軸に対して平行（長軸）に走査する。

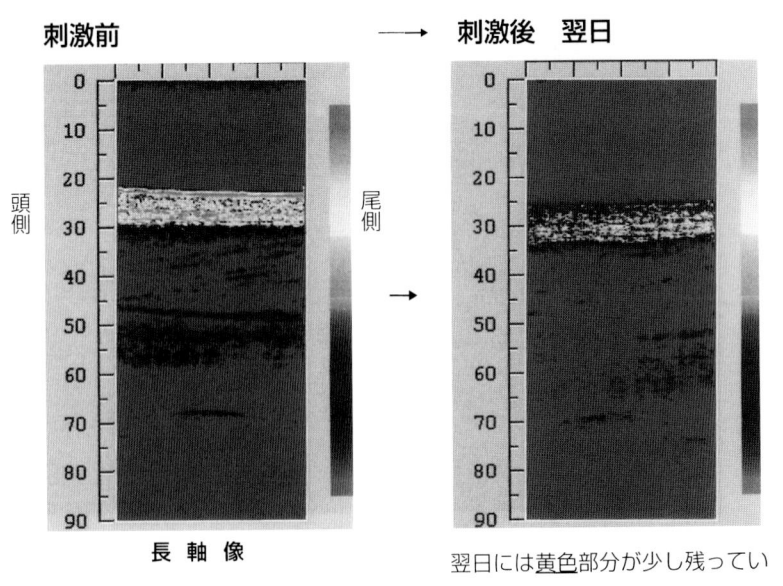

刺激前　　　　　→　　刺激後　翌日

頭側　　　　　尾側

長軸像

翌日には黄色部分が少し残っているが，赤い部分はほとんど見られない．

第 5 章　反射療法　　　　　　　　　　　　　　　　　　　　　　　　　　153

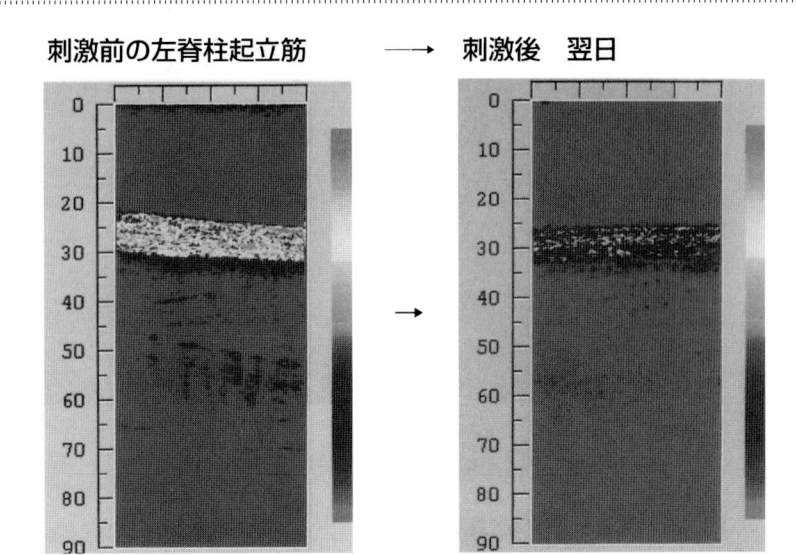

刺激前の左脊柱起立筋　　　→　　刺激後　翌日

翌日には黄色部分もほとんど見られず，全体に青色になった．

足底反射区分布図

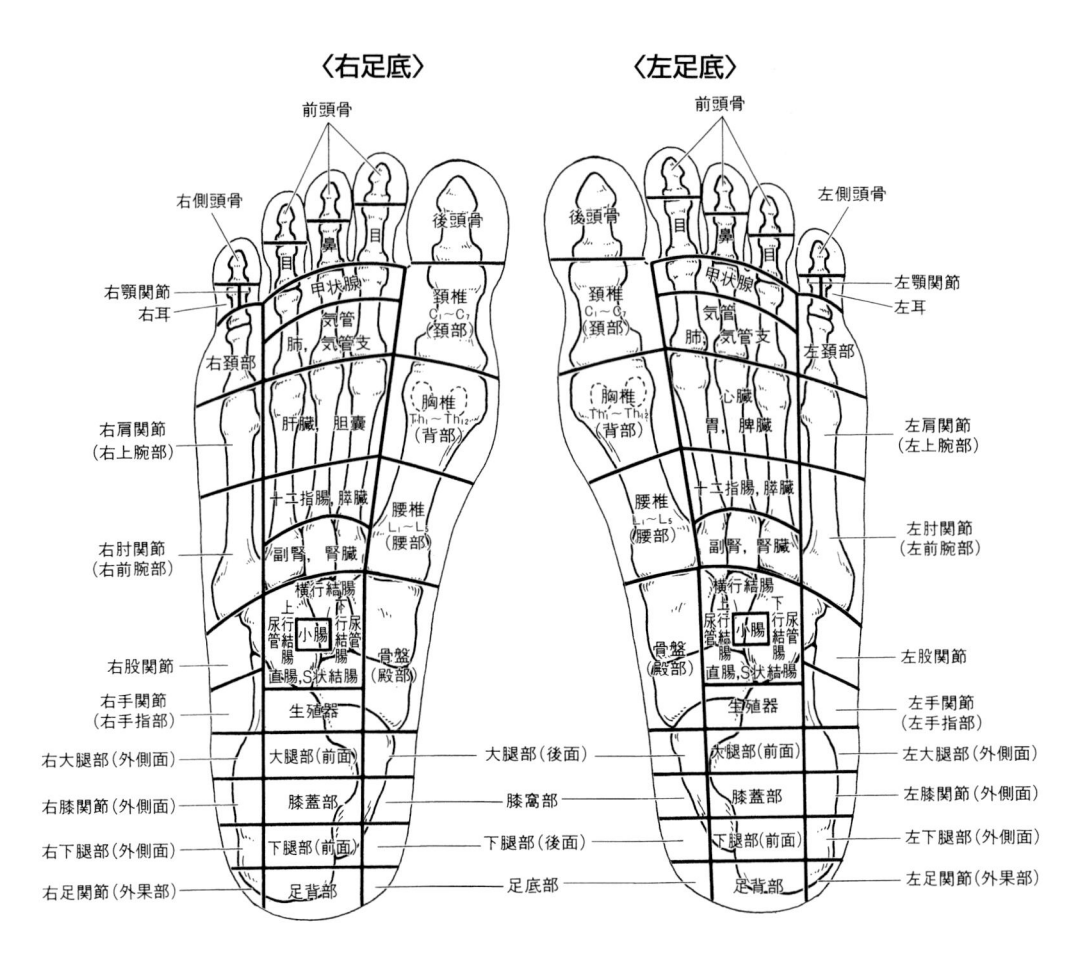

〈右足底〉　〈左足底〉

右足底側（ラベル）:
- 前頭骨
- 右側頭骨
- 目、鼻、目
- 右顎関節
- 右耳
- 甲状腺
- 気管、気管支
- 頚椎 C₁〜C₇（頚部）
- 右頚部
- 肺、気管支
- 右肩関節（右上腕部）
- 肝臓、胆嚢
- 胸椎 Th₁〜Th₁₂（背部）
- 右肘関節（右前腕部）
- 十二指腸、膵臓
- 腰椎 L₁〜L₅（腰部）
- 副腎、腎臓
- 横行結腸
- 上行結腸、尿管、小腸、下行結腸
- 骨盤（殿部）
- 右股関節
- 直腸、S状結腸
- 右手関節（右手指部）
- 生殖器
- 右大腿部（外側面）
- 大腿部（前面）
- 大腿部（後面）
- 右膝関節（外側面）
- 膝蓋部
- 膝窩部
- 右下腿部（外側面）
- 下腿部（前面）
- 下腿部（後面）
- 右足関節（外果部）
- 足背部
- 足底部

左足底側（ラベル）:
- 前頭骨
- 後頭骨
- 左側頭骨
- 左顎関節
- 左耳
- 甲状腺
- 気管、気管支
- 頚椎 C₁〜C₇（頚部）
- 左頚部
- 肺、気管支
- 心臓
- 左肩関節（左上腕部）
- 胃、脾臓
- 胸椎 Th₁〜Th₁₂（背部）
- 左肘関節（左前腕部）
- 十二指腸、膵臓
- 腰椎 L₁〜L₅（腰部）
- 副腎、腎臓
- 横行結腸
- 下行結腸、尿管、小腸、上行結腸
- 骨盤（殿部）
- 左股関節
- 直腸、S状結腸
- 左手関節（左手指部）
- 生殖器
- 左大腿部（外側面）
- 大腿部（前面）
- 左膝関節（外側面）
- 膝蓋部
- 左下腿部（外側面）
- 下腿部（前面）
- 左足関節（外果部）
- 足背部

全身の投影図

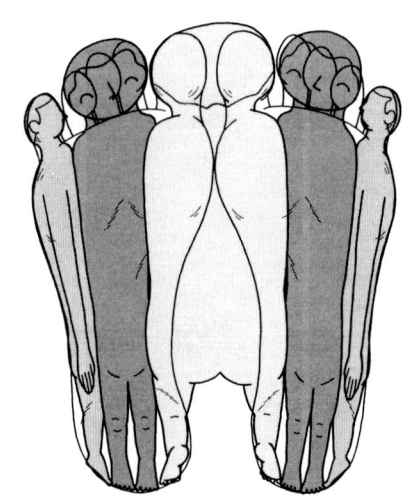

足の裏に投影された人体各部位の図

参考文献

長谷慎一：足の裏の圧迫法／湿布法．図解 足底反射療法，p.19-20，エンタプライズ，1998

第6章

固 定 法

　手技療法を行なった後，症状の程度に応じた固定法が必要となる．テープの貼る位置は，同じ疾患でも症状により貼り方が異なる場合があるが，ここでは基本的なものを紹介する．

注意事項

- テープは粘着伸縮テープ類を使用する（メーカーによっては名称と素材が異なる）．どれを使ってもよいが，肌に合わせてテープを使用し，発疹，発赤，腫脹，痒みなどの症状が現れた場合は使用を中止する（湿布も同様）．

- テープの幅は5cmまたは2.5cm幅のものを使用する．

- テープをハサミでカットして使用する場合は，テープの中央から切り込みを入れる．

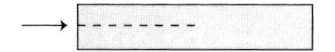

- テープの両端は丸くハサミでカットしたほうが外れにくい．

- テープを引っ張りすぎて貼ると，肌を傷つけることもあるので注意する．

- テープを貼る日数は皮膚の性質に応じて決めること．痒みが出たらすぐに剥がす．

- テープを剥がすときは皮膚をしっかりとおさえて，ゆっくりおこなう．

1. 肩関節周囲炎

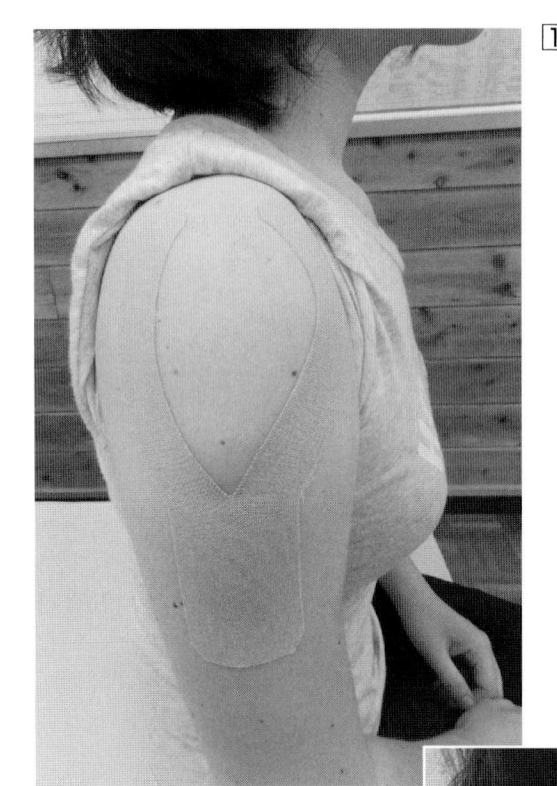

[1] 5 cm幅のテープを使用し，テープの中央から切り込みを入れる．三角筋付着部（三角筋粗面）にテープの一端（切り込みのない方）を貼り，切り込み側は一端は前面を，もう一端は後面に貼り，三角筋を包み込むように貼る．

[2] 炎症または痛みのある部位に湿布を貼る．

第6章 固 定 法

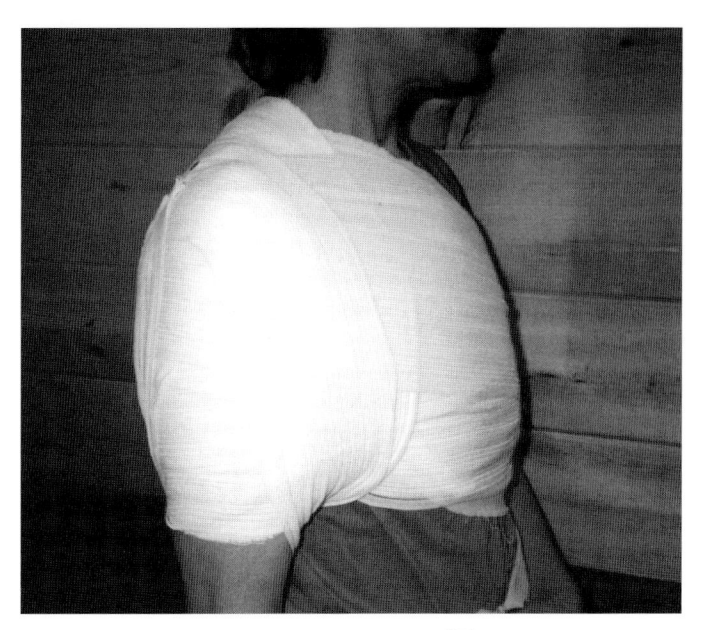

3 肩関節の可動域制限が強い場合は，湿布の上から綿包帯か伸縮包帯，または三角巾で固定する．

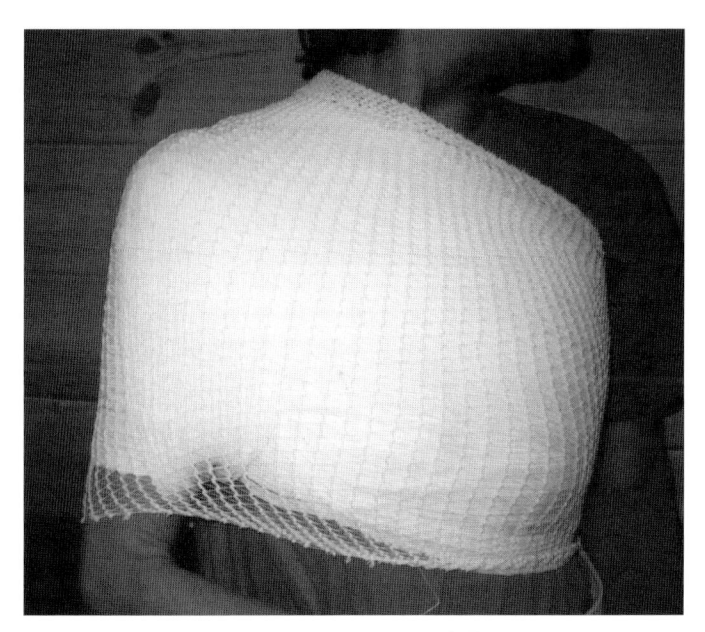

4 包帯がずれないようにネット帯を被せる．

参考文献

加瀬建造：三角巾テープ，三角筋キネシオテーピング．写真とイラストによるキネシオ・テーピング法，p.26, p.56-57. 医道の日本社，1996

2. 上腕骨外側上顆炎

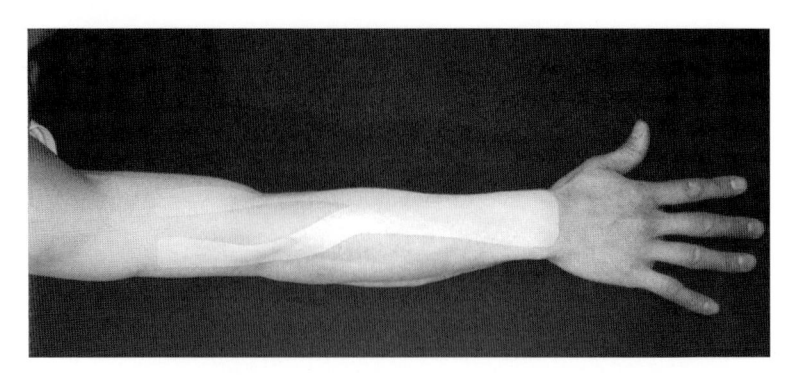

[1] 5cm幅のテープを使用し，テープの中央から切り込みを入れる．手関節部にテープの一端（切り込みのない方）を貼り，切り込み側は，一端は外側へ，一端は内側に貼る．

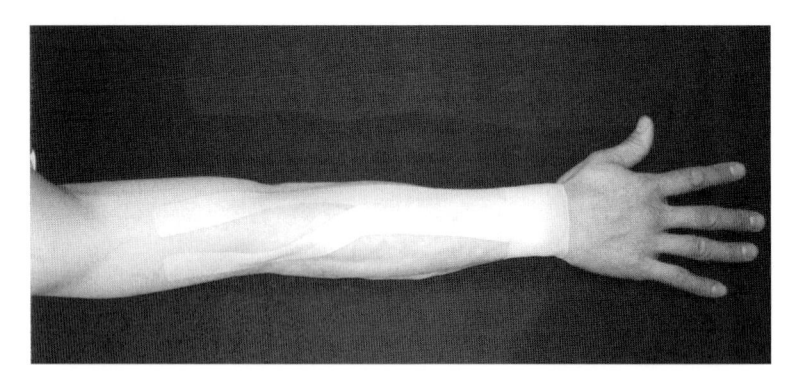

[2] もう1本5cmの幅のテープを使用し，手関節の背側から掌側にかけて巻いて手関節を固定する．

第6章 固 定 法

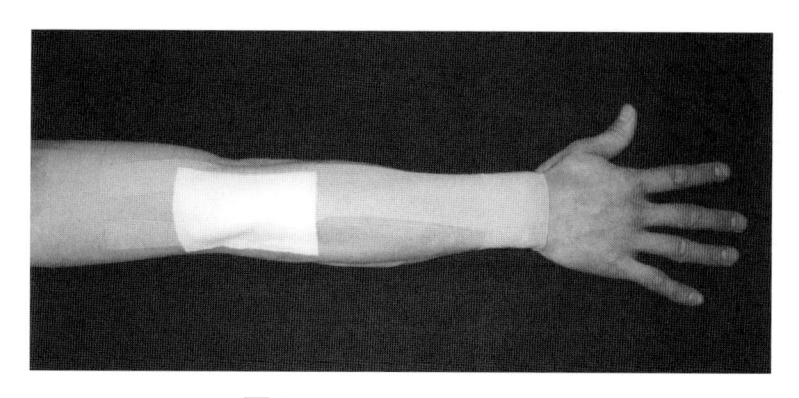

③ 炎症または痛みのある部位に湿布を貼る．

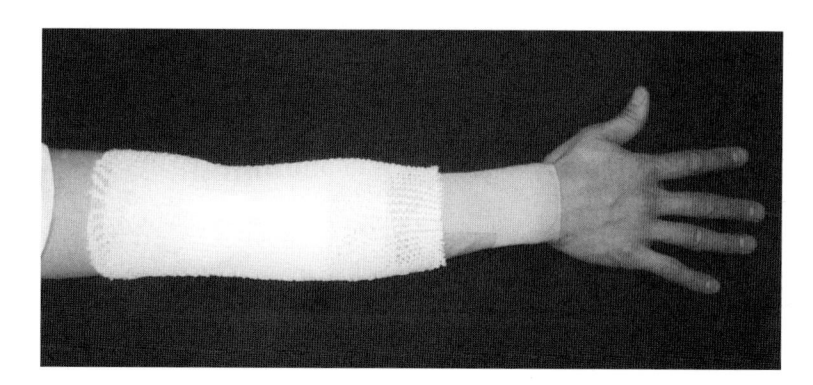

④ 自発痛と運動時痛が強い場合は，湿布の上から綿包帯または伸縮包帯を巻く．包帯がずれないようにネット帯を被せる．

参考文献

橋本辰幸：6. 肘の障害 (2) 肘外側の痛み．キネシオテーピング THE SPORTS（加瀬建造・監修），p.73．スキージャーナル㈱，1999

3. 頚の痛み・寝違え

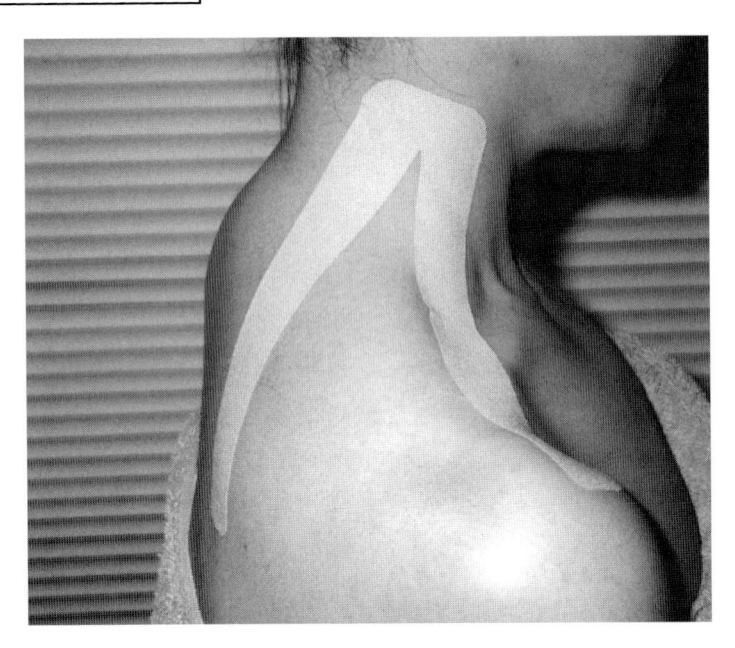

[1] 5 cm幅のテープを使用しテープの中央から切り込みを入れる．

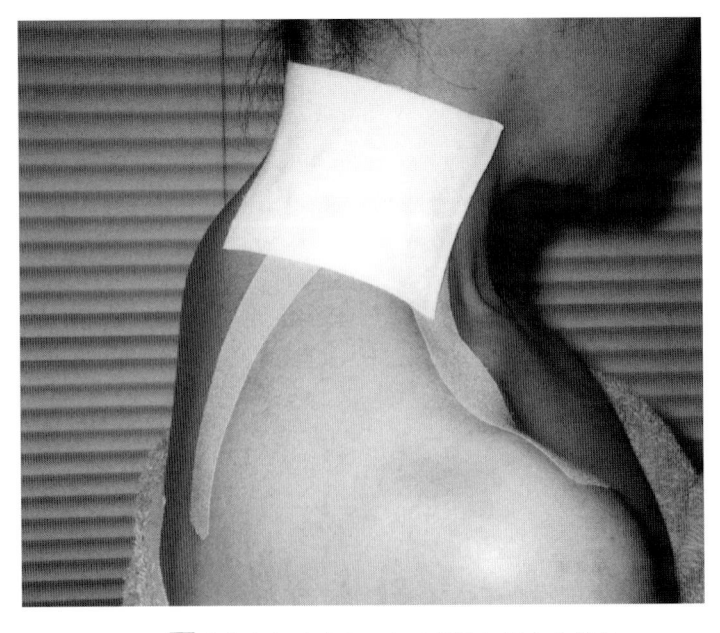

[2] 炎症または痛みのある部位に湿布を貼る．

第6章 固 定 法

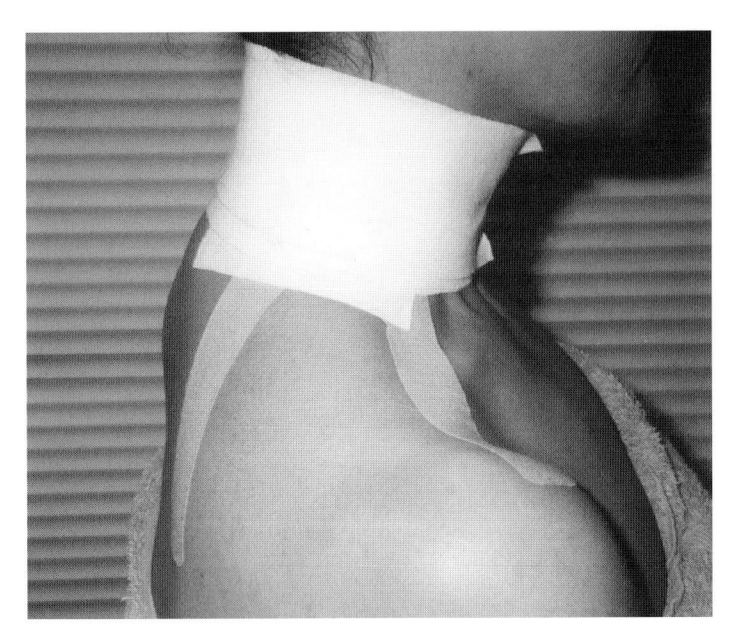

3 軽度の可動域制限がある場合，湿布の上から綿包帯または伸縮包帯を巻く．

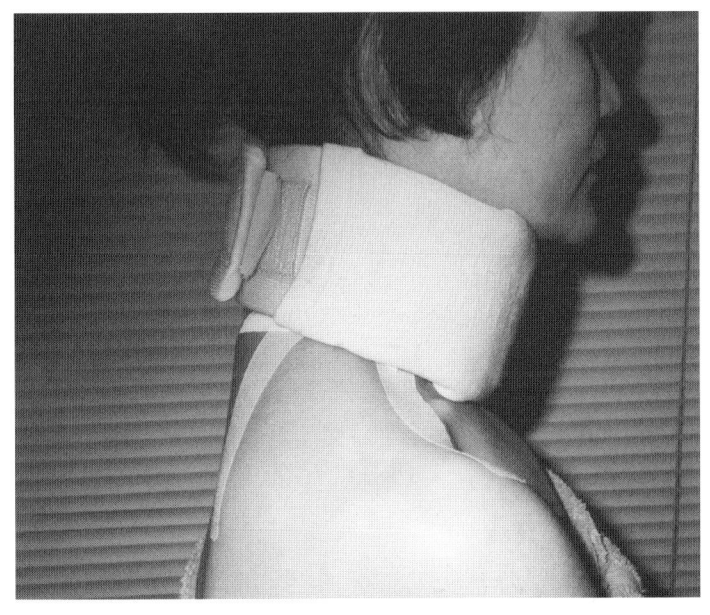

4 可動域制限が強い場合，包帯の上から頚椎固定用シーネを使用する．

参考文献

加瀬建造：上僧帽筋キネシオテーピング．写真とイラストによるキネシオ・テーピング法，p.158-159．医道の日本社，1996

4. 狭窄性腱鞘炎

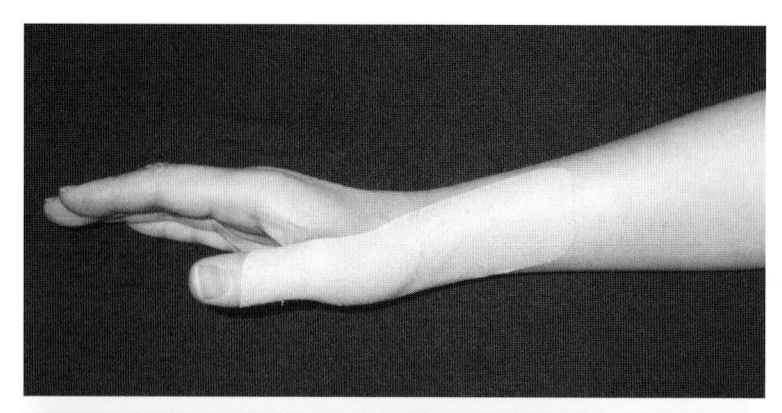

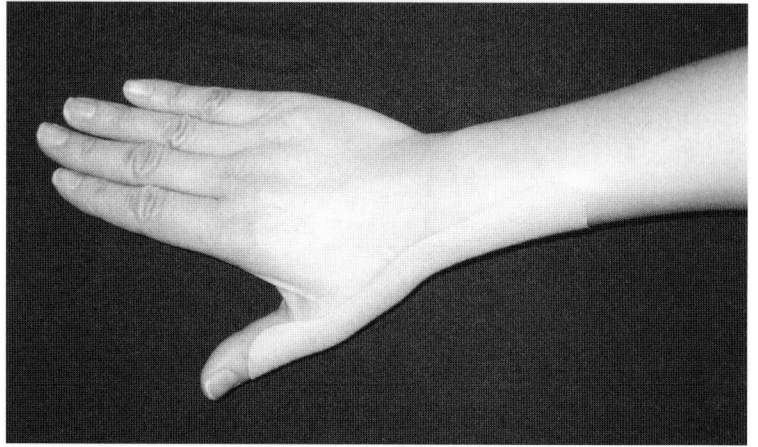

[1] 5 cm幅のテープを使用し，〔手の〕母指の背部から〔手の〕長母指外転筋と〔手の〕短母指伸筋の上に貼る．

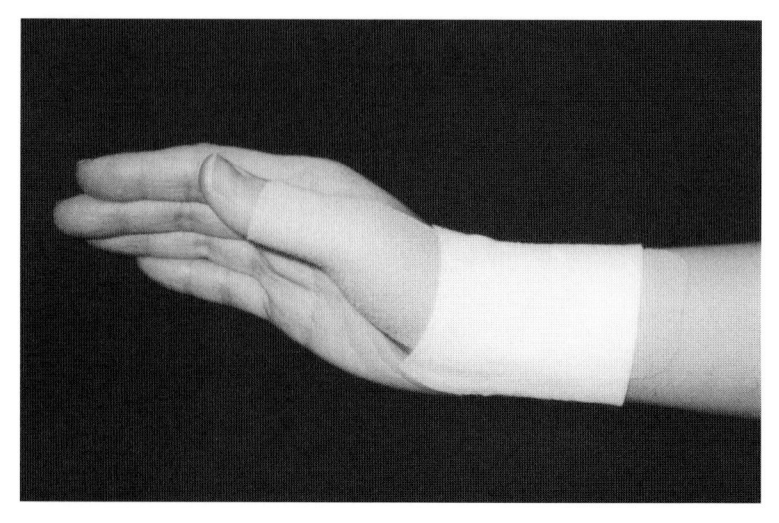

[2] 炎症または痛みのある部位に湿布を貼る．

第6章　固 定 法

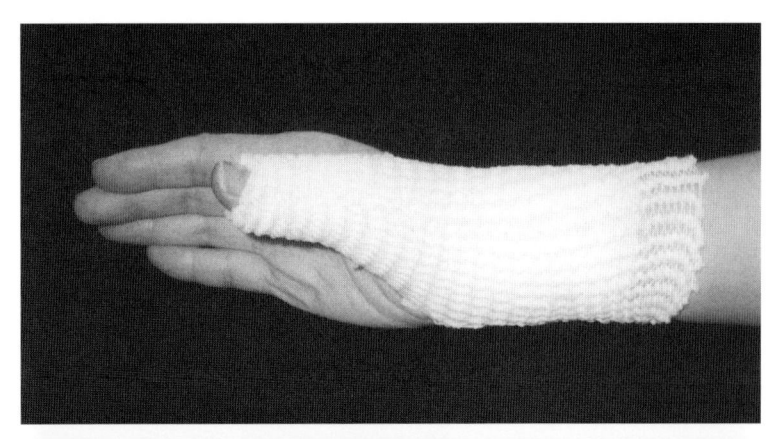

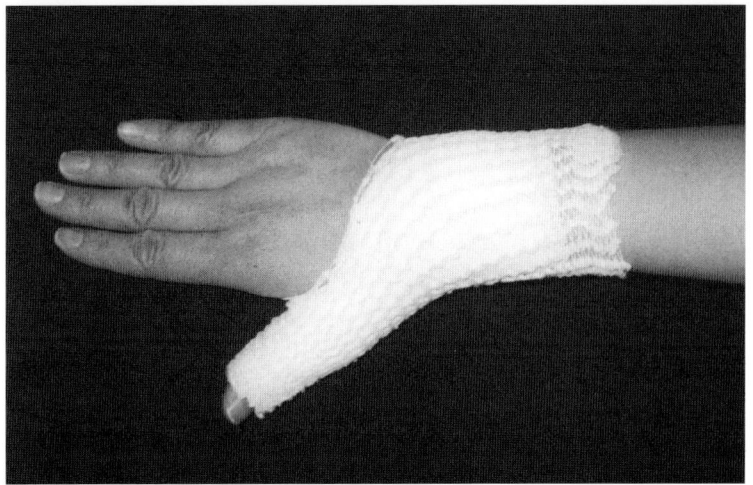

3 炎症症状が強い場合は，湿布の上から綿包帯または伸縮包帯を巻く．包帯がずれないようにネット帯を被せる．

5. 弾発指（ばね指）

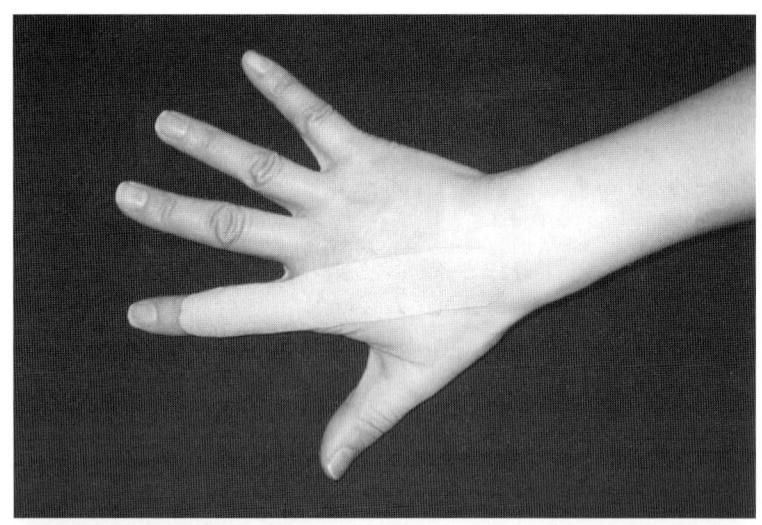

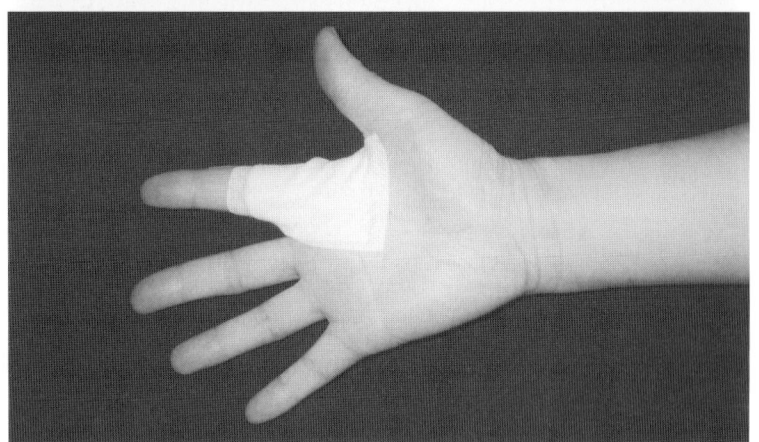

① 2.5cm幅のテープを使用し，患指のDIP関節背側部から手背部にかけて貼る．

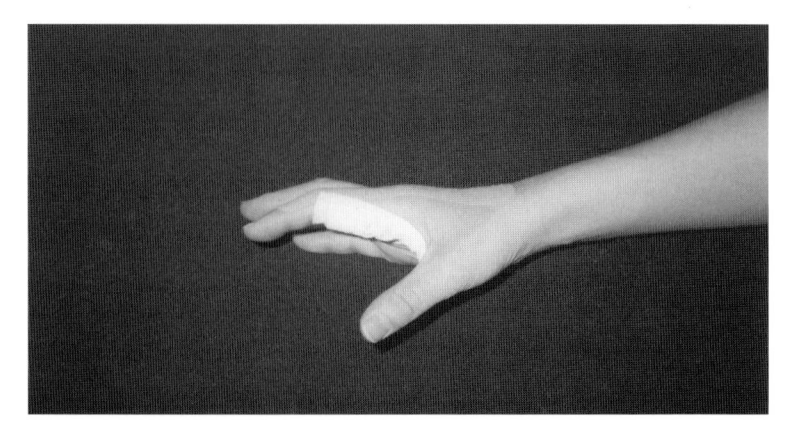

② 炎症または痛みのある部位に湿布を貼る．

第6章　固　定　法

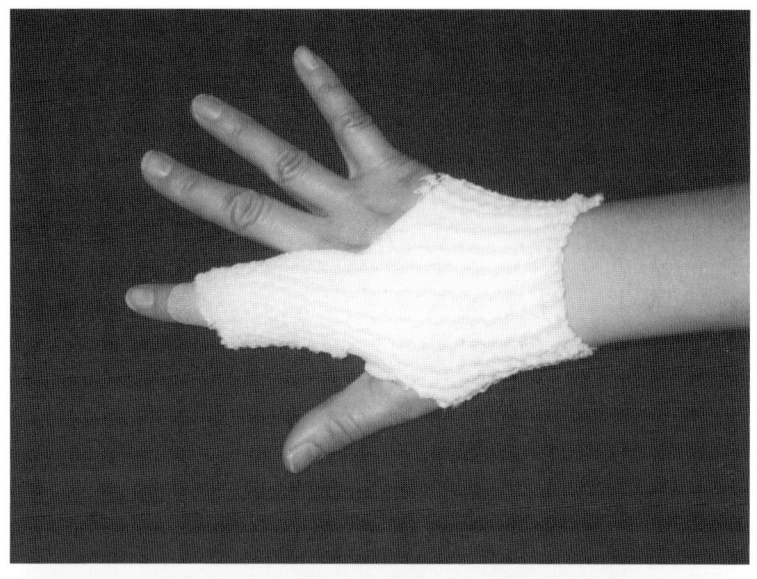

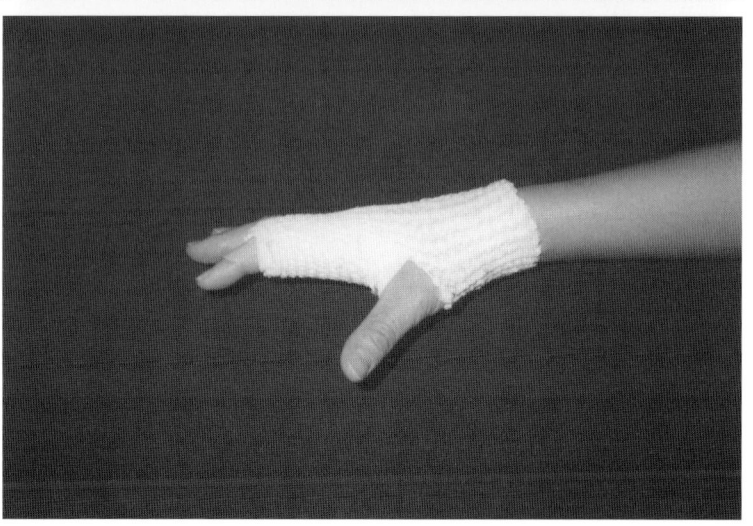

③炎症症状が強い場合は，湿布の上から綿包帯または伸縮包帯を巻く．包帯がずれないようにネット帯を被せる．

6. 急性腰痛症（軽症・重症）／慢性腰痛症

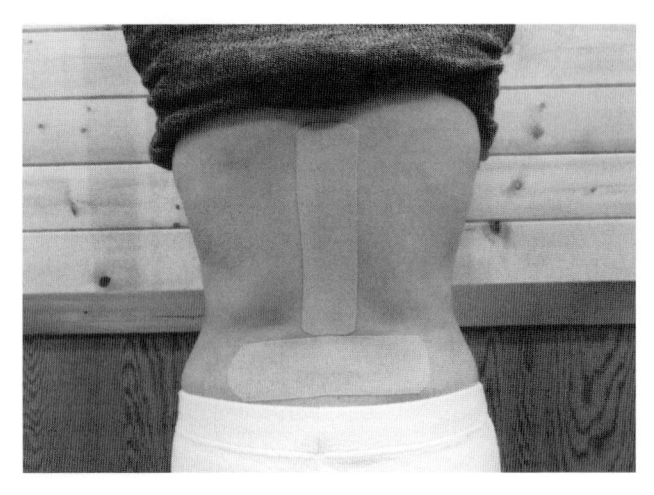

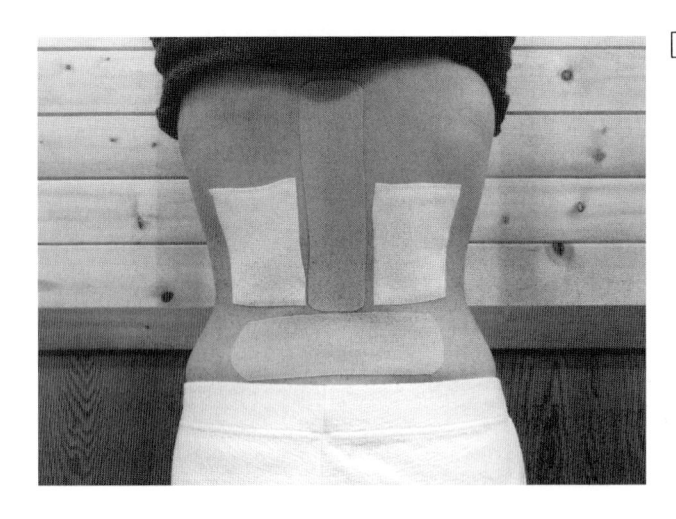

1. 5 cm幅のテープを使用し，腰仙関節が中央にくるようにテープを貼る．
   もう1本5 cm幅のテープを使用し，第12胸椎から第5腰椎まで縦にテープを貼る．

2. 炎症または痛みのある部位に湿布を貼る．（痛み状態により温湿布または冷湿布とする）

3. 湿布の上から綿包帯またはさらしを巻き，その間にはボール紙を入れる．

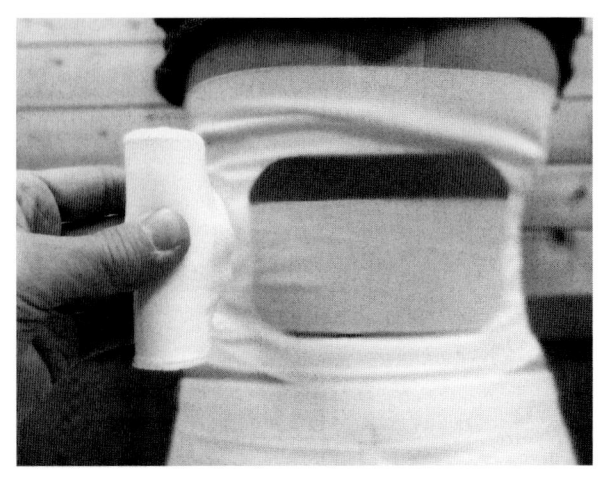

第6章 固定法

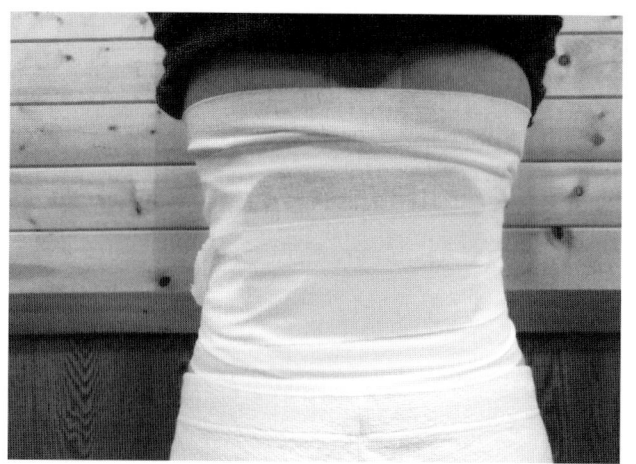

4 残りの包帯を巻く（写真A，B）．

A

5 綿包帯の上からうす手の伸縮包帯を巻く．

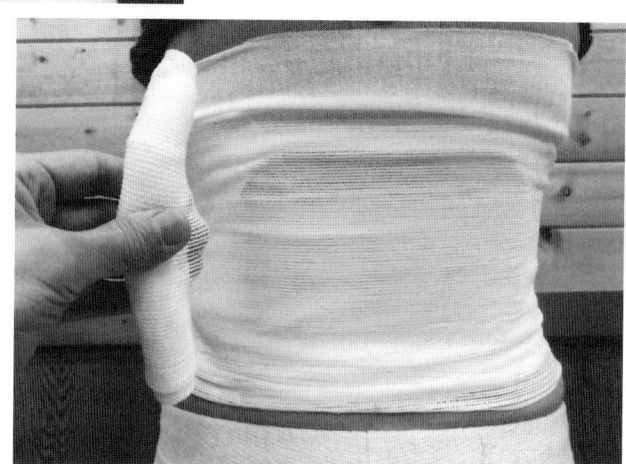

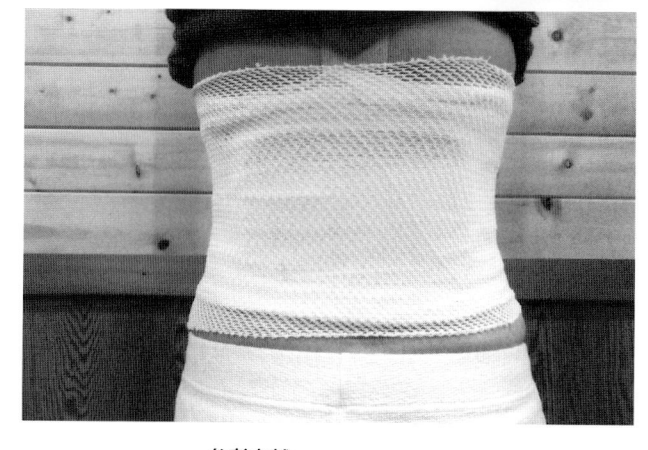

B

6 包帯がずれないようにネット帯を被せる．

参考文献

加瀬建造：仙棘筋キネシオテーピング．写真とイラストによるキネシオテーピング法，p.230-231．医道の日本社，1996

橋本辰幸：5．仙棘筋テープ．6．L4-5（腰椎）テープ．キネシオテーピング THE SPORTS（加瀬建造・監修），p.42-43．スキージャーナル㈱，1999

7. 膝痛（変形性膝関節症）

症状に合わせてどちらの方法でもよい．

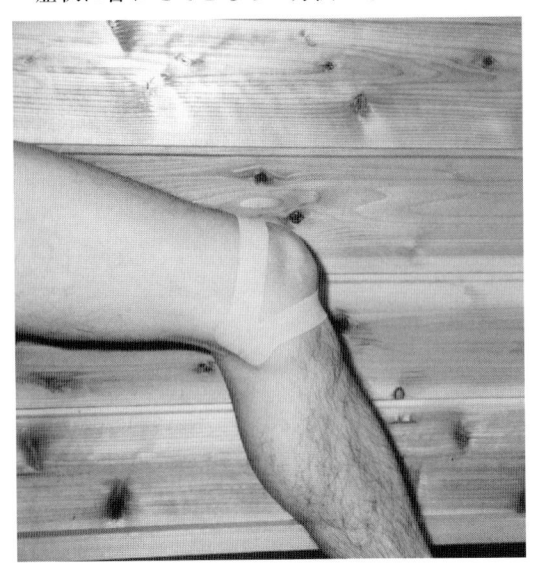

①　5 cm幅のテープを使用し，テープの中央から切り込みを入れる． 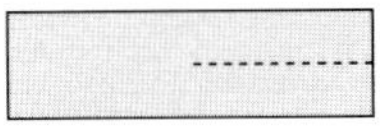
内側が痛む場合は内側から膝蓋骨の上下を挟むようにテープを貼る（外側の場合は外側から貼る）．

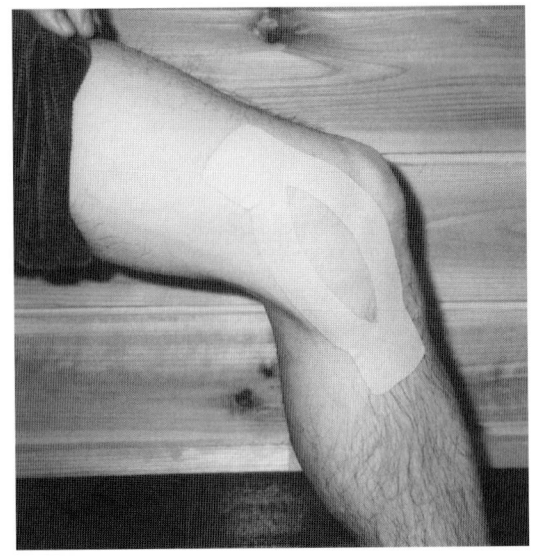

①-2　5 cm幅のテープを使用し，テープを縦に2ツ折にして中央から切り込みを入れる．内側が痛む場合は内側にテープを貼る（外側の場合は外側に貼る）．

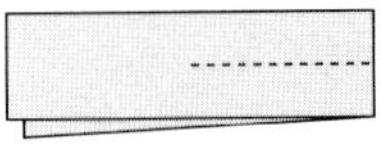

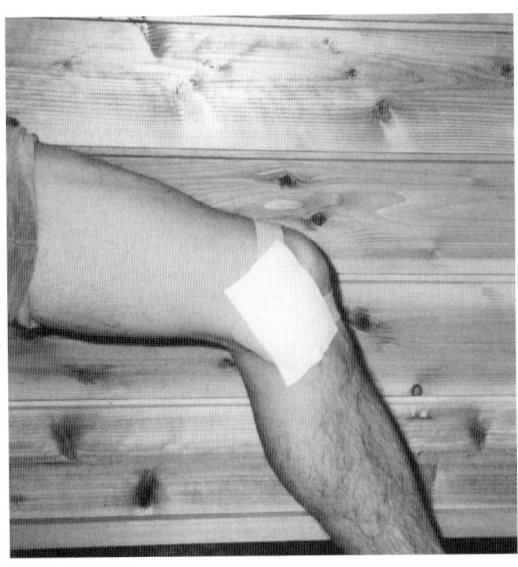

②　炎症または痛みのある部位に湿布を貼る．

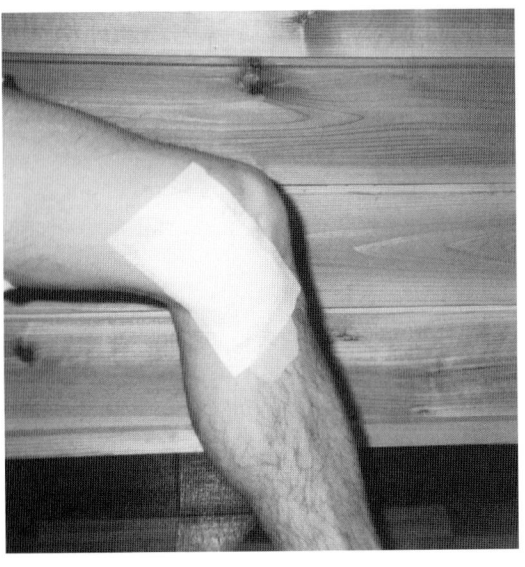

②-2　炎症または痛みのある部位に湿布を貼る．

第6章 固 定 法

膝の可動域制限がある場合：

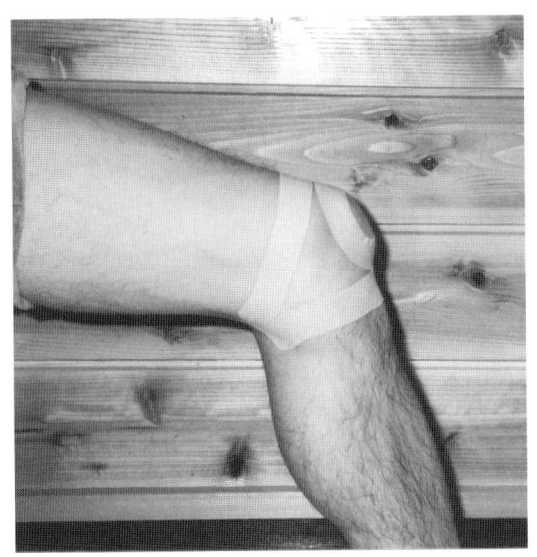

1 5 cm幅のテープを使用し，テープの中央から切り込みを入れる．内側が痛む場合は内側から膝蓋骨の上下を挟むようにテープを貼る（外側の場合は外側から貼る）．2.5cm幅のテープを使用し，膝蓋骨を覆うように貼る．

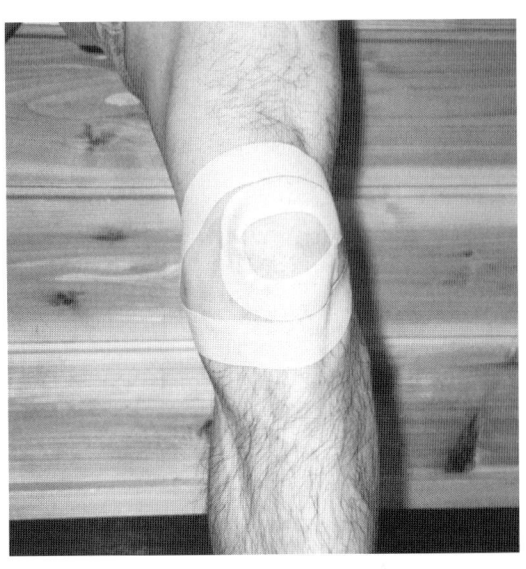

1 の（前面）

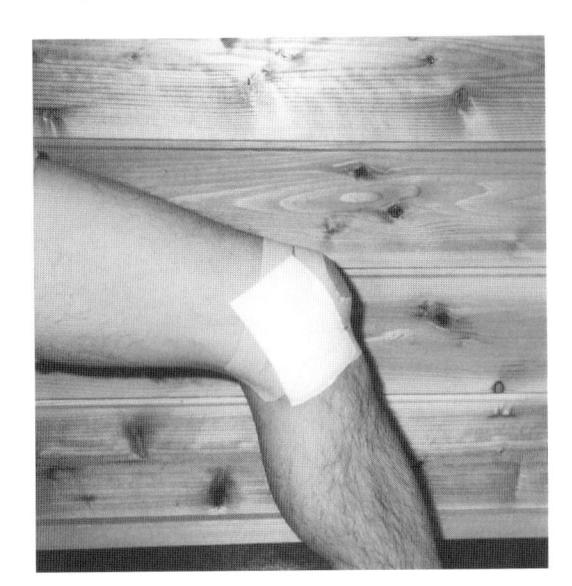

2 炎症または痛みのある部位に湿布を貼る．

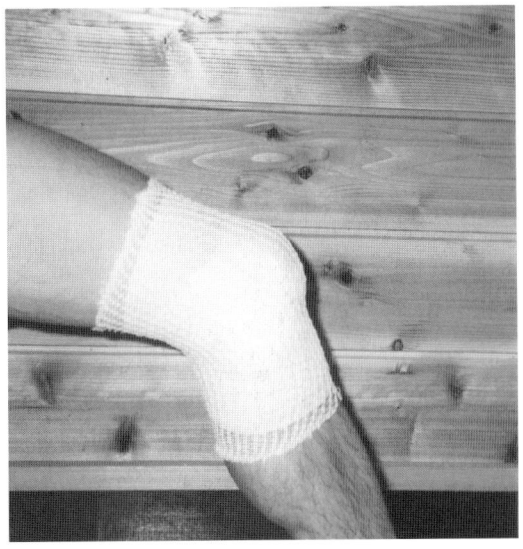

3 湿布の上から綿包帯または伸縮包帯を巻き，ネット帯を被せる．

参考文献

橋本辰幸：2. 円・外側側副靭帯テープ．キネシオテーピング　THE SPORTS（加瀬建造・監修），p.54-55．スキージャーナル㈱，1999

8. アキレス腱周囲炎／アキレス腱炎

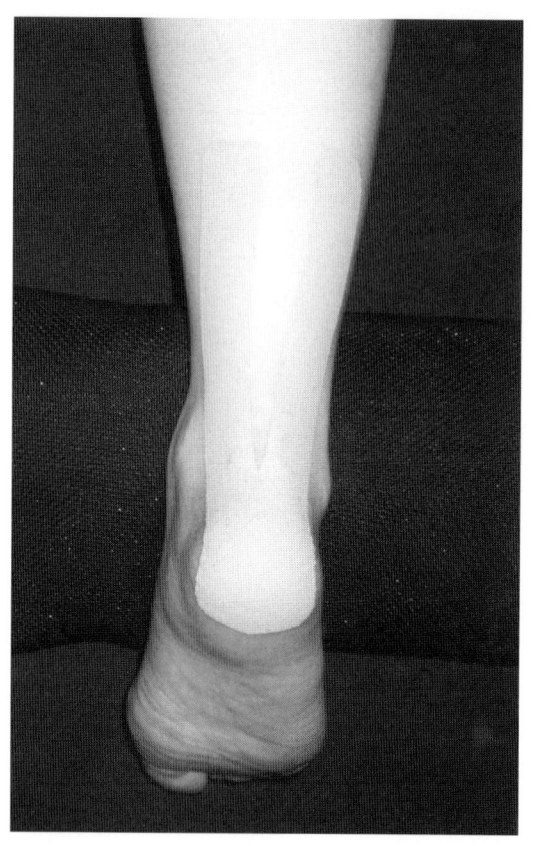

[1] 5cm幅のテープを使用し，テープの中央から切り込みを入れる．足底部にテープの一端（切り込みがない方）を貼り，切り込み側は腓腹筋の内・外側に向けて貼る．

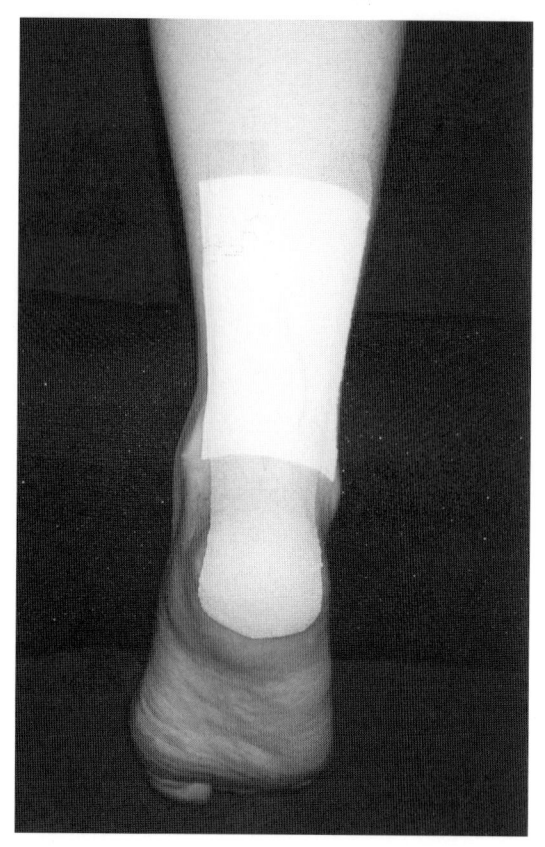

[2] 炎症または痛みのある部位に湿布を貼る．

第6章 固　定　法

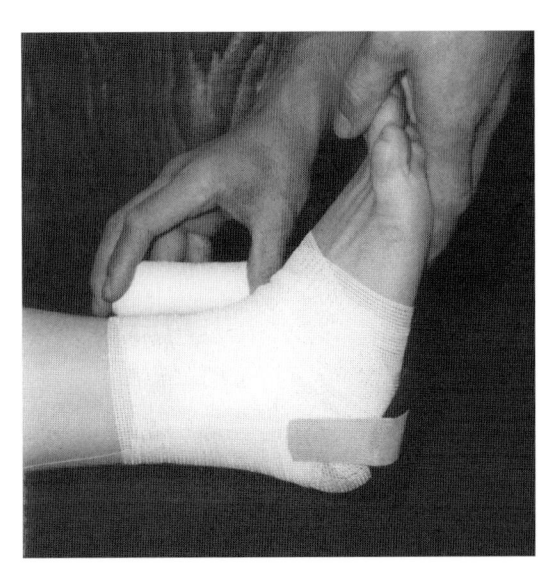

③ 歩行痛や炎症症状が強い場合は，湿布の上から綿包帯または伸縮包帯を巻き，踵にはネオプレンシート（ダイビングなどで使用するウェットスーツ生地）を踵の形にカットしてテープで止め，さらに残りの包帯を巻く．

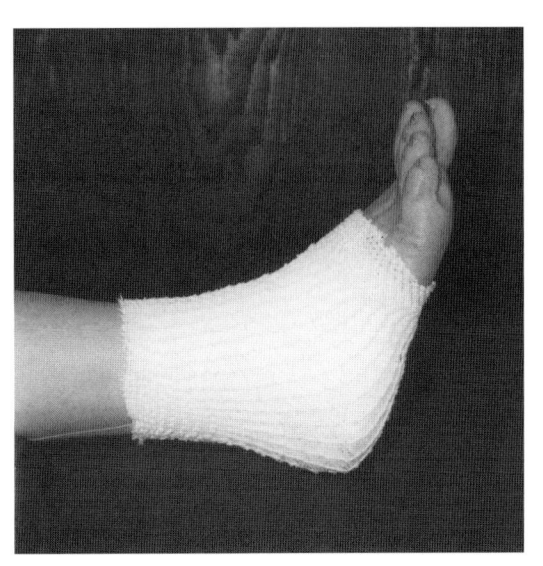

④ 包帯がずれないようにネット帯を被せる．

参考文献

加瀬建造：足関節底屈筋群キネシオテーピング．写真とイラストによるキネシオテーピング法，p.304-305．医道の日本社，1996

橋本辰幸：7．ふくらはぎの痛み．キネシオテーピング THE SPORTS（加瀬建造・監修），p.89．スキージャーナル㈱，1999

9. 外反母趾

症状に合わせて写真下A・Bどちらの方法でもよい．

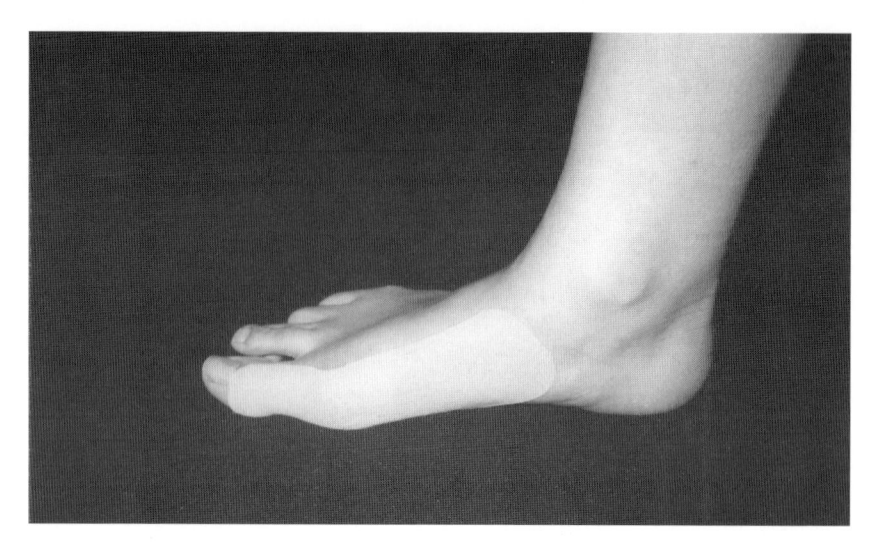

A

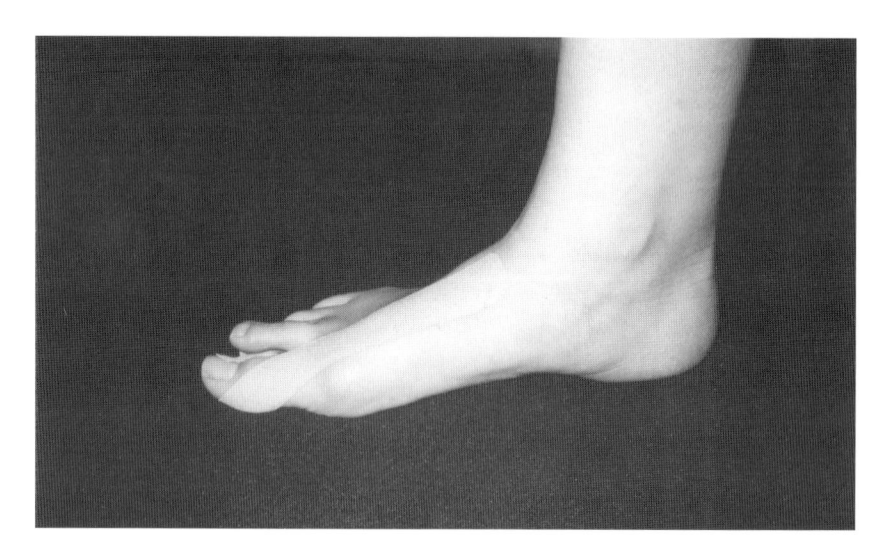

B

第6章 固定法

A

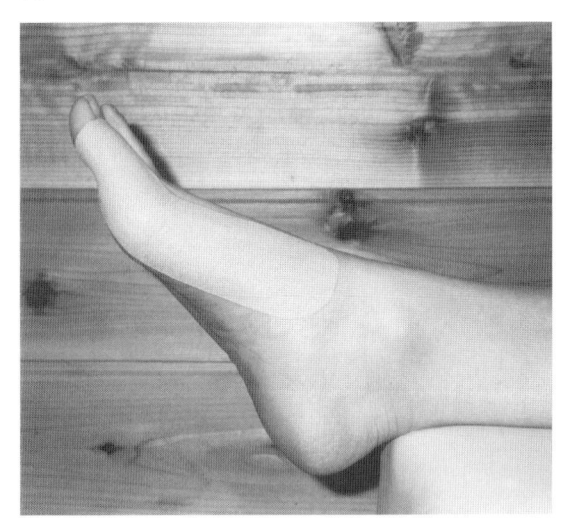

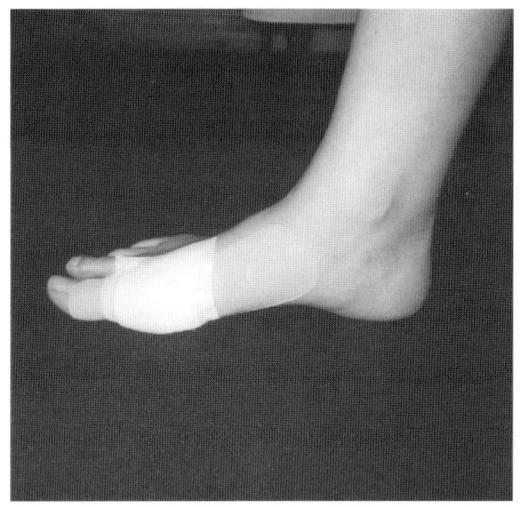

①5cm幅のテープを使用し，〔足の〕母指側面から足根中足関節（リスフラン関節）まで貼る．

②炎症または痛みのある部位に湿布を貼る．

B

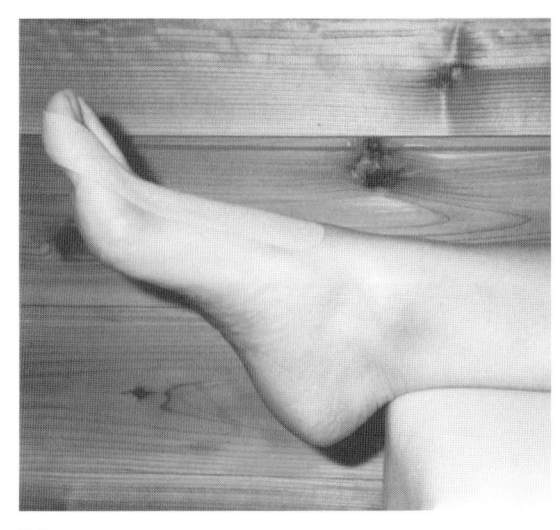

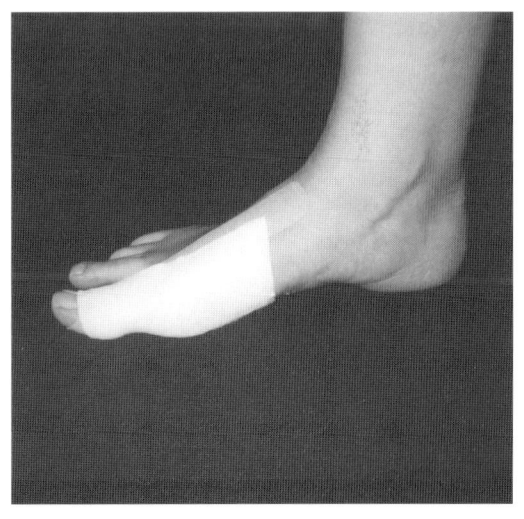

①2.5cm幅のテープを使用し，〔足の〕母指の内側から指底を通り中足指節関節（MTP関節）の上から足背まで貼る．

②炎症または痛みのある部位に湿布を貼る．

参考文献

加瀬建造：たちまち痛みが消えていく．貼るだけで治る奇跡のテープ療法，p.131-132，祥伝社，1986

10. 足関節水腫

① 5cm幅のテープを使用し，足関節を覆うようX状にテープを貼る（写真A，B）．

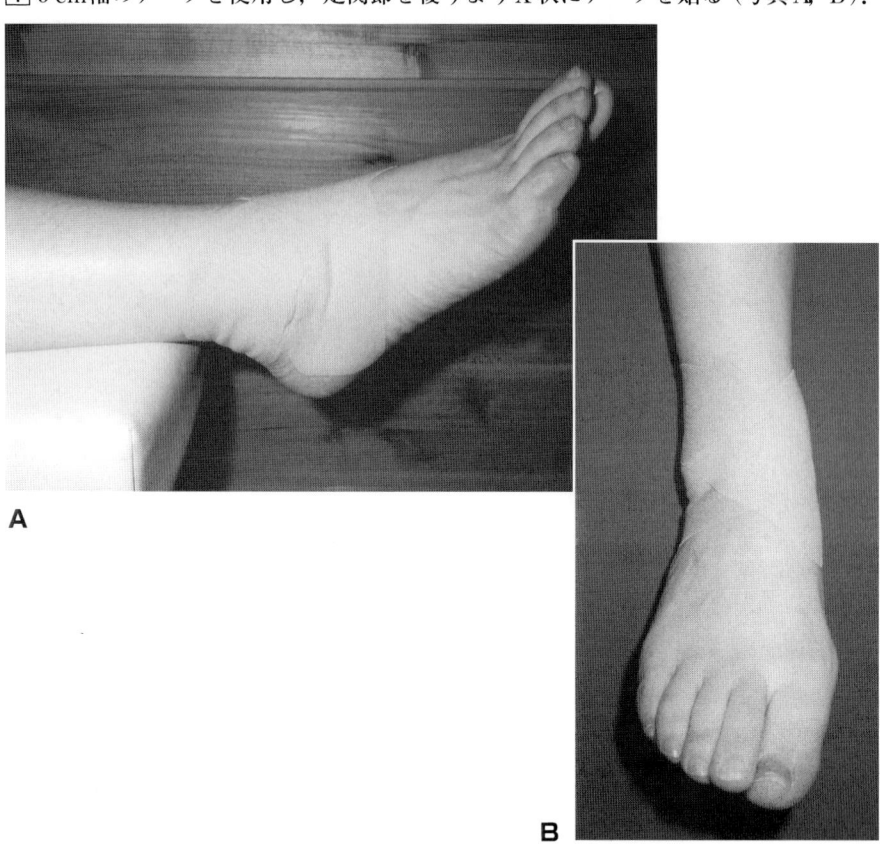

A

B

② 5cm幅のテープを使用し，テープを縦に2ツ折りにして中央から切り込みを少し入れる．水腫部分を囲むようにテープを貼る．

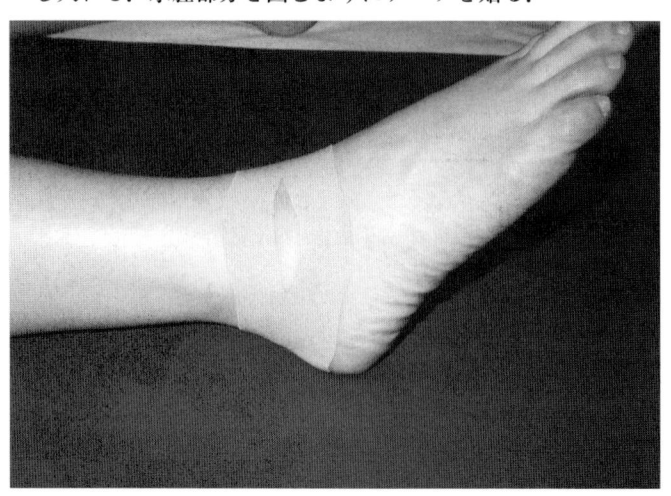

第6章　固　定　法

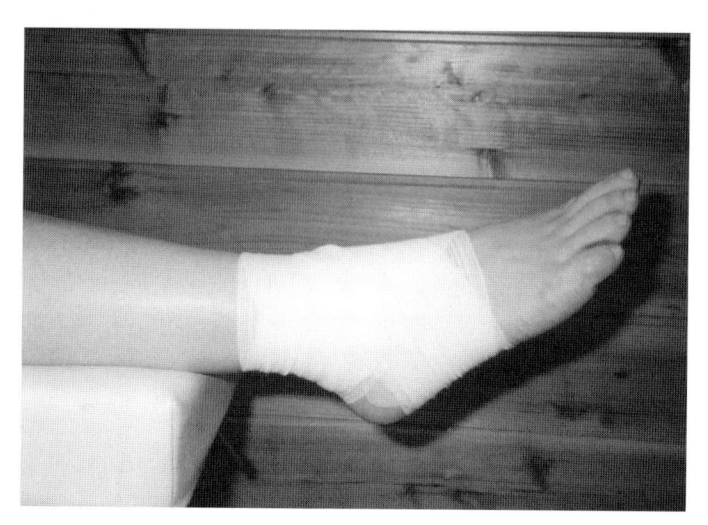

3 痛みのある場合は湿布を貼り，伸縮包帯を巻く．

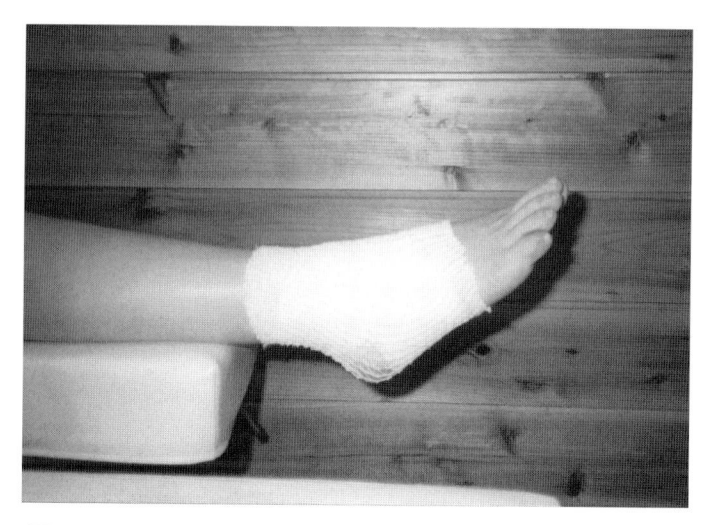

4 ネット帯を被せる．

第7章

柔整分野での外傷対応例

Ⅰ．捻　挫
Ⅱ．橈骨遠位端部骨折
Ⅲ．経験症例

　骨折・脱臼・打撲(挫傷)・捻挫は，柔整師にとっては基本的かつ必須の施術範囲のものであり，これらに関する研鑽を怠ってはならないのは勿論だが，最初にも述べたように，様々な患者がきわめて多様な症状を持ち込んでくるのが現状である．従ってわれわれ柔整師もきちんとした対応が迫られる．守備範囲を超えるものについても判断の材料となる予備範囲をこえるものについても判断の材料となる予備知識が多ければ多いほど診断の役に立つ．現代医学，隣接する多くの治療法，学術的研究情報にも目を向けるなど，日ごろの努力が肝要である．

　本章では紙幅の都合もあり，すべての外傷疾患を例示することができないが，柔整でもっとも多く出合う「捻挫」と，成人から小児まで幅広い層でおこる「橈骨遠位端骨折」に触れ，その治療過程を反芻してみた．この中には私の創案によるオリジナルなテクニックも含まれているので，些か参考に供したい．また，「経験症例」では，診断時の見誤まりに属するケースもあるので，わずか7例を示したに過ぎないが，注意深くその治療プロセスを追ってみて欲しい．

I. 捻　挫

　骨折・脱臼・打撲（挫傷）に較べ，捻挫は開院している地域によっては多少異なると思うが，通常，外傷外来頻度としては最も多い比率を示す．部位的には，頚部，腰部，胸鎖関節，肩関節，肩鎖関節，肘関節，手関節，手部，手指部，股関節，膝関節，足関節，足部，足指部などがあるが，なかでも頻度の高いとされる足関節捻挫，膝関節捻挫，手指部，足指（趾）部捻挫の施療法を以下に紹介する．

1. 捻挫の定義

　捻挫とは骨と骨の間におこる急激な捻り，または激しい外力によって関節周辺の関節包や靭帯，あるいは滑膜に損傷を生じるものもある．一般的な分類では，靭帯の損傷の程度により1度～3度に分類される．すなわち，1度＝靭帯小線維の断裂，2度＝靭帯の部分断裂，3度＝靭帯の完全断裂である．

　当院では，靭帯の損傷の程度により，さらに細かく次のように分類している．

- 1度＝　軽度：靭帯の伸張
　　　　中等度：靭帯の小線維の部分断裂
　　　　重度：靭帯の小線維の完全断裂
- 2度＝靭帯の部分断裂
- 3度＝靭帯の完全断裂

参考文献

全国柔道整復学校協会・監修：①狭義の捻挫．柔道整復理論改訂第2版（全国柔道整復学校協会・教科委員会・編集），p.39．南江堂，1994

河路渡・他：足関節捻挫の病態とその治療．綜合整骨　第2巻　第4号（萩島秀男・他編），297-298．メディカルプレス，1985

2. 臨床の場での基本的な流れ——足関節捻挫の場合

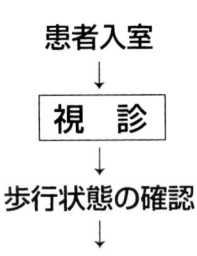

患者入室
↓
| 視　診 |
↓
歩行状態の確認
↓
坐位姿勢で足関節を足台にのせる

⎧ ・腫脹の部位と程度を診る　　　　⎫
⎨ ・内出血の有・無と程度を確認　　⎬
⎩ ・足関節の自動運動の確認　　　　⎭
↓
| 問　診 |

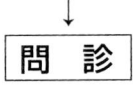

⎧ ・負傷原因は？　　　　　⎫
⎪ ・内がえし強制か　　　　⎪
⎨ ・外がえし強制か　　　　⎬
⎪ ・受傷時に雑音を感じたか⎪
⎪ ・受傷後に安静保持したか⎪
⎩ ・既往歴はあるか　　　　⎭
↓
| 触　診 |

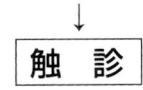

⎧ ①炎症の程度　　　　　　　　　　　　　　　　　　　　⎫
⎪ ②足関節の可動域の確認　　　　　　　　　　　　　　　⎪
⎨ ③圧痛はどこにあるか　　　　　　　　　　　　　　　　⎬
⎪ ④類症鑑別　　　　　　　　　　　　　　　　　　　　　⎪
⎩ ⑤足関節の不安定性　[・前方引き出しテスト／・側方動揺性] はあるか ⎭

→靭帯損傷の程度を判断する　⎧・1度（軽度・中度・重度）→程度に応じた手技調整
　　　　　　　　　　　　　　⎨・2度　⎫→必要な場合のみ，程度の確認のため，
　　　　　　　　　　　　　　⎩・3度　⎭　医師依頼によるＸ線検査

→それぞれの程度に応じた固定法を行なう

→負傷名・損傷の程度を患者（家族）に説明

→日常生活での注意事項→次回の施術日を患者に伝えること

参考文献

渡辺良：Ⅱ.臨床診断．整形外科MOOK58　関節靭帯損傷（伊丹康人・他編），p.96-97．金原出版，1989

樽本修和：1）原因．綜合整骨　第2巻　第4号（萩島秀男・他編），327-328．メディカルプレス，1985

3. 圧痛点による靱帯損傷部位

（写真中の×印，負傷名の※印は類症鑑別）

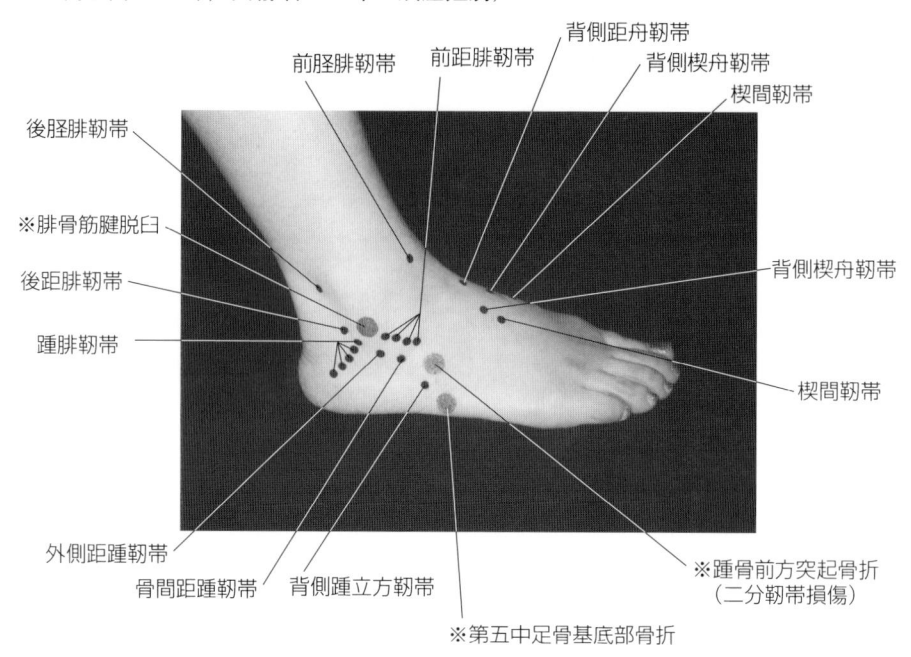

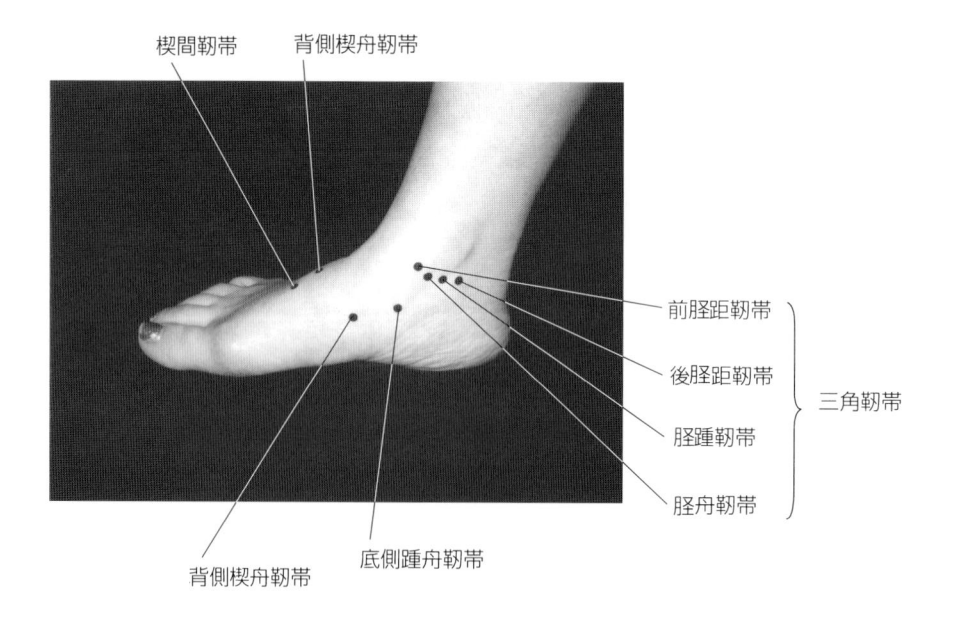

前脛腓靱帯
前距腓靱帯
背側距舟靱帯
背側楔舟靱帯
楔間靱帯
後脛腓靱帯
※腓骨筋腱脱臼
後距腓靱帯
踵腓靱帯
背側楔舟靱帯
楔間靱帯
外側距踵靱帯
骨間距踵靱帯
背側踵立方靱帯
※踵骨前方突起骨折
（二分靱帯損傷）
※第五中足骨基底部骨折

楔間靱帯
背側楔舟靱帯
前脛距靱帯
後脛距靱帯
脛踵靱帯
脛舟靱帯
三角靱帯
背側楔舟靱帯
底側踵舟靱帯

参考文献

高倉義典・他：図5．圧痛点による鑑別診断．図78．足関節周辺の靱帯解剖図．図説足の臨床
（北田力・他編），p.33, 187．メジカルビュー社，1991

4. 足関節ストレス撮影

徒手的前方引き出しテスト

足関節を軽度底屈位にして，一方の手で下腿を保持し，他方の手で踵を把持して前方へ引き出し，距骨の前方方向への移動性を調べる．

※より正確な診断のため，踵を前方に押し出した状態でX線撮影を行なう．患肢を下にして横臥位にし，足関節は中間位に保ち，一方の手で下腿を保持し，他方の手で踵をしっかり把持する．

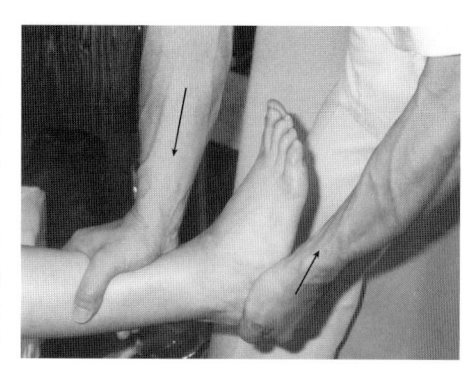

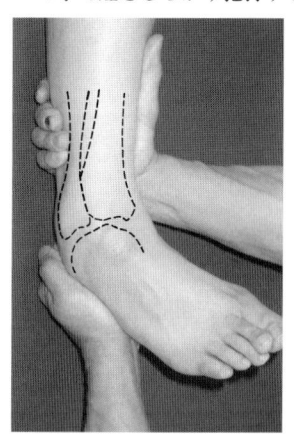

〈内がえしストレス撮影法〉

足関節は中間位または軽度底屈位にする．一方の手で下腿を保持し，他方の手で踵骨を把持して10〜30°内がえしに保った状態でX線撮影を行なう．

患者の足が大きくて踵骨がうまく把持できない場合は，足部を把持してもよいが，内がえし力が足根関節間で干渉されてしまうため，できるだけ踵骨をしっかりつかみ，足関節に力が伝達するよう努力する．

これらのストレス法は，受傷時と治癒時の比較にさいして常に一定条件下で行なう必要があり，徒手的には多少の誤差が生じることがある．現在では「テロス」という正確なストレス装置が市販されている．

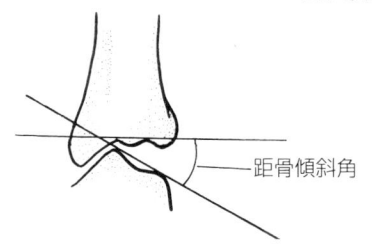

脛骨関節面の平行線と脛骨に対応する距骨の平行線とを結ぶ線の角度を距骨傾斜角という．

・角度が5°以下だと1度の損傷
・角度が10°以下だと2度の損傷
・角度が10°以上だと3度の損傷
（10°以上では合併損傷を疑う）

※これらのストレステストは年齢・性差により個人差が大きいため，できれば左右を同条件で検査することが大切である．

参考文献

那須亨二：診断と分類．図説整形外科診断治療講座 第19巻 足，足関節疾患（室田景久・他編），p.47-48．メジカルビュー社，1991

長谷川惇：ii.診断．整形外科痛みへのアプローチ①下腿と足の痛み（高倉義典・編集），p.87-90．南江堂，1996

河路渡・他：ストレス撮影，綜合整骨 第2巻 第4号（萩島秀男・他編），p.300．メディカルプレス，1985

高倉義典・他：新鮮外側靱帯損傷，図説足の臨床（北田力・他編），p.188-189．メジカルビュー社，1991

祖父江牟婁人：ストレス撮影．新図説臨床整形外科講座 第9巻 下腿・足（松崎昭夫・他編），p.174-175．メジカルビュー社，1994

高倉義典：ストレス撮影，新図説臨床整形外科講座第1巻 整形外科の検査，診断法（山本吉藏・他編），p.178-183．メジカルビュー社，1995

渡辺良：1.関節不安定性のテスト．整形外科MOOK58．関節靱帯損傷（伊丹康人・他編），p.97-100．金原出版，1989

5. 超音波観察（正常例）

　前距腓靱帯，踵腓靱帯，二分靱帯の描出には，ストレスをかけて行なう理想的な方法があるが，症状によっては痛みのためストレスをかけられない場合もある．
　ここでは足関節自然肢位（軽度底屈）での画像を紹介する．正しい靱帯の位置は文献も少なく，いまだ研究段階であり，目安として参考にするほかない．

（超音波観察システムは㈱エス・エス・ビーを使用）

①前距腓靱帯
プローブ走査方向
　足関節を自然肢位（軽度底屈）によりプローブ（7.5MHz）を腓骨に対して，Ⓐ直角（短軸）・ⒷⒸ平行（長軸）に走査する．

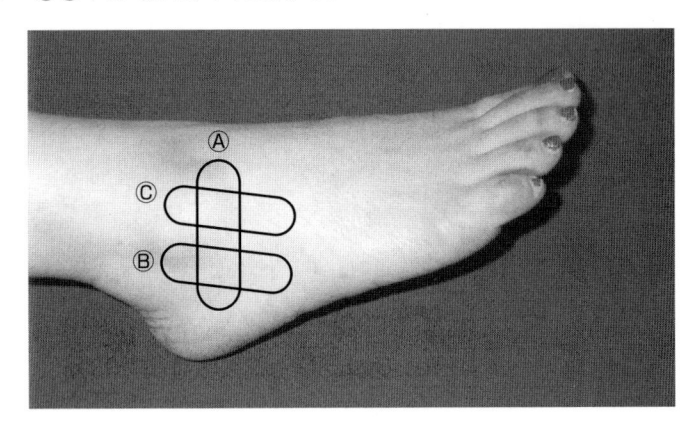

②踵腓靱帯
プローブ走査方向
　足関節を自然肢位（軽度底屈）によりプローブ（7.5MHz）を腓骨に対してⒶⒷ平行（長軸）に走査する．

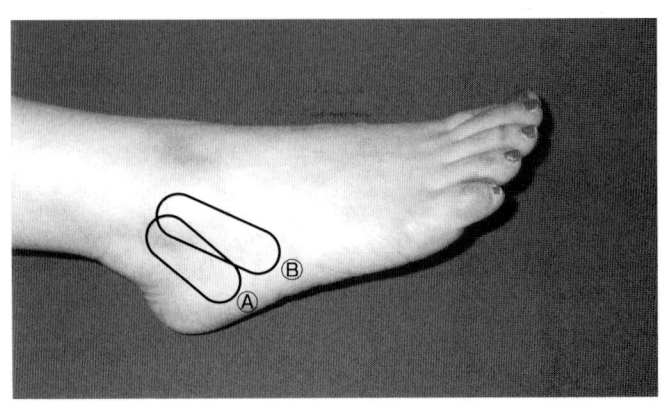

第7章　柔整分野での外傷対応例

○前距腓靱帯→腓骨外果の前端から起こり，距骨に付く．

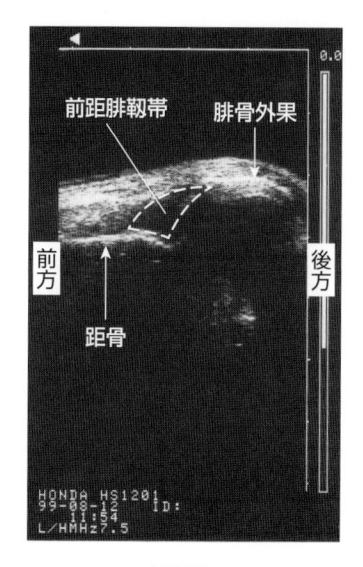

短軸像 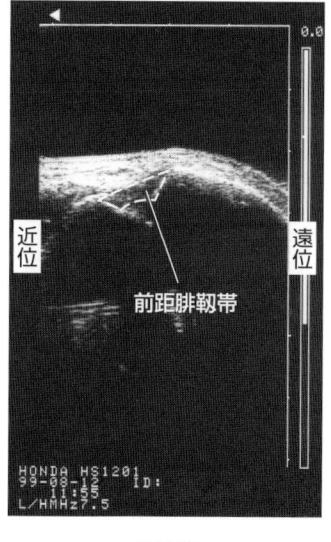　　　　　　　　　長軸像 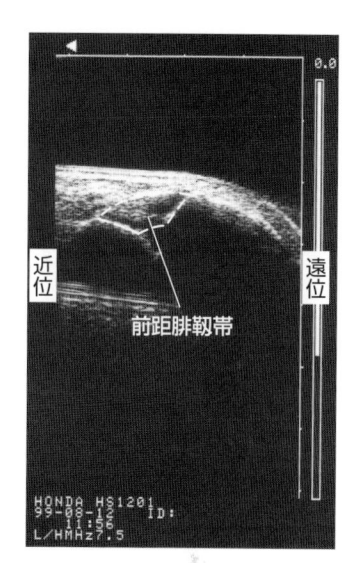　　　　　　　　　長軸像

○踵腓靱帯→腓骨外果から踵骨外側面に付く．

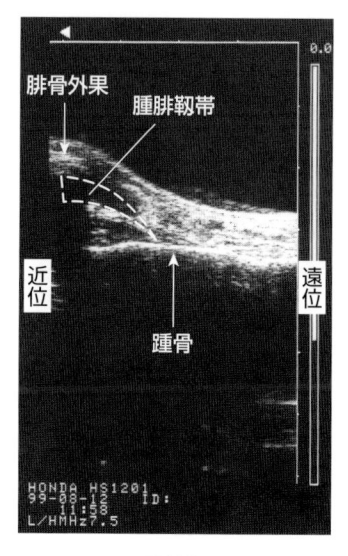

長軸像 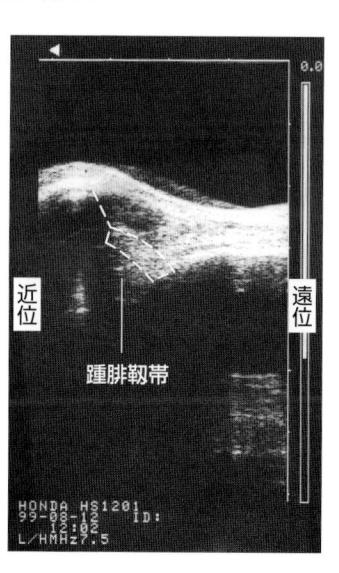　　　　　　　　　長軸像

プローブの当て方が線維層に対して垂直であることを基本とするが，靱帯の位置を確認するためには意識的に垂直を外し，黒い描出状態を見る．

修復過程においては，明るく肥厚した描出が見られるが，プローブの角度を変えることによって確認できる．（アーチファクトの鑑別を心がけるため）

参考文献

日本整形外科超音波研究会編集：症例15，足関節外側靱帯（正常例）．整形外科超音波診断アトラス，p.118．南江堂，1995

福島統一・他：Q21：足首の関節の構造．新解剖学（加藤征監修），p.30．日本醫事新報社，1997

③二分靱帯（踵舟靱帯，踵立方靱帯）

踵骨と立方骨をつなぐ靱帯と，距骨頭から舟状骨の間の靱帯．

プローブの走査方向

足関節を自然肢位（軽度底屈）より徐々に内反させる．プローブ（7.5MHz）を長軸に対して平行（長軸）に走査する．

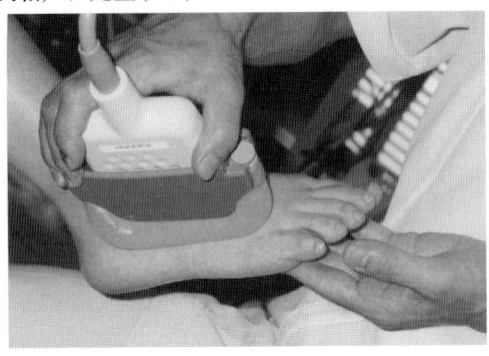

1）足関節自然肢位（軽度底屈）
2）足関節自然肢位より（軽度内反）
3）足関節自然肢位より（完全内反）

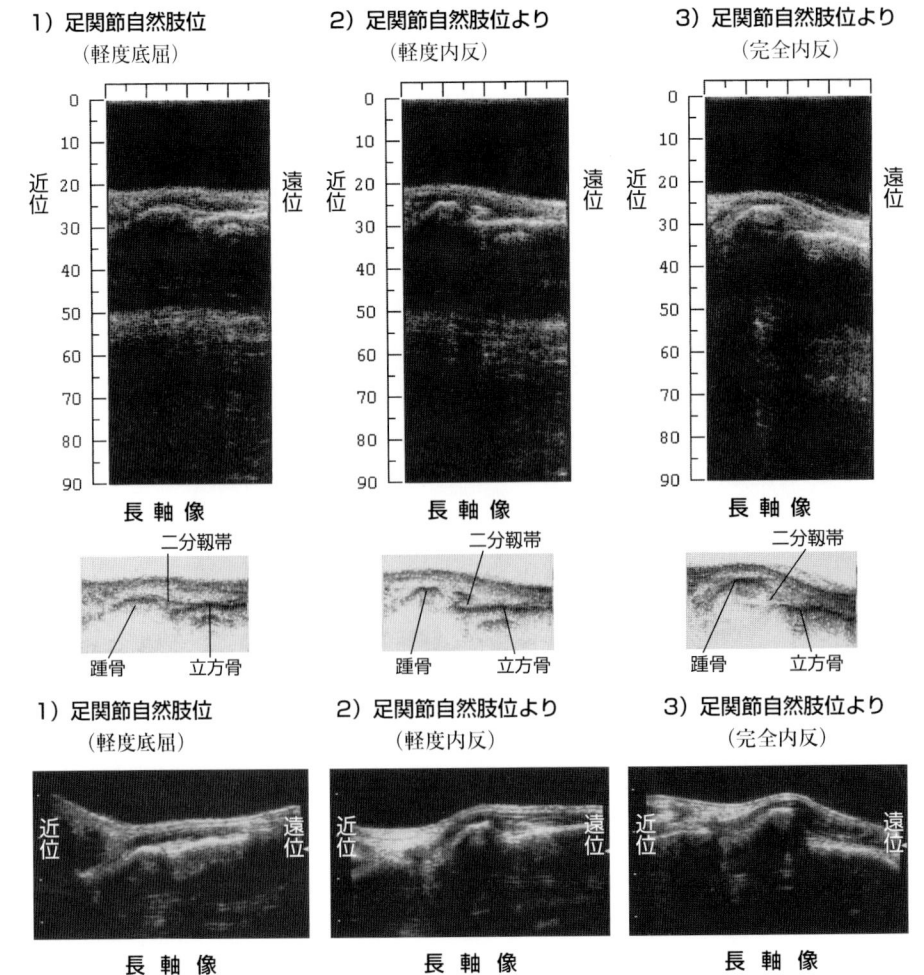

長軸像

二分靱帯　踵骨　立方骨

1）足関節自然肢位（軽度底屈）
2）足関節自然肢位より（軽度内反）
3）足関節自然肢位より（完全内反）

長軸像

（アロカ（SSD-1000）を使用した場合）

〈参考症例：右足関節捻挫（16歳・女性）〉

視診
① 片足歩行（負傷側は足が衝けない）．
② 外果を中心に限局性に腫脹がある．
③ 足関節は全方向に可動域制限がある．
④ 内出血斑は外果下端部に少々あり．

問診
① 負傷原因は左腓骨骨折のため，足を庇いながらけんけんで階段を降りていたが，このとき足にグキッという衝撃を感じ，内がえしを強制して転倒する．
② 受傷後は安静にする．過去に十数回，軽度の捻挫の既往がある．

触診
① 類症鑑別としては，外果裂離骨折（部），第五中足骨基底部骨折（部），踵骨前方突起骨折（部），各部の衝撃痛，限局性圧痛は認められなかった．
② 外果周辺の腫脹が増大のため，圧痛部位の確認（靭帯損傷部）が困難である．
③ 足関節を他動的に背屈することは可能だが，疼痛があり，底屈，内反は不可．
④ 足関節の不安定性はない．

　以上，視診・問診・触診の程度により，靭帯の部分断裂を疑い医師に診断を依頼した．その結果，距骨傾斜角は12°であり，前距腓靭帯と踵腓靭帯の損傷と診断される．

受傷時

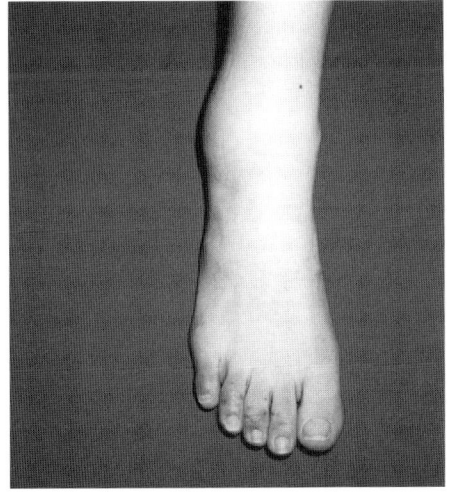

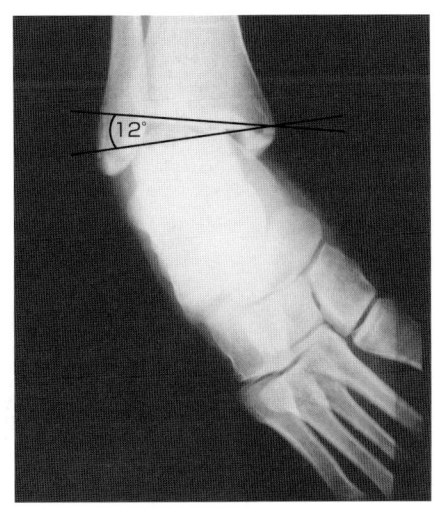

外観では右外果部を中心に腫脹が見られる．

● 超音波観察

プローブの走査方向

　前距腓靭帯の描出には，足関節を自然肢位（軽度底屈）にし，外果の前端を中心にプローブ（7.5MHz）を長軸に対して平行（長軸）に走査を行なう（自然肢位よりさらに前方に引き出してストレスをかけるとよいが，この症例は痛みのためにストレスは不可）．

　踵腓靭帯の描出には足関節を自然肢位（軽度底屈）にし，外果から踵骨外側面にプローブ（7.5MHz）を長軸に対して直角（短軸）に走査を行なう（踵腓靭帯の場合は，足関節を軽度背屈にして，さらに内反ストレスをかけて描出するのが理想である．この症例では痛みのため背屈は不可）．

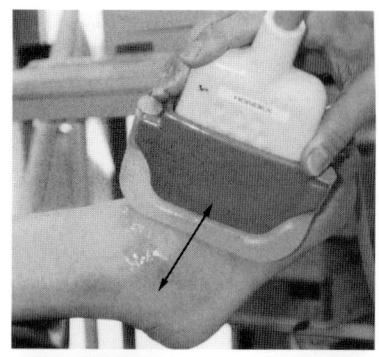

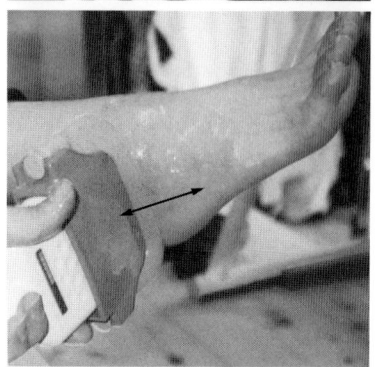

矢印の方向にプローブを移動して走査観察する．

● 前距腓靭帯

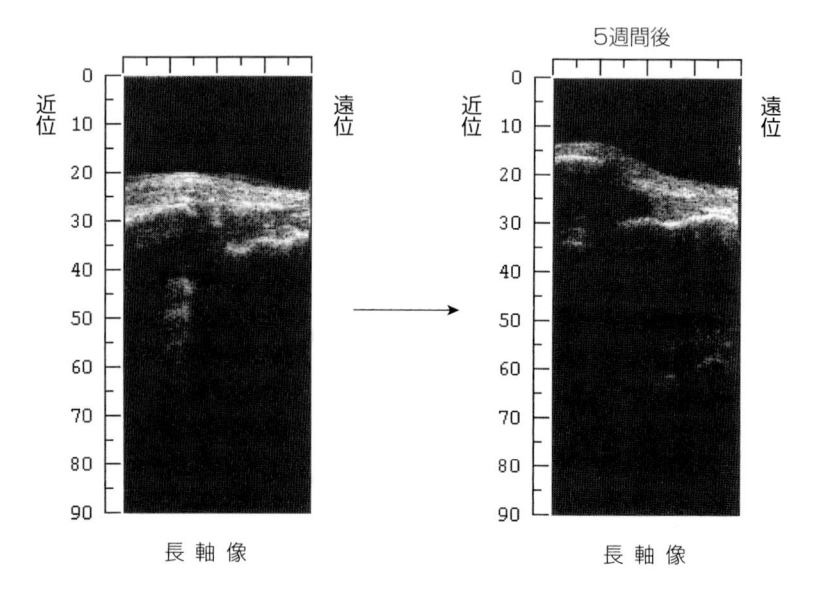

5週間後

長軸像　　→　　長軸像

● 踵腓靱帯

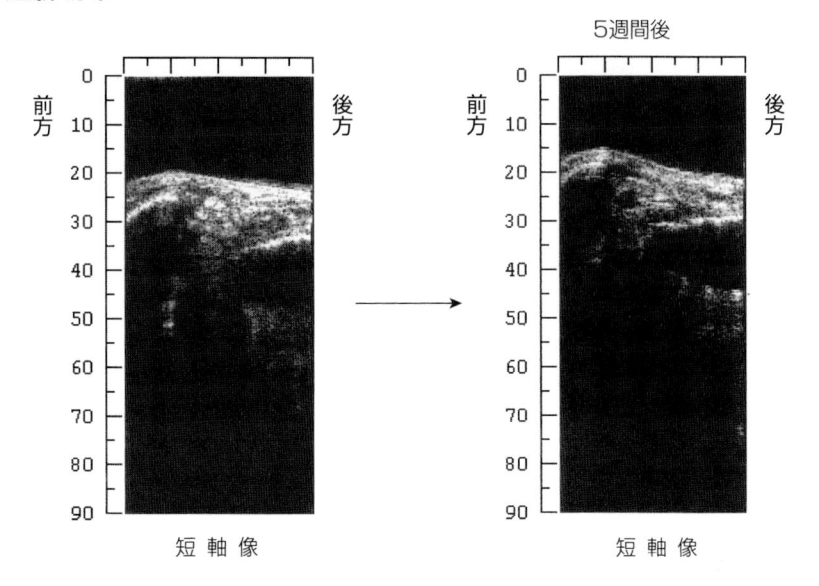

短軸像 → 5週間後 短軸像

固定期間

- 来院日（受傷時）から21日間，1度（重度）の固定法を施行（松葉杖使用）．ブライトンシーネ固定を除去．
- 21日目から26日目まで5日間はネオプレンゴムと包帯固定を施行．ネオプレンゴムを除去．
- 26日目から36日目までの10日間は包帯固定を行ない，温熱療法とマッサージ，手技を始める．包帯固定を除去．
- 36日目から50日目までの14日間は粘着性伸縮テープのみを行ない，受傷後7週間（50日間）で治癒する．

過去に十数回，捻挫などの後遺症で足関節の可動域制限が多少あったため，改善までに長期を要した．

受傷7週間後

右外果部の腫脹は消失．

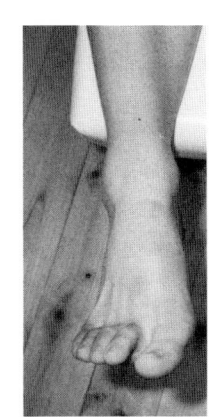

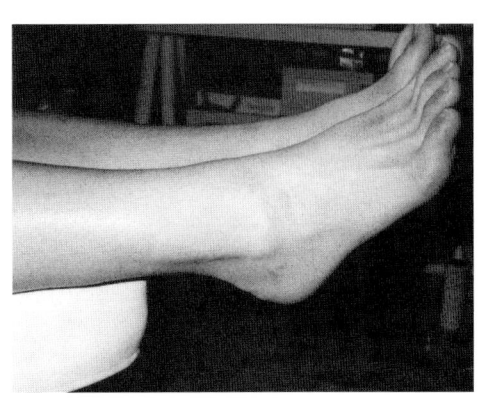

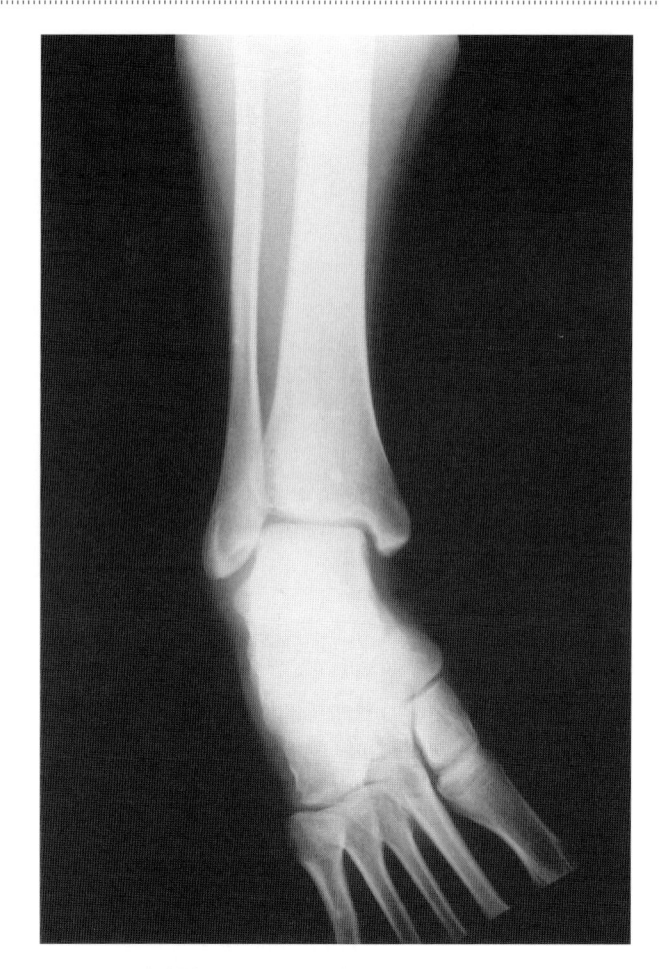

距骨傾斜角はほとんど改善された.

　本症はX線検査のさいに痛みのために前方引き出しができず，内がえしストレス撮影は受傷時と改善時のストレス角度が同条件でないため，目安として見てほしい.

参考文献

日本整形外科超音波研究会：症例15　足関節外側靱帯（正常例）．整形外科超音波診断アトラス，
　p.118．南江堂，1995

6. 足関節捻挫の後療法

[1] 1～3度の固定除去後,蒸しタオル（湿性タオル）を使って足部全体を温めながら,足背と足底部を術者の両手母指で圧迫し,ゆるめる（写真A～C）.

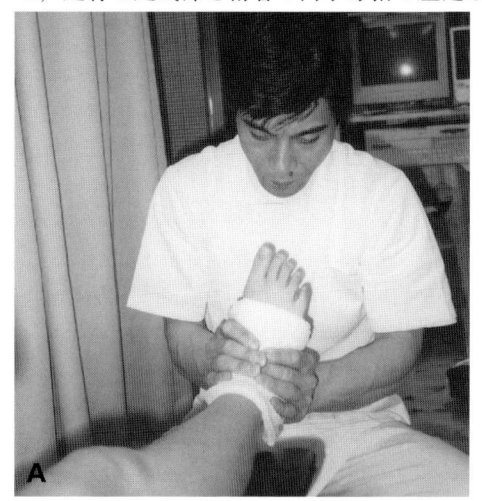

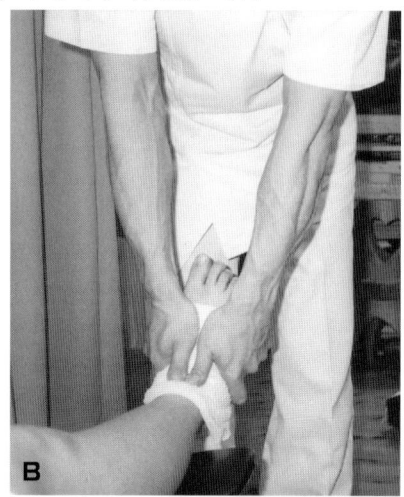

[2] 術者は,靱帯損傷部に〔手の〕母指または3指（示指・中指・環指）を圧定して,足関節の可動域を見ながら患部に痛みを与えない程度に,背屈と底屈をくり返す（写真下左・右）.

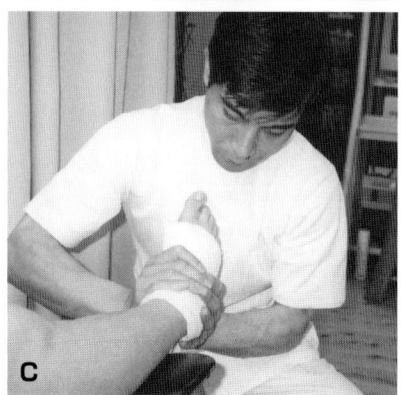

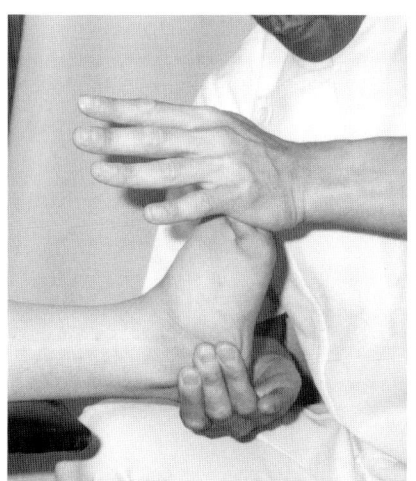

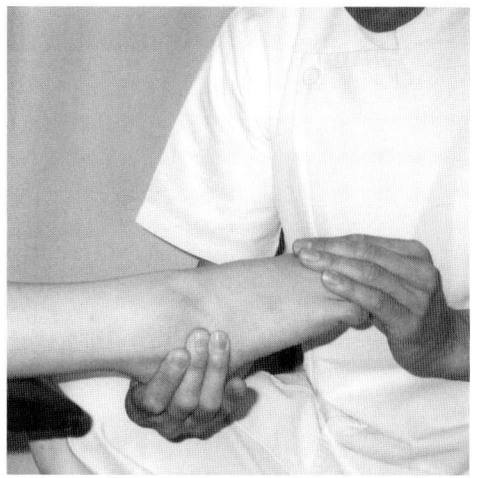

3 術者の片手は受者のアキレス腱部に圧定し，もう一方の手は爪先にあて，足関節の背屈を強制する．

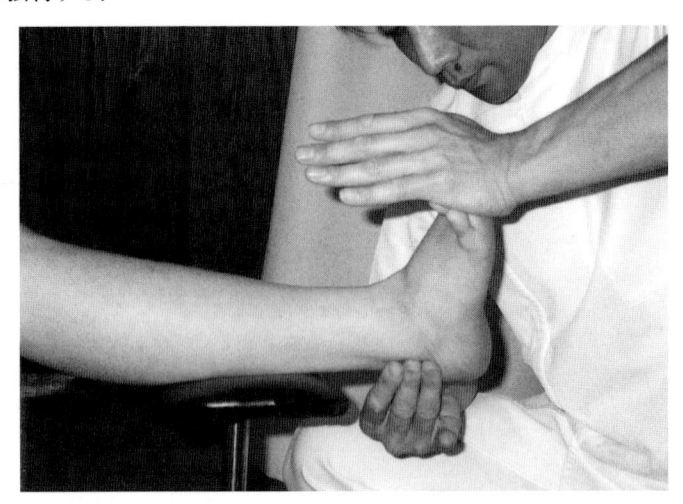

4 外側靱帯損傷の場合は，内がえしを強制して，靱帯損傷部をストレッチさせる．この場合，靱帯損傷部に痛みを与えない程度に行なうこと．

5 術者の片手母指と示指で受者の足指を挟みながら，軽く指を引っ張る．第一指から第五指まで全指についてこれを行なう．

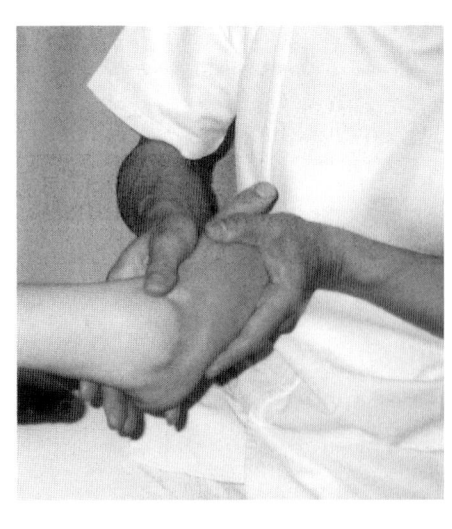

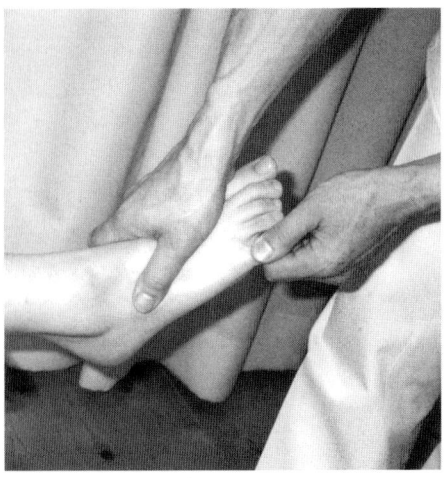

第7章　柔整分野での外傷対応例

6 塗り薬を使い，足関節全体をマッサージする（塗り薬はすべりのよいものであれば何でもよい）．

7 足関節の背屈，底屈制限がない場合は，ストレッチまたは筋力強化を行なうと捻挫の予防と改善につながる．

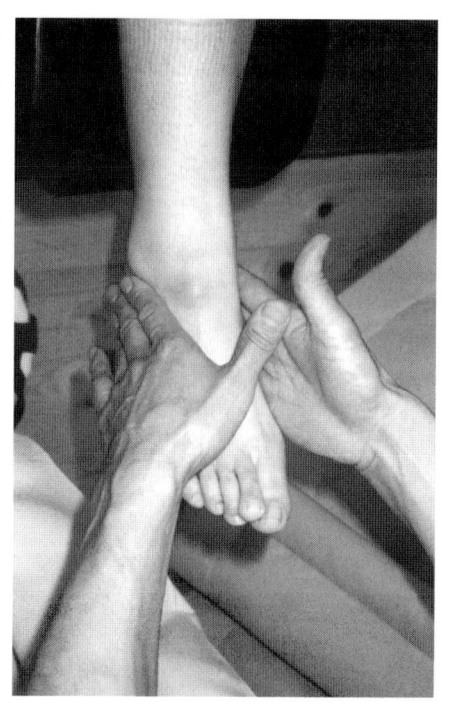

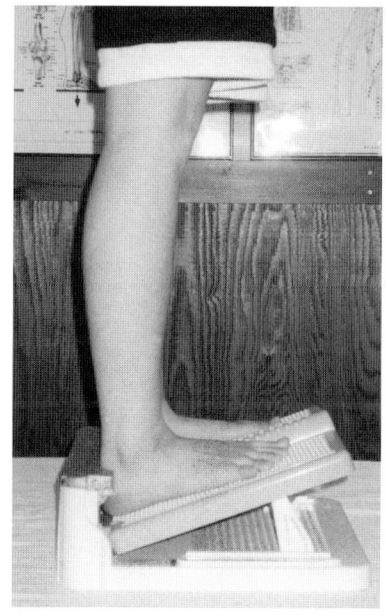

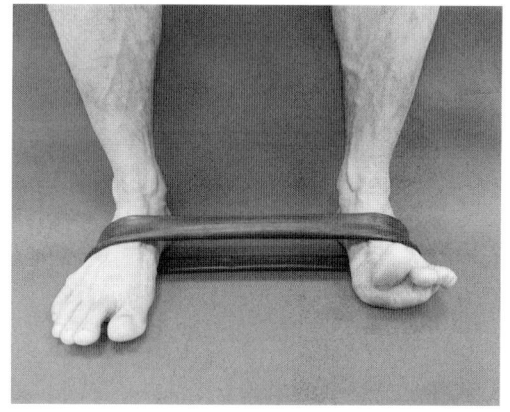

8 後療法のあとは，回復の程度により必要に応じて塗り薬か，湿布，もしくは固定法（p.195〜196参照）を行なう．

9 スポーツを早期に行なうときは，当院で考案したバンドをすすめる（次ページ参照）．

参考文献

岡崎壮之：後療法．臨床スポーツ医学　1989．vol.6．臨時増刊号，p.408．文光堂，1989

足関節の固定装具について

　靱帯の改善の程度により早期にスポーツなどに復帰させる場合は，足関節の固定装具や固定バンド，サポーター類を装着させ，痛みの消退にともない徐々に歩行→速歩→軽いランニング→ランニングダッシュというように運動の負荷を増していく．

　当院では，私が考案した足関節固定バンド*を使用している（下写真）．

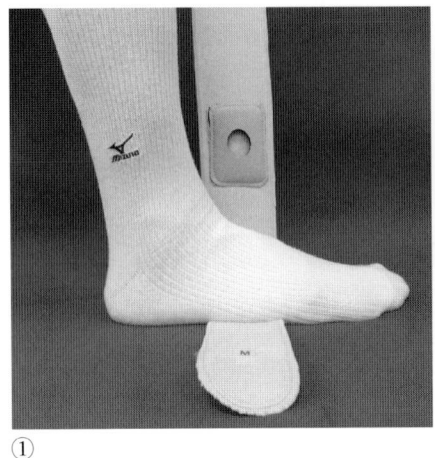

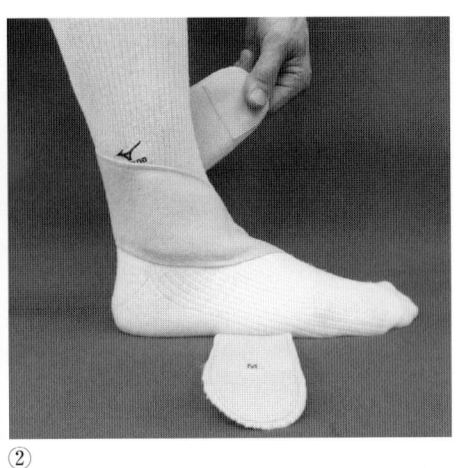

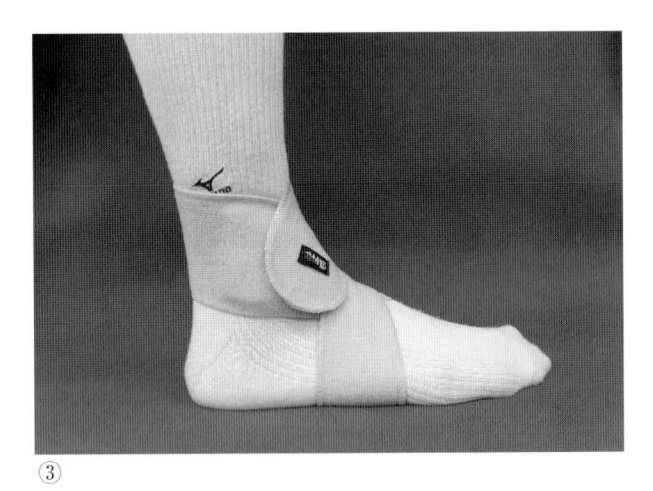

① ② ③

*製品についてのお問い合わせ，お申し込みは，ダイヤ工業株式会社（tel 086-282-1245）

参考文献

長谷川惇：図5.32 足関節外側靱帯再建術後リハビリテーションプログラム．整形外科 痛みへのアプローチ①下腿と足の痛み（高倉義典・編集），p.95-97．南江堂，1996

7. 早期機能改善のための自宅療法

　足関節の早期の機能改善のために，患者が自宅で行なうとよい体操を紹介する．

[1] 壁を前にして立つ．壁を押すように両腕を伸ばし，患側の足を後ろにして両足を前後に大きく開く．この姿勢で患側のアキレス腱を20～30秒間伸ばす．3～5回くり返す．

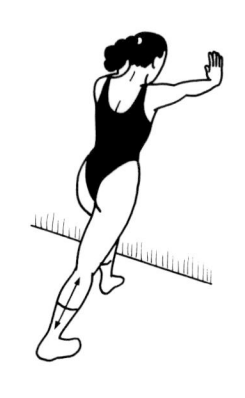

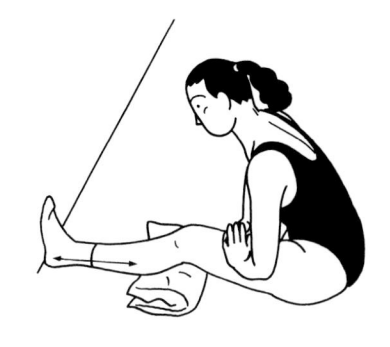

[2] 患側の足を伸ばし，その足の裏を壁に当てて座る．上体を前屈させ，アキレス腱を10秒間伸ばす．3～5回くり返す．

[3] タオルを足底に引っかけて両端を手で持ち，足関節を底屈させると同時にタオルを手前に引っ張り，抵抗運動をする．10秒間くらいの抵抗運動を2～3回くり返す．

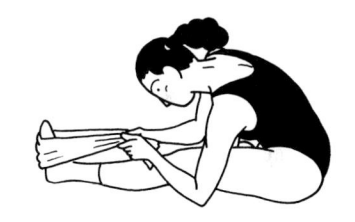

8. 固　定　法

　以下に掲げる固定法は経験から考案した私のオリジナルで，現に実践しているものである．他の方法には，テーピング，金属シーネ（クランメル），固定バンドなど様々な固定法があるが，私としては患者が楽で，なおかつ清潔（かぶれないこと）を保ちながら治っていくことをモットーとしている．

- **固定材料について**
　　　（ここに紹介するすべての材料を使用しなくてもよいが，一応参考にして下さい）
　①ガーゼ
　　ガーゼの上からの冷却水は，肌の弱い人にはかぶれの予防になる．当院では逆浸

透膜浄水器*¹の純水を冷やして使用しているが，一般的なミネラルウォーターでも構わない．ただし水道水は不可．

②湿布
- 肌に合わせて湿布を使用すること．
- 湿布を使用して発疹，発赤，腫脹，痒みなどの症状が出た場合には使用を中止する．
- 肌の弱い人には，冷却水のみにとどめる．

③綿包帯（純綿包帯）

患部のサイズに合わせて3・4・5・6各裂を選んで使用する．

④伸縮包帯

患部のサイズに合わせて3・4・5・6各裂を選んで使用する．

⑤ネット帯（伸縮ネット包帯）

メーカーによって商品名，大きさが多少異なるが，足のサイズに合わせて使用する．

⑥粘着性伸縮テープ*²

メーカーによって名称や素材が異なるが，どのメーカーのものでもよい．直接肌に使用する場合，発疹，発赤，腫脹，痒みなどの症状が出たら使用を中止すること．

⑦フォームラバー（ソフトタイプ）*³

患部のサイズに合わせてカットして使用する．

⑧ボール紙（スポンジ付ボール紙）*⁴

ボール紙の厚さは2mmを使用．患部のサイズに合わせてボール紙をカットする．スポンジ付ボール紙のスポンジは比較的柔らかいものを見つけ，ボール紙に合わせてカットし，両面テープで貼りつける．

⑨ネオプレンゴム*⁵（ダイビングなどに使用されているウェットスーツ生地）

患部のサイズに合わせてカットして使用する．

⑩プライトンシーネ*⁶（熱可塑性プラスチックキャスト材）

患部のサイズに合わせて，幅7.5cmまたは幅10cmを使用し，長さはカットして使用する．お湯で軟化させ，シーネの両面をティッシュペーパーで包んで使用する．すばやく固定しないとすぐに硬化する．冬場はヒーターや暖房器具にあてないこと，シーネの変形や熱傷の原因となるので，患者には忠告しておくこと．

⑪アルフェンスシーネ*⁷（アルミ副子）

指用のサイズを使用し，指の長さに合わせてカットして使用すること．

＊2，3，4，6，7は殆どの医療器業者が扱っています．

＊5はネオプレンゴム（ダイヤ工業株式会社　tel 086-282-1245）

＊1逆浸透膜浄水器（カリスタジャパン：フリーダイヤル 0120-52-4132）．

〔1〕足関節捻挫の固定法　1度（軽度）

〈必要な固定材料〉
　①粘着用伸縮テープ
　②湿布
　③湿布粘着固定用シート
　④ネット帯

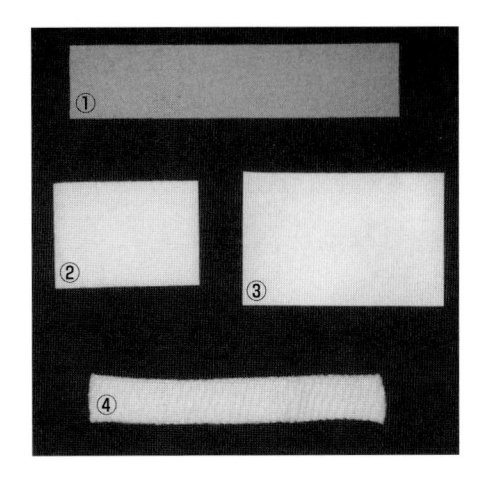

1 テープの中央から切り込みを入れて，足関節外果部よりVの字にテープを固定する．

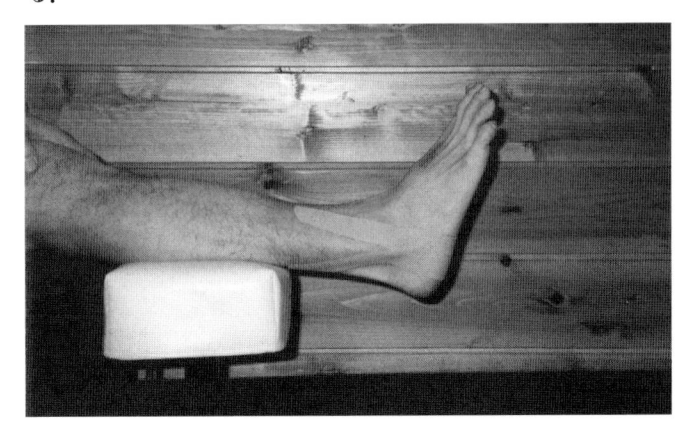

2 テープの上から湿布を貼り，粘着シートで湿布を固定する．

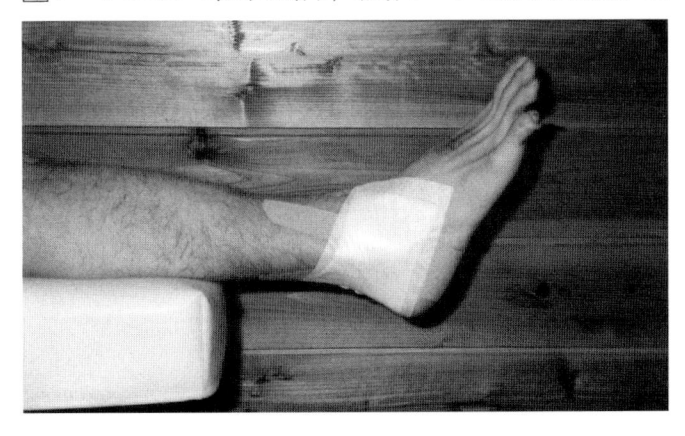

3 炎症症状がないときはネット帯のみでよい．

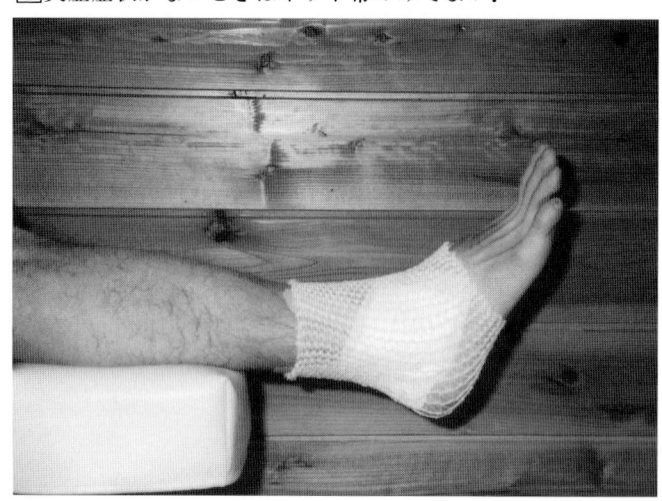

4 炎症症状が多少ある場合は，綿包帯または伸縮包帯で固定を行ない，ネット帯を被せる．

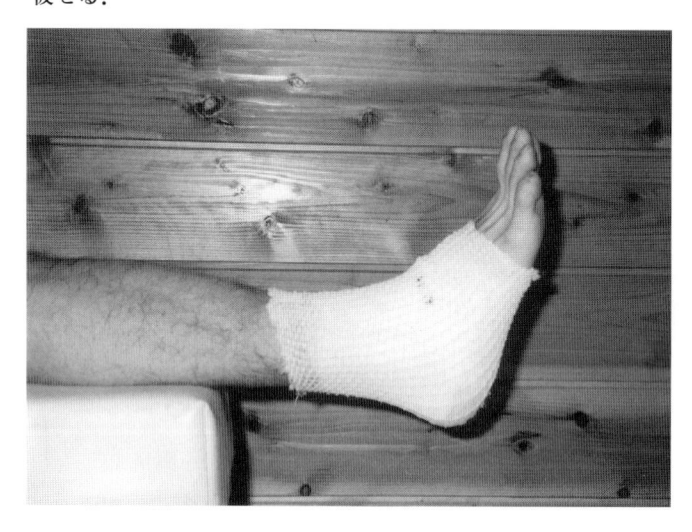

第7章 柔整分野での外傷対応例

腫脹症状の程度によりA, B 2通りの固定法を選ぶ.

●1度(中等度)(A)

〈必要な固定材料〉

①ガーゼ
②湿布
③綿包帯
④フォームラバー(U字型にカット)
⑤スポンジ付きボール紙(外果の大きさに合わせてボール紙を切り,U字型にスポンジを貼る)
⑥伸縮包帯
⑦ネット帯

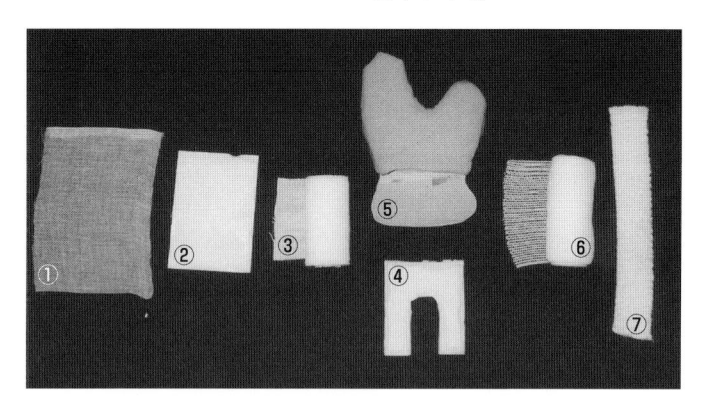

1 患部にガーゼをのせ,冷却水をかける.

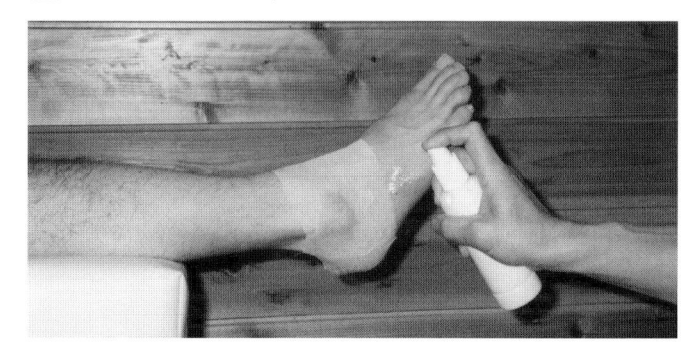

2 ガーゼの上から湿布を貼る.

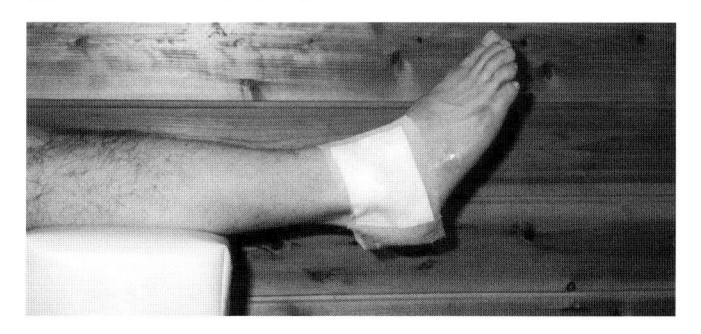

3 炎症の程度により，スポンジ付きボール紙かU字型スポンジラバーを使用する．〔足関節の固定角度は軽度尖足位*（自然肢位）が望ましい．1度（重度），2度，3度も同様〕湿布の上から綿包帯を巻き，ボール紙またはフォームラバーのU字型を外果にあてる（写真A，B）．

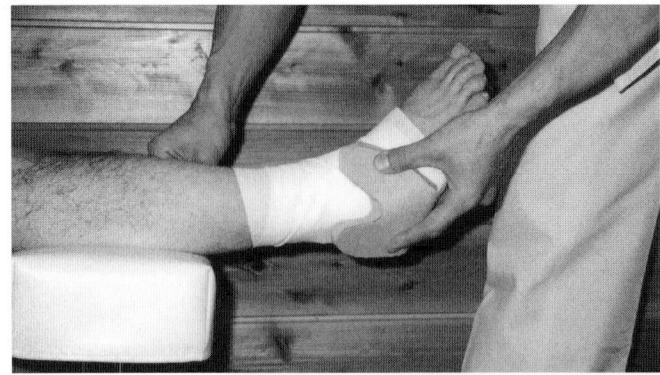

*整形外科では足関節固定は0°位（底背屈中間位）がよいといわれている．

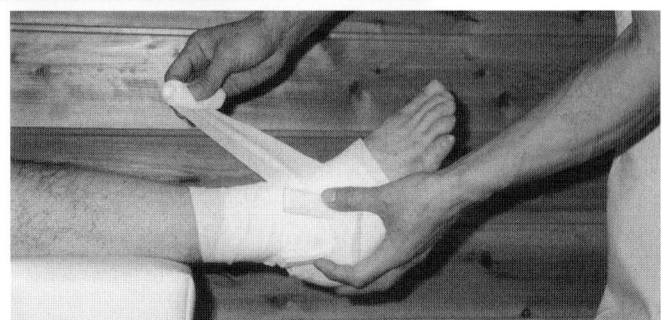

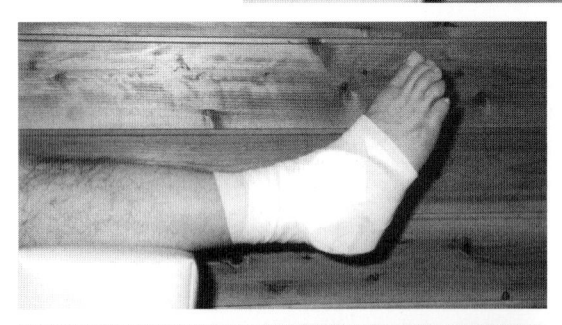

A

B

4 残りの包帯を巻く．

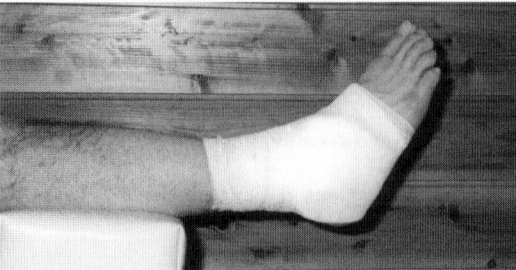

5 綿包帯の上から伸縮包帯を少し巻く．

6 ネット帯を被せる（→）．

第7章 柔整分野での外傷対応例

● 1度（中等度）(B)

〈必要な固定材料〉
①ガーゼ
②湿布
③綿包帯
④ネオプレンゴム
⑤伸縮包帯
⑥ネット帯

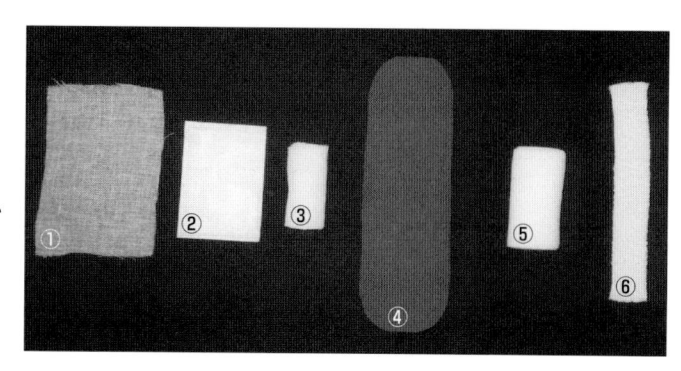

[1] 患部にガーゼをのせ，冷却水をかける．

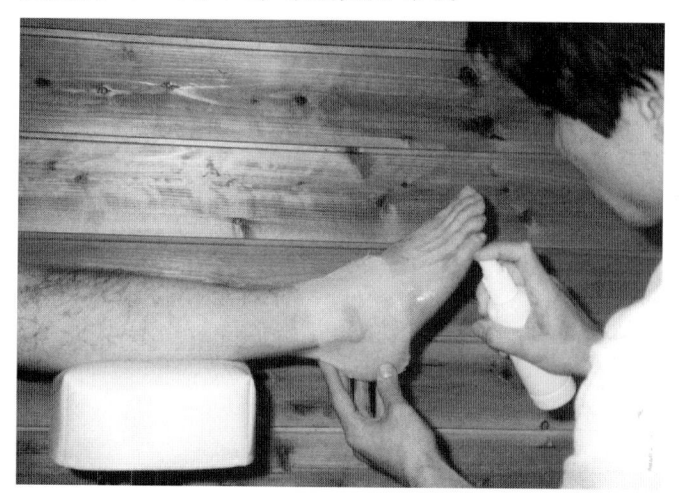

[2] ガーゼの上から湿布を貼る．

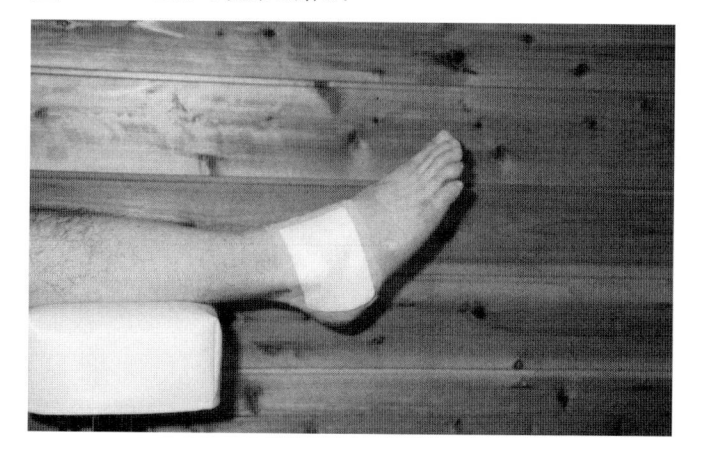

3 湿布の上から綿包帯を巻き，ネオプレンゴムをあて，残りの包帯を巻き，さらにその上から伸縮包帯を巻く．

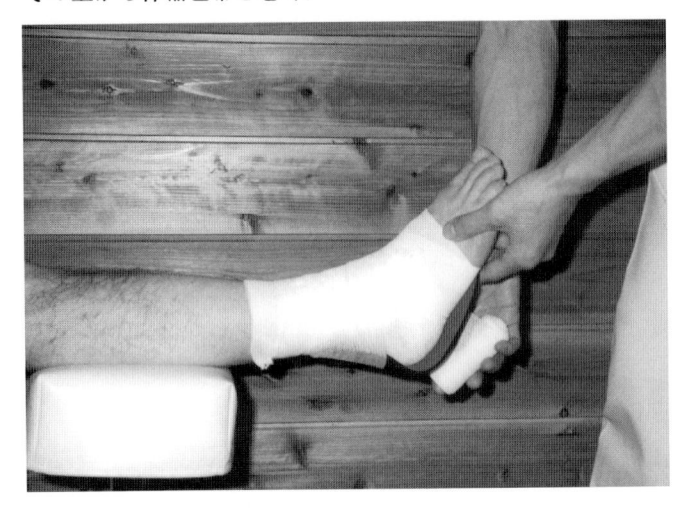

4 ネオプレンゴムがかくれるまで伸縮包帯を巻く．

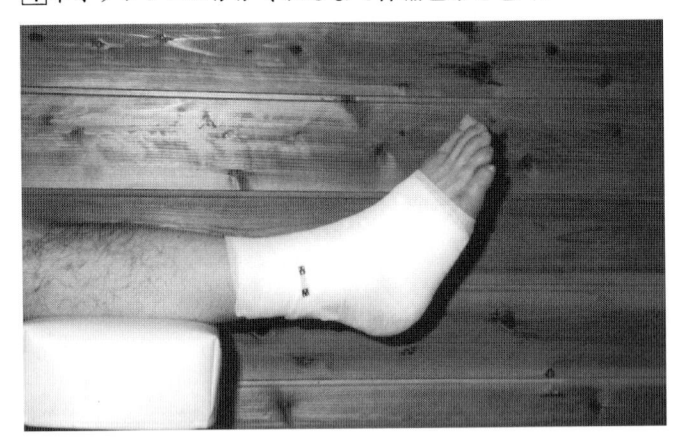

5 ネット帯を被せる．

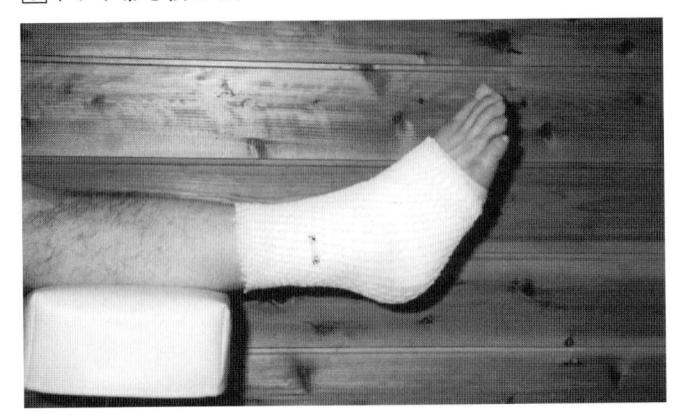

● 1度（重度）

〈必要な固定材料〉

①ガーゼ
②湿布
③綿包帯
④プライトンシーネ1～2枚
⑤ネオプレンゴム
⑥伸縮包帯
⑦ネオプレンゴム（踵の大きさに合わせてカットしたもの）
⑧ネット帯

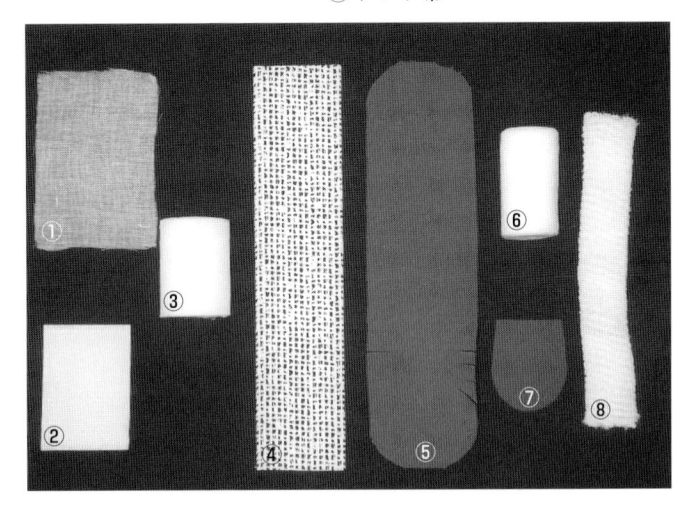

[1] 患部にガーゼをのせ，冷却水をかける．

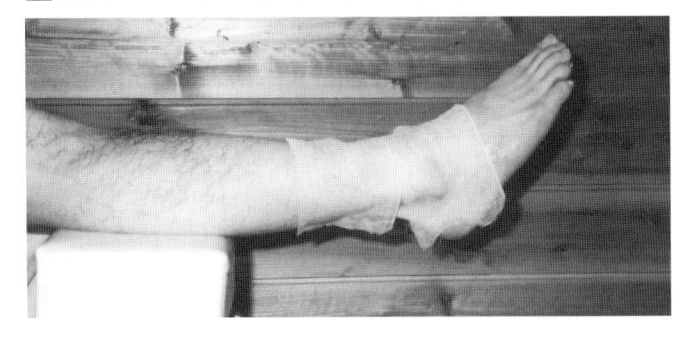

[2] ガーゼの上から湿布を貼る．

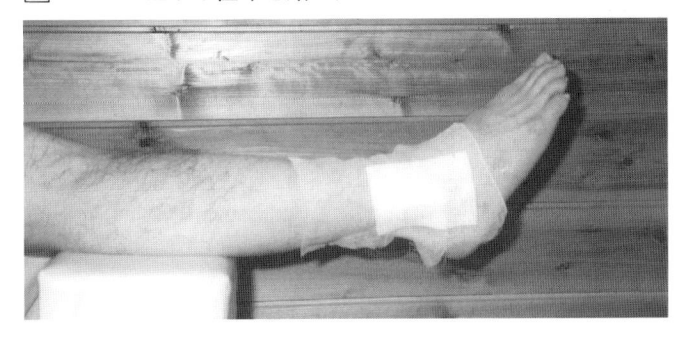

3 湿布の上から綿包帯を巻く．

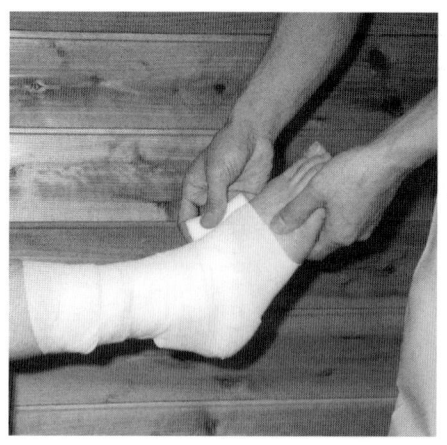

4 踵にネオプレンゴムをあて，残りの綿包帯を完全に巻く．

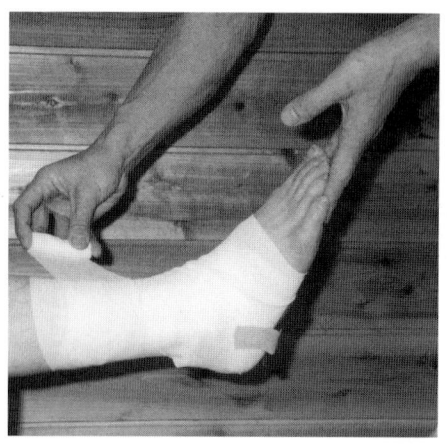

5 プライトンシーネを湯で軟化させ，すばやく下腿後面から足底にかけてあて，綿包帯を巻く．

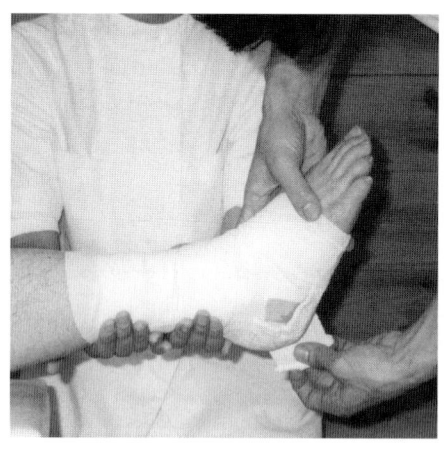

6 ネオプレンゴムを下腿後面から足底にかけてあて，残りの綿包帯を巻き，その上から伸縮包帯を巻く．

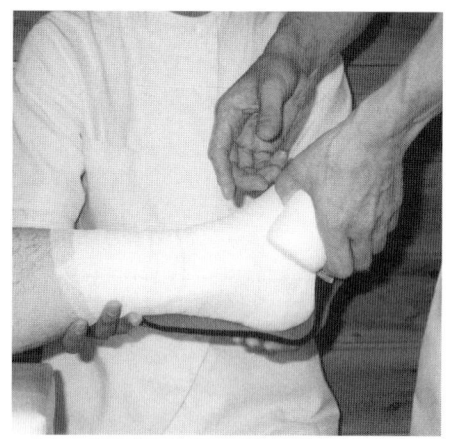

7 ネオプレンゴムがかくれるまで伸縮包帯を巻く．

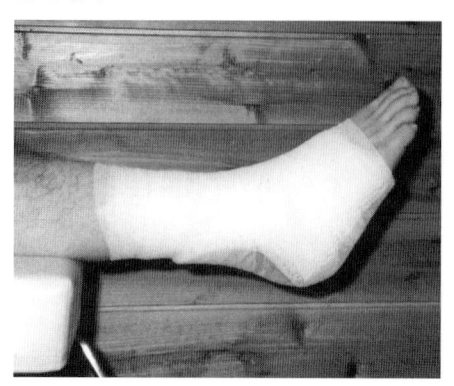

8 ネット帯を被せる（歩行困難な場合は松葉杖を使用する）．

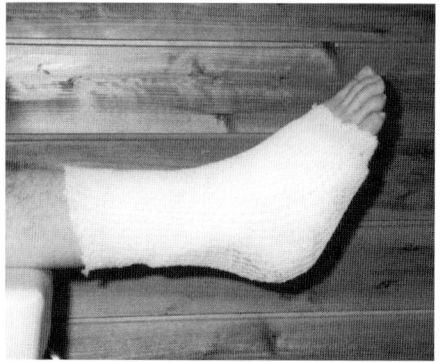

- **2度／3度の損傷**

〈必要な固定材料〉

①ガーゼ
②湿布
③綿包帯
④ネオプレンゴム
⑤プライトンシーネ 2〜3 枚
⑥ボール紙（プライトンシーネの間に挟んでシーネを必要に応じて補強する）
⑦ネオプレンゴム
⑧伸縮包帯
⑨ネット帯

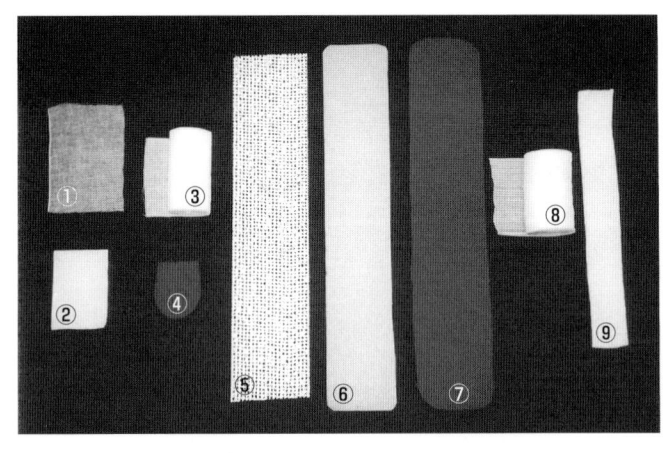

1 患部にガーゼをのせ，冷却水をかける．

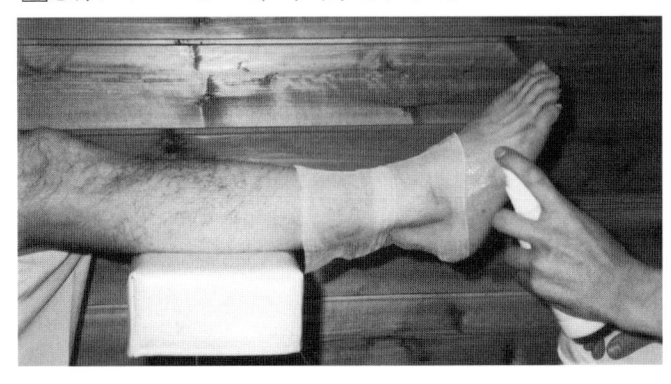

2 ガーゼの上から湿布を貼る．

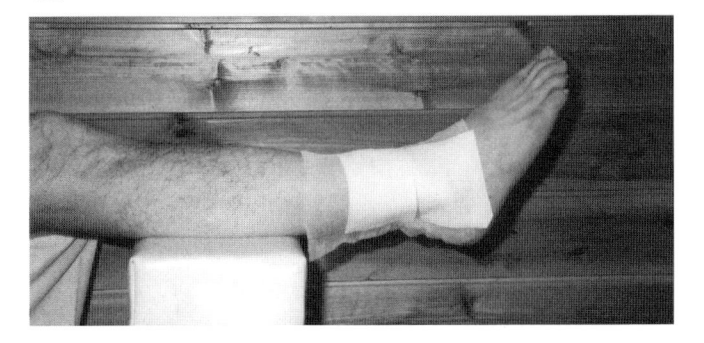

3 湿布の上から綿包帯を下腿上部からMP関節にかけて巻く．

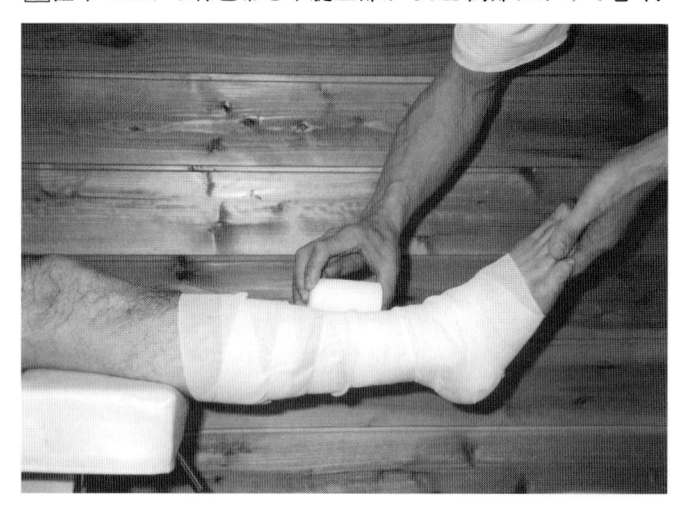

4 踵にネオプレンゴムをあてる．

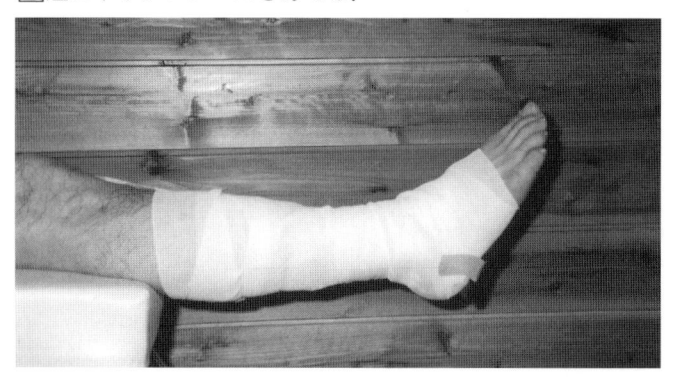

5 ブライトンシーネを下腿上部からMP関節にかけてあて，シーネがかくれるまで綿包帯を巻く．

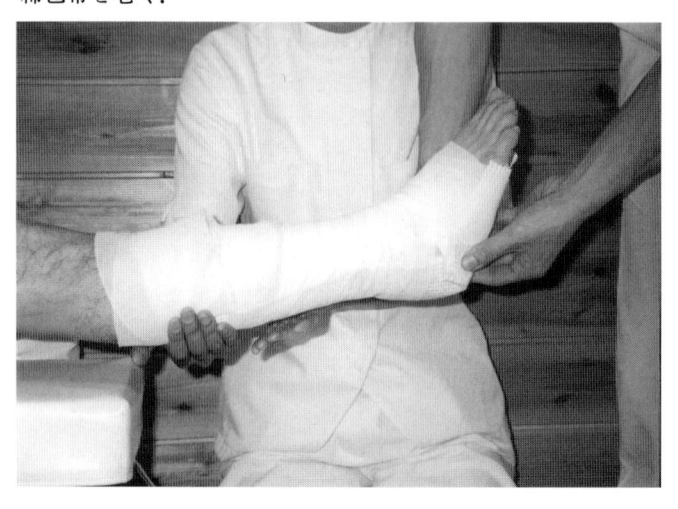

第 7 章　柔整分野での外傷対応例

6 ゴムラバーを下腿上部から足底にかけてあて，綿包帯を少し巻き，その上から伸縮包帯を完全に 1 本巻く．

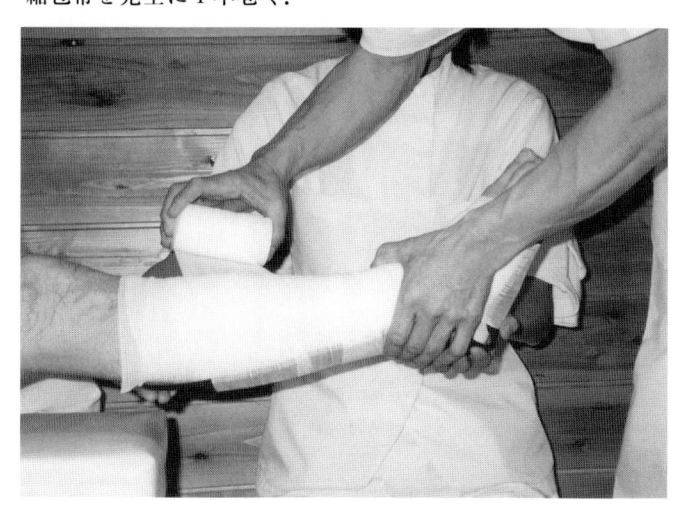

7 ネット帯を被せる（松葉杖歩行とする）．

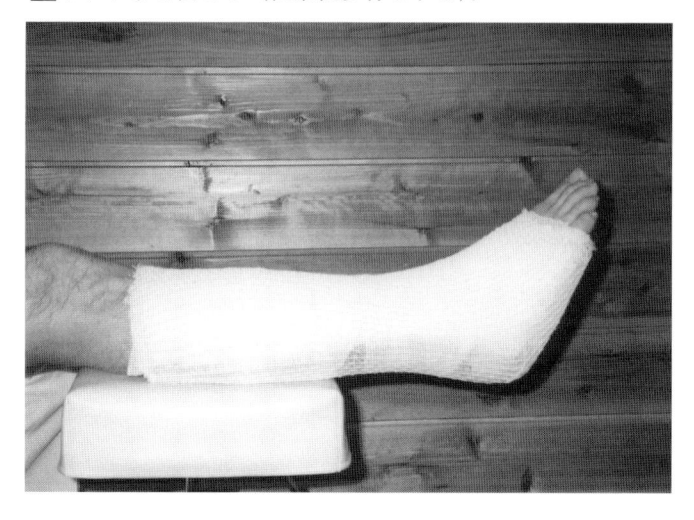

〔2〕膝関節捻挫（軽度）

〈必要な固定材料〉
　①ガーゼ
　②湿布
　③綿包帯
　④伸縮包帯
　⑤ネット帯

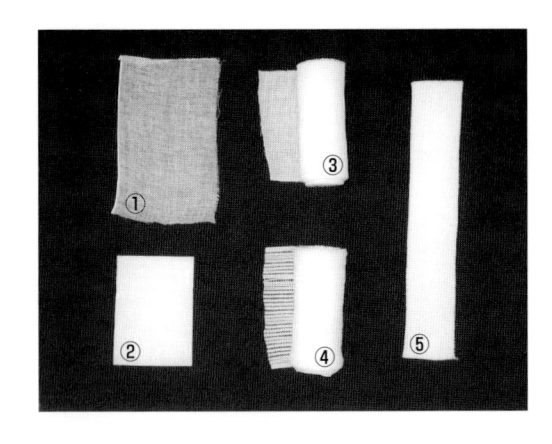

　受者の膝関節を軽度屈曲位にする．（以下に掲げる写真では膝関節の屈曲位が強いが，実際には軽度屈曲位は20～30°がよい．）

1 患部にガーゼをのせ，冷却水をかける．

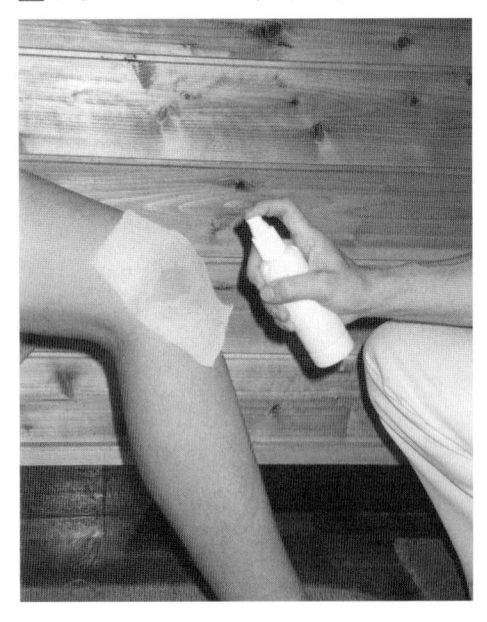

2 ガーゼの上から湿布を貼る（→）．

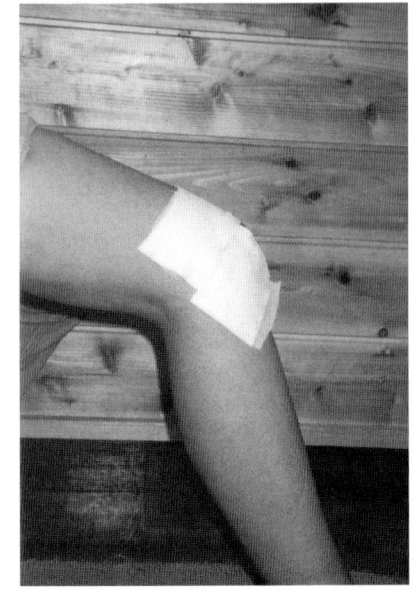

第 7 章　柔整分野での外傷対応例

③湿布の上から綿包帯を巻く．

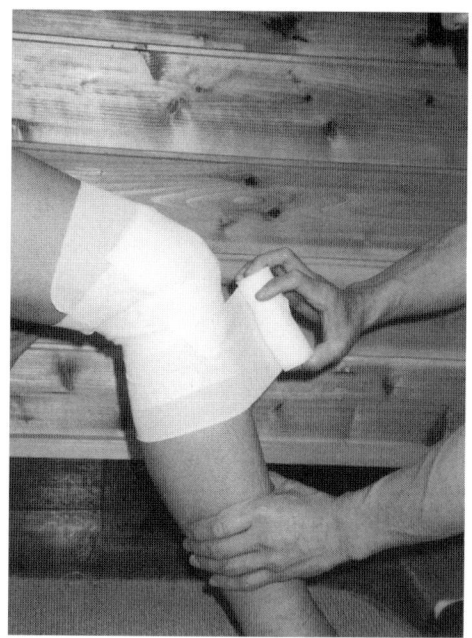

④綿包帯の上から伸縮包帯を巻く．

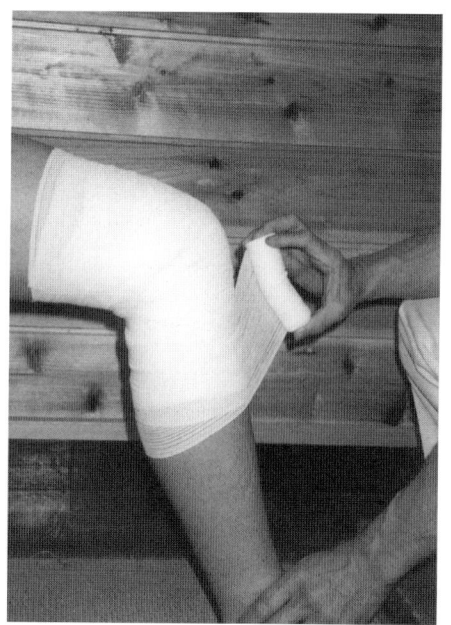

⑤ネット帯を被せる．

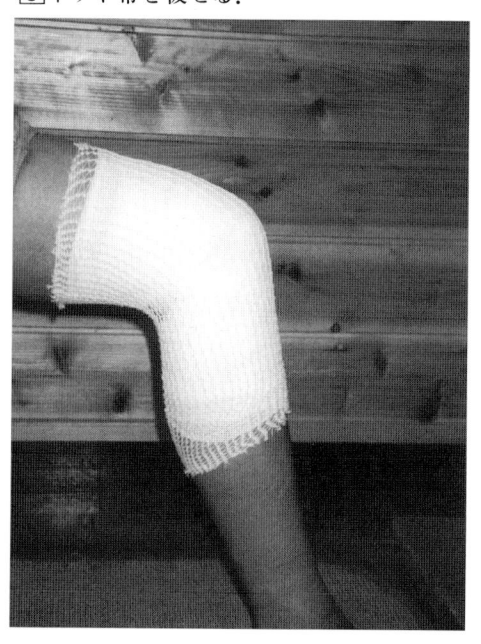

● **膝関節捻挫（中等度：軽症）**

〈必要な固定材料〉
- ①ガーゼ
- ②湿布
- ③綿包帯
- ④ネオプレンゴム
- ⑤伸縮包帯
- ⑥ネット帯

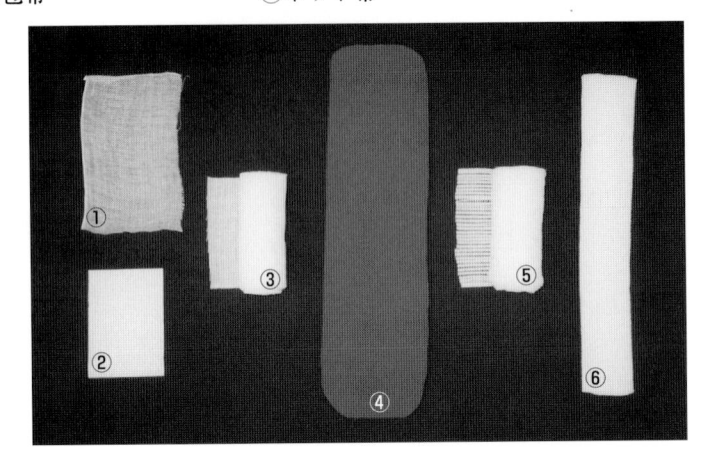

受者の膝関節を軽度屈曲位にする．

1 患部にガーゼをのせ，冷却水をかける（写真・左）．
2 ガーゼの上から湿布を貼る（写真・右）．

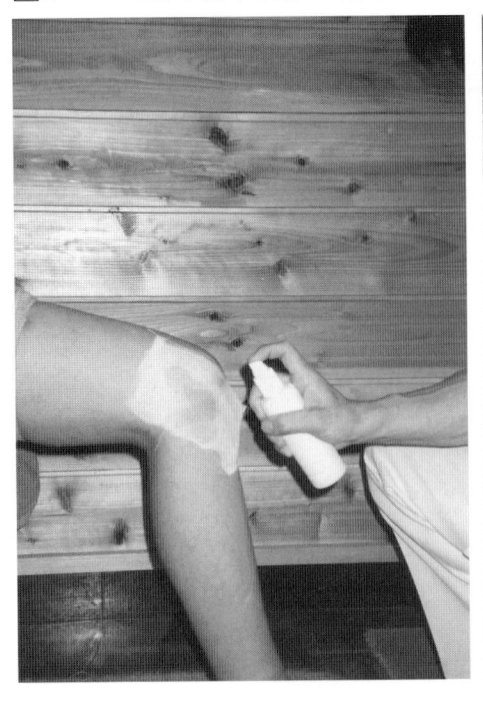

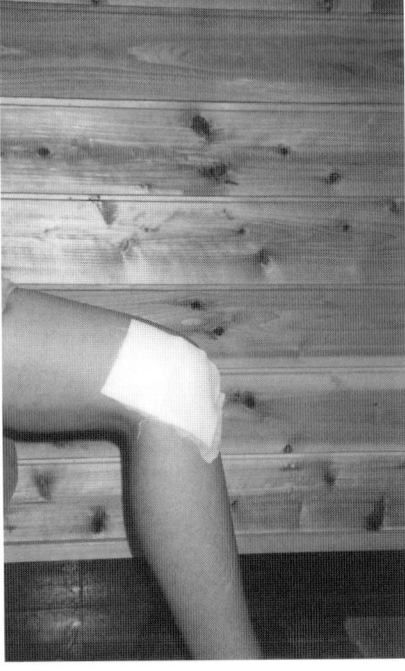

第7章　柔整分野での外傷対応例

3 湿布の上から綿包帯を巻く（写真上・左）．
4 大腿後面から下腿後面にかけてネオプレンゴムをあて，残りの綿包帯を巻く（写真上・右）．

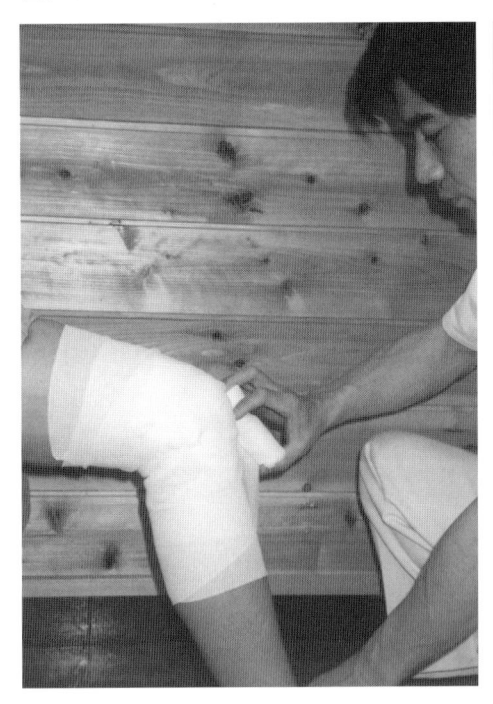

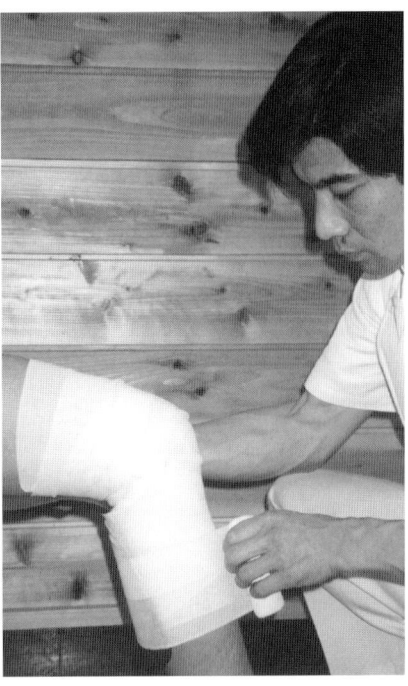

5 綿包帯の上から伸縮包帯を巻く（写真下・左）．
6 ネット帯を被せる（写真下・右）．

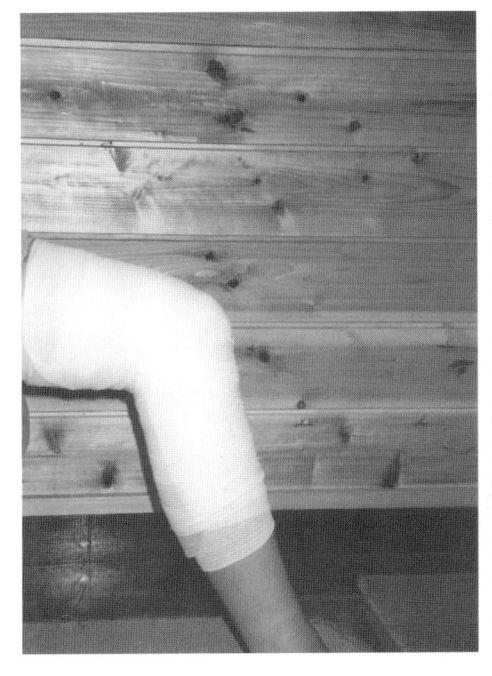

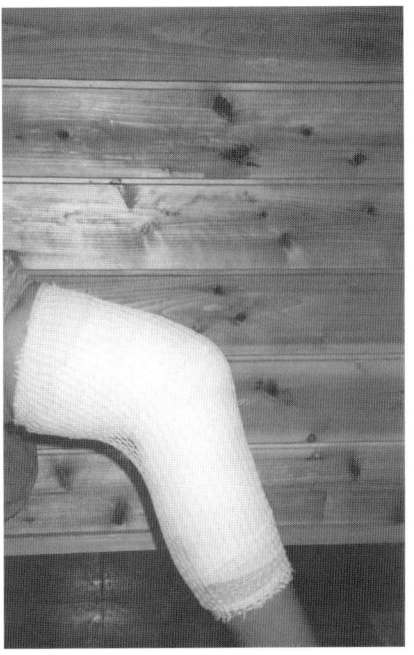

● 膝関節捻挫（中等度：重症）

〈必要な固定材料〉
　①ガーゼ　　　　　　　⑤ネオプレンゴム
　②湿布　　　　　　　　⑥伸縮包帯
　③綿包帯　　　　　　　⑦ネット帯
　④プライトンシーネ1〜2枚

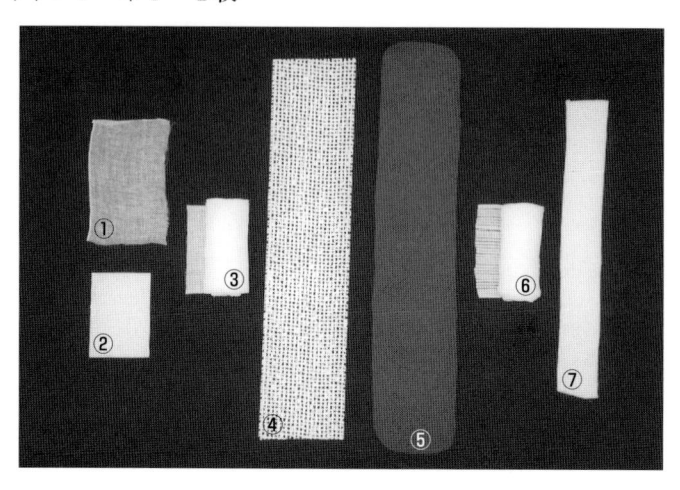

　受者の膝関節を軽度屈曲位にする．

1 患部にガーゼをのせ，冷却水をかける．
2 ガーゼの上から湿布を貼る．
3 湿布の上から綿包帯を巻く．

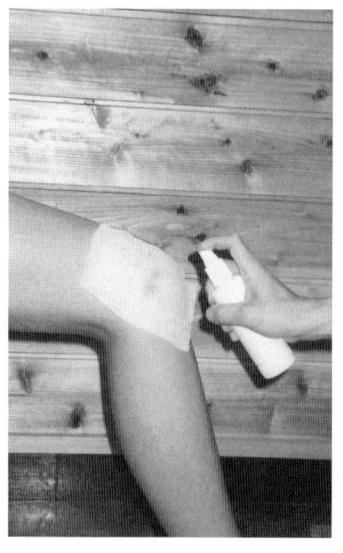

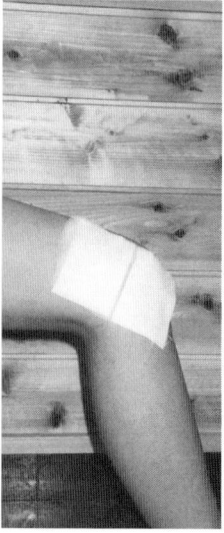

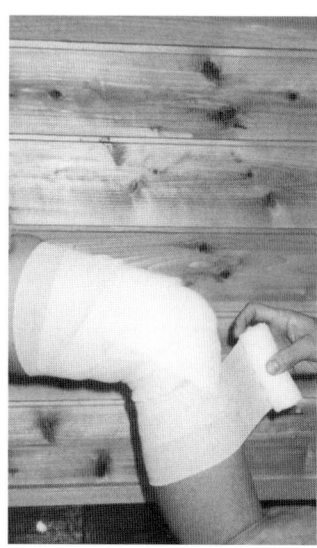

第7章　柔整分野での外傷対応例

4 ブライトンシーネを大腿後面から下腿後面にかけてあて，残りの綿包帯を巻く（写真上・左）．

5 ネオプレンゴムを大腿後面から下腿後面にかけてあて，綿包帯を巻く（写真上・右）．

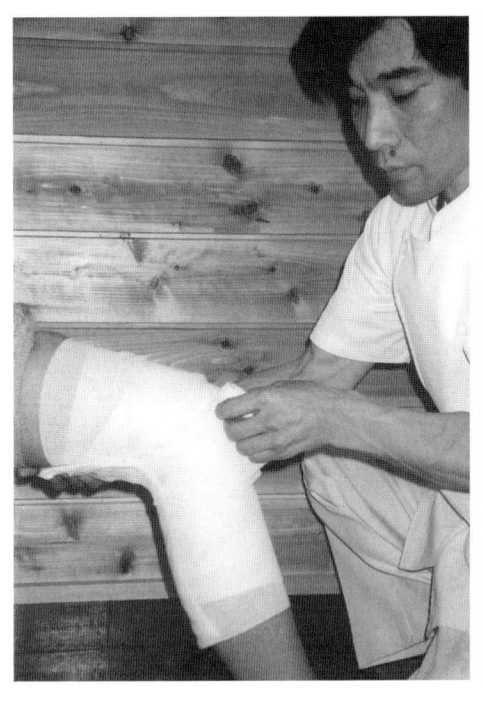

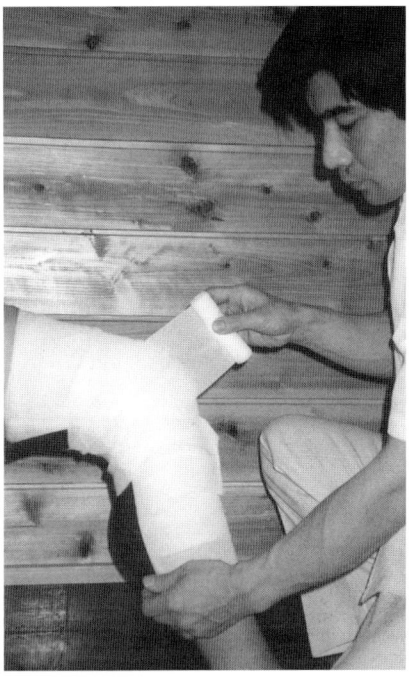

6 綿包帯の上から伸縮包帯を巻く（写真下・左）．

7 ネット帯を被せる（歩行困難な場合は松葉杖を使用する）（写真下・右）．

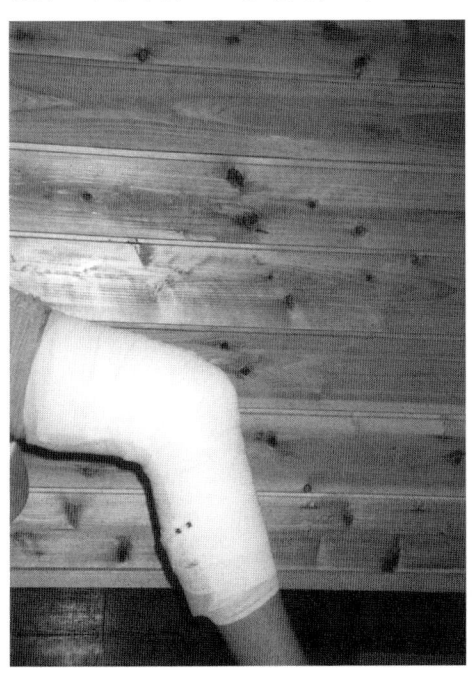

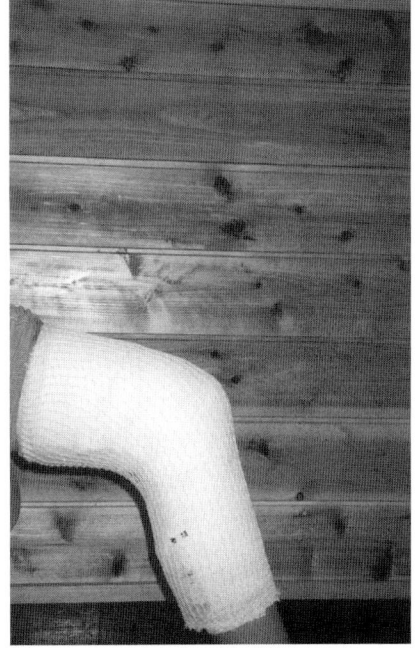

● **膝関節捻挫（重度）**

〈必要な固定材料〉

①ガーゼ
②湿布
③綿包帯
④スポンジ付きボール紙（膝の大きさに合わせてボール紙を切り，スポンジを貼る）．
⑤プライトンシーネ2〜3枚
⑥ボール紙（プライトンシーネの間に挟んで必要に応じて補強する）
⑦ネオプレンゴム
⑧伸縮包帯
⑨ネット帯

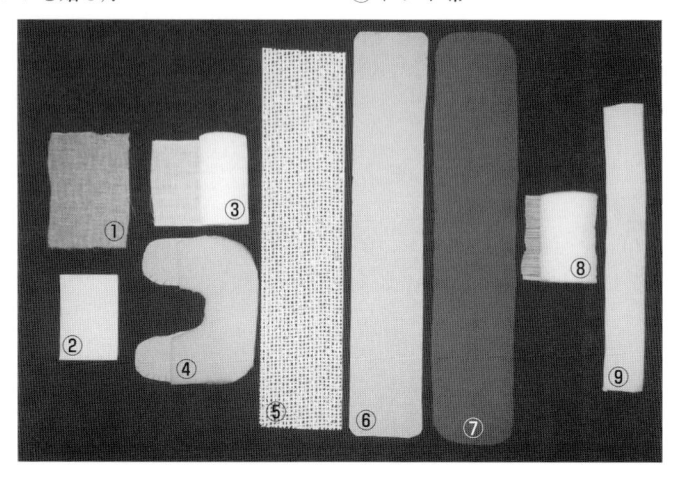

受者の膝関節を軽度屈曲位にする．

1 患部にガーゼをのせ，冷却水をかける（写真下・左）．
2 ガーゼの上から湿布を貼る（写真下・右）．

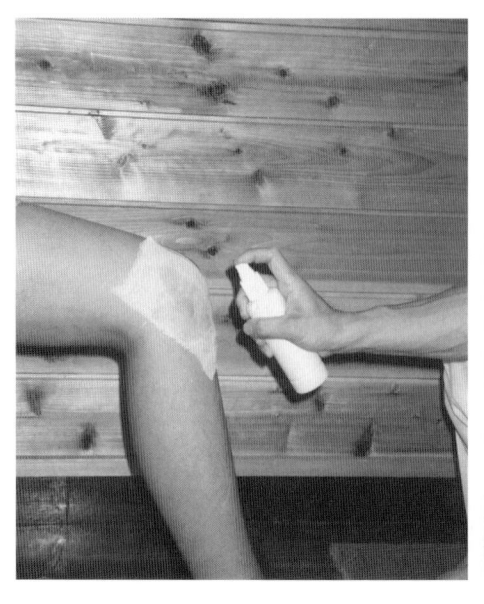

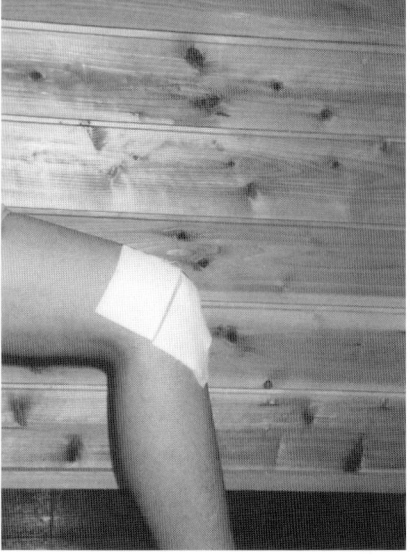

第7章　柔整分野での外傷対応例　　　213

③ガーゼの上から綿包帯を巻き，スポンジ付きボール紙のU字型を膝蓋骨に合わせる（写真上・左）.
④残りの綿包帯を巻く（写真上・右）.

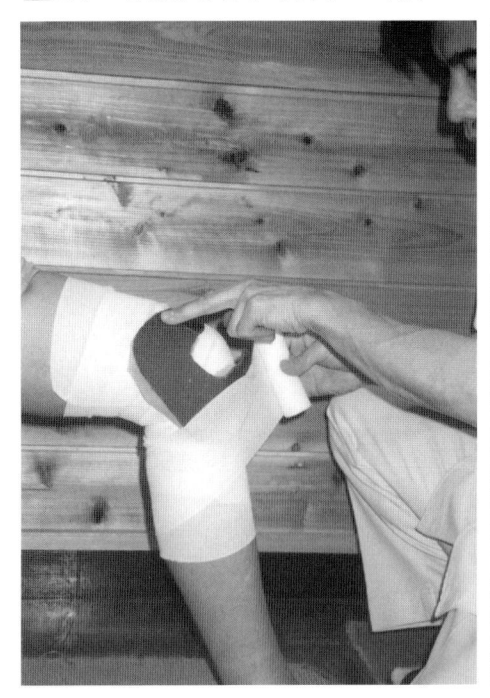

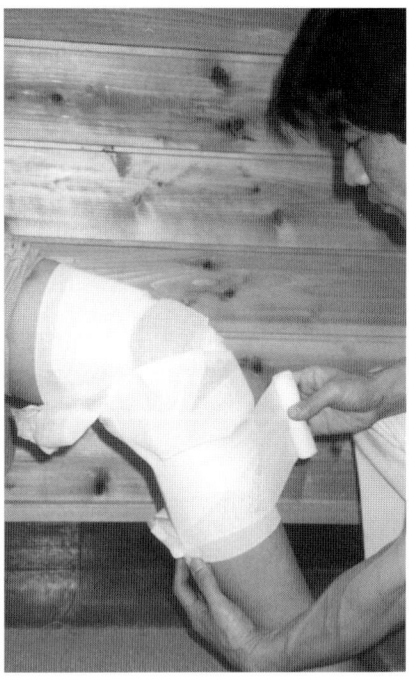

⑤ネオプレンゴムを大腿後面から下腿後面にかけてあて，綿包帯を巻く（写真下・左）.
⑥ネオプレンゴムがかくれるまで綿包帯を巻く（写真下・右）.

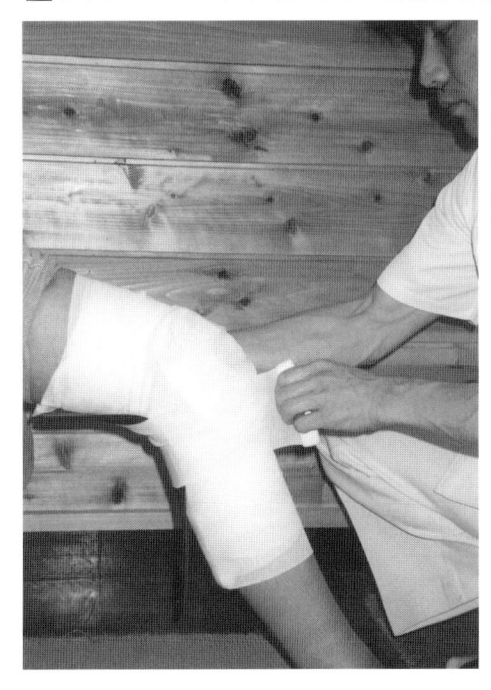

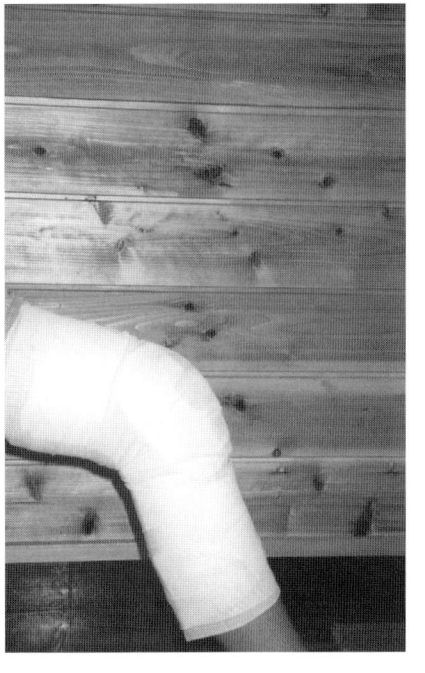

7 綿包帯の上から伸縮包帯を巻く（写真・左）．
8 ネット帯を被せる（松葉杖歩行とする）（写真・右）．

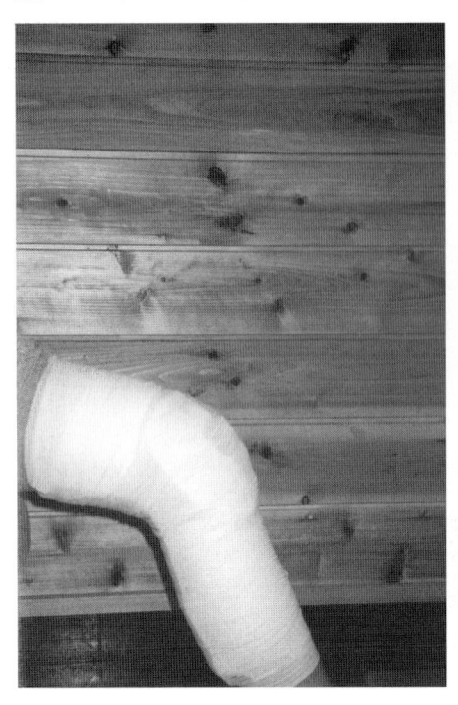

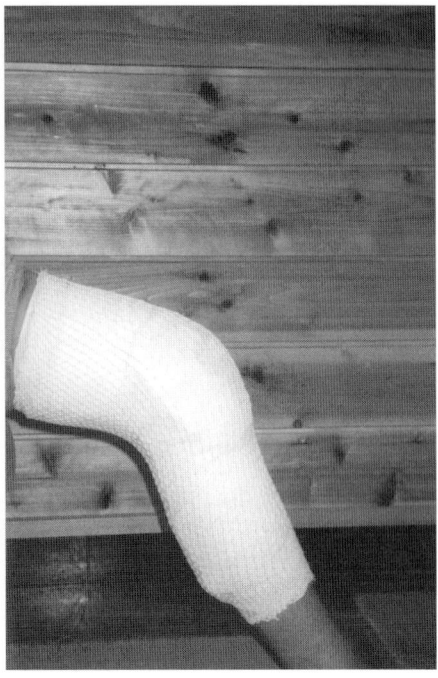

〔3〕足指（趾）（DIP，PIP，MP関節）*捻挫（1度：軽症）

〈必要な固定材料〉

①粘着性伸縮テープ2本　⑤綿包帯
②ネオプレンゴム　　　　⑥伸縮包帯
③ガーゼ　　　　　　　　⑦ネット帯
④湿布

* ・遠位指節間関節＝Distal Interphalangeal Joint
　　　　　　　　　⇒DIP関節
　・近位指節間関節＝Proximal Interphalangeal Joint
　　　　　　　　　⇒PIP関節
　・中手指節間関節＝Metacarpo Phalangeal Joint
　　　　　　　　　⇒MP関節

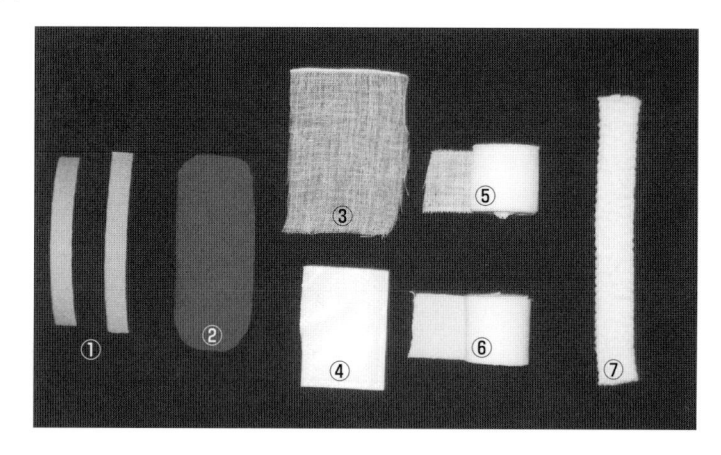

1 ネオプレンゴムを指先から足底にかけてあて，テープで固定する（捻挫の指と隣接指の2本で固定する）．

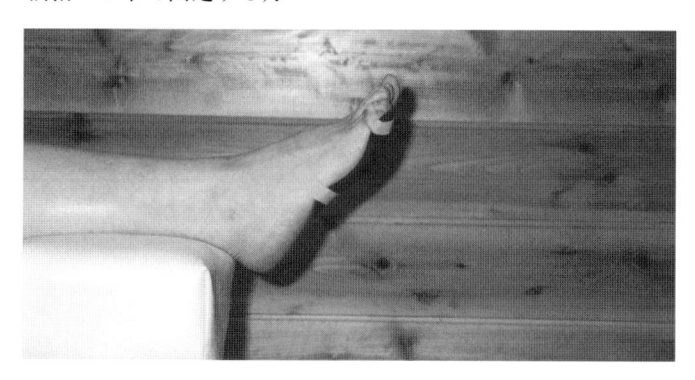

2 患部にガーゼをのせ，冷却水をかける．

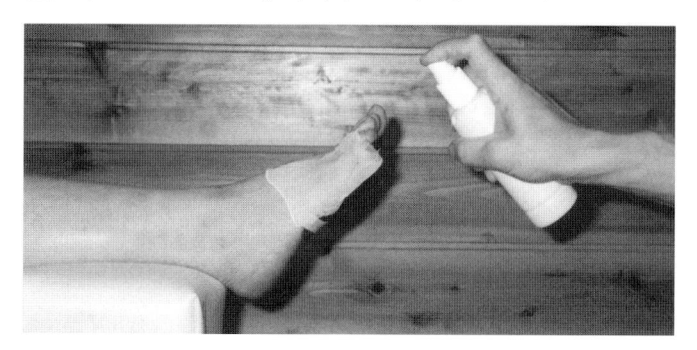

③ガーゼの上から湿布を貼る.

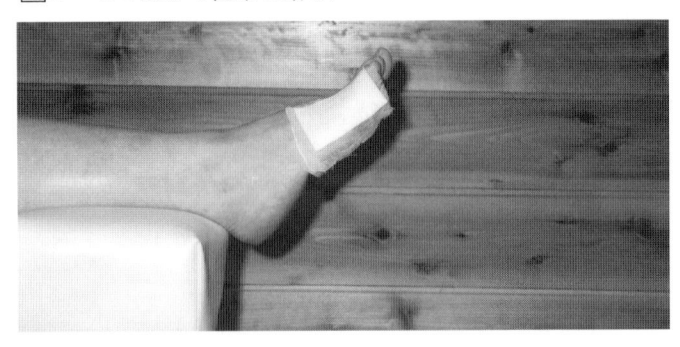

④湿布の上から綿包帯を巻く.

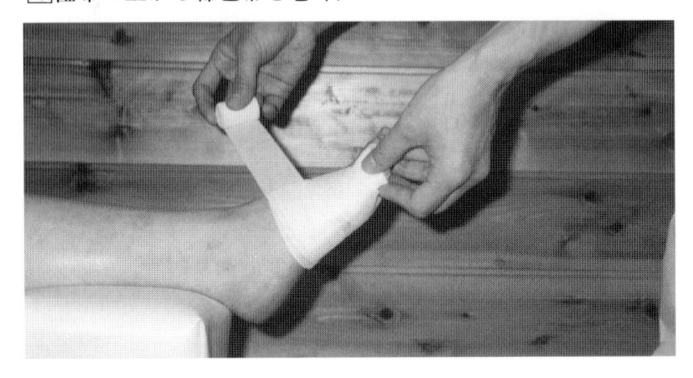

⑤綿包帯の上から伸縮包帯を巻く.

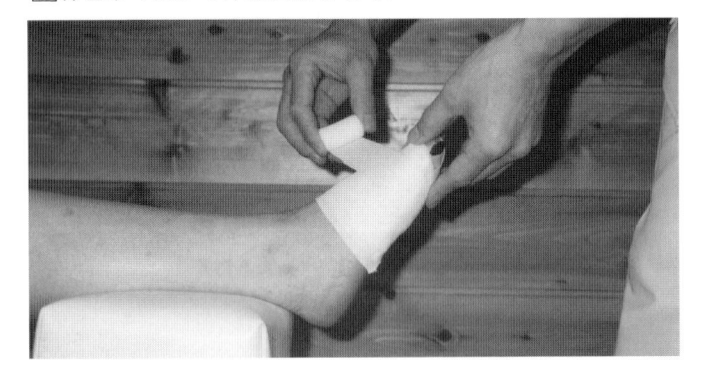

⑥ネット帯を被せる.

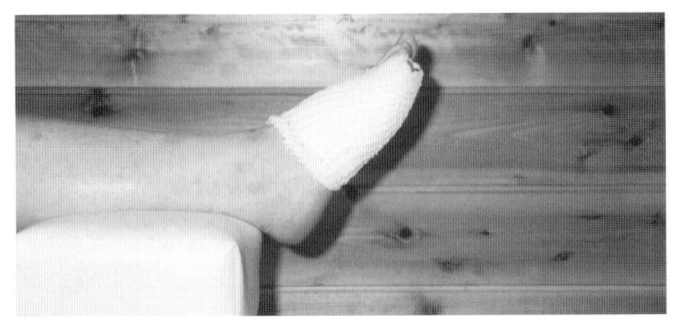

●足指（DIP, PIP, MP関節）捻挫　2度（中等度）

〈必要な固定材料〉

①粘着性伸縮テープ4本　　⑤綿包帯
②ネオプレンゴム　　　　　⑥ボール紙
③ガーゼ　　　　　　　　　⑦伸縮包帯
④湿布　　　　　　　　　　⑧ネット帯

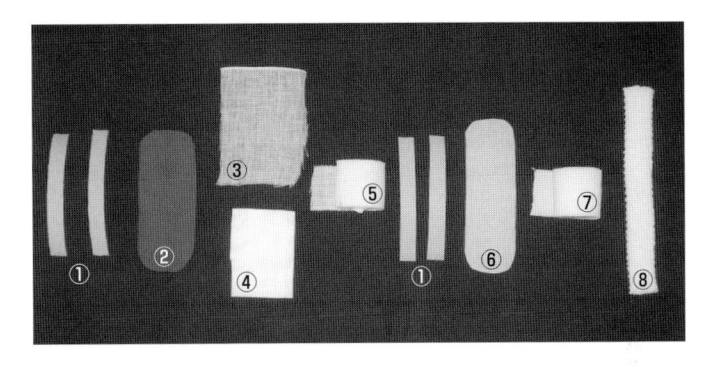

1 捻挫の部位と程度によりゴムラバーの長さをきめカットする．ネオプレンゴムを指先から足底にかけてあて，テープで固定する（捻挫の指と隣接指の2本で固定する）．

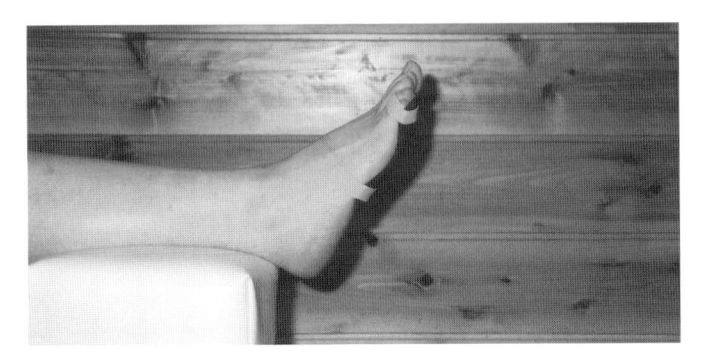

2 患部にガーゼをのせ，冷却水をかける．

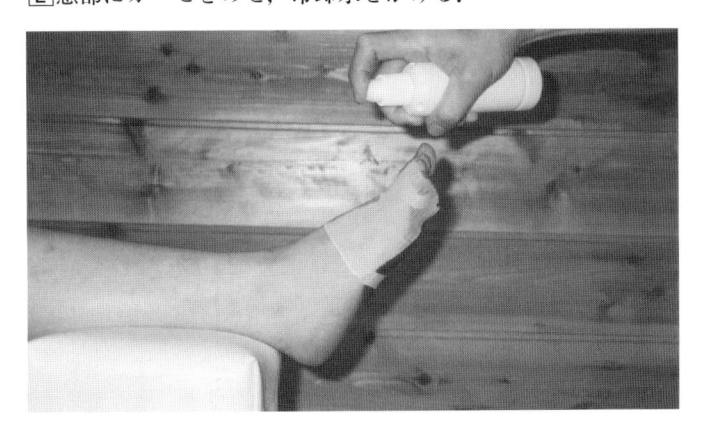

3 ガーゼの上から湿布を貼る.

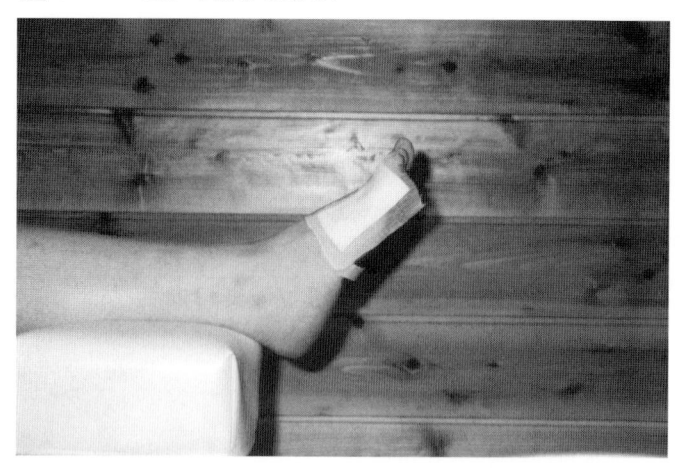

4 湿布の上から綿包帯を巻く.

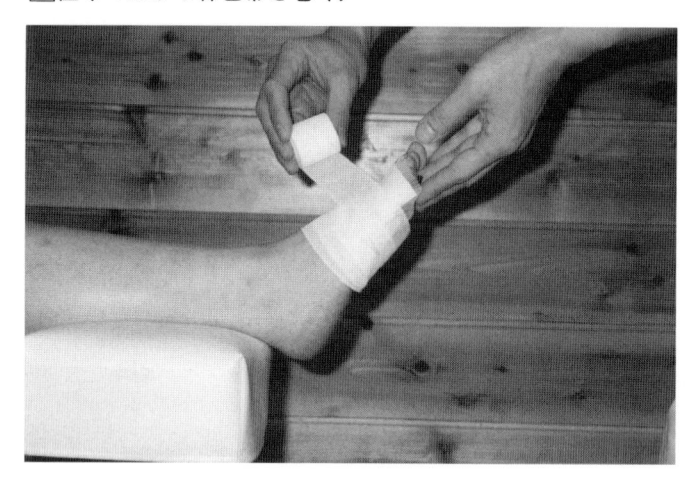

5 ボール紙を指先から足底にかけてあて，テープで固定する.

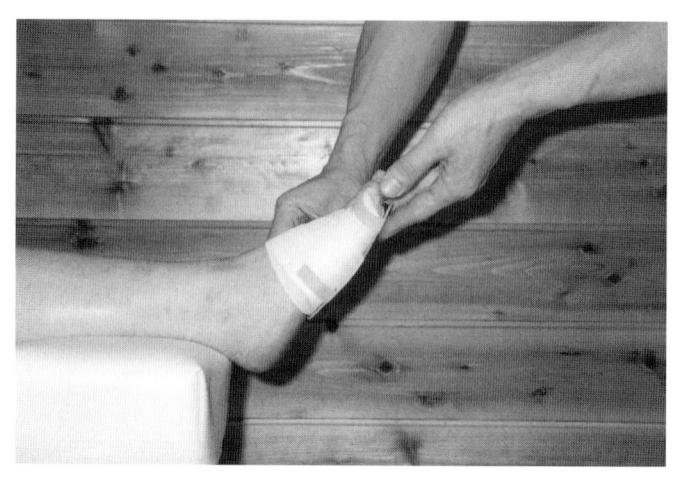

第 7 章　柔整分野での外傷対応例

6 ボール紙がかくれるまで綿包帯を巻く．

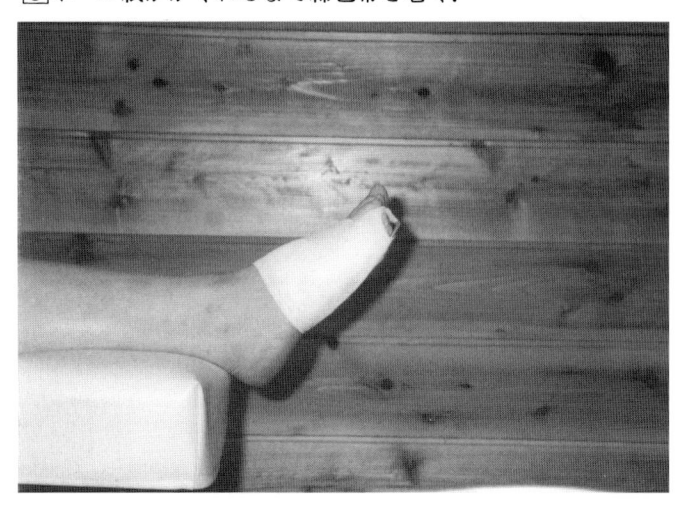

7 綿包帯の上から伸縮包帯を巻く．

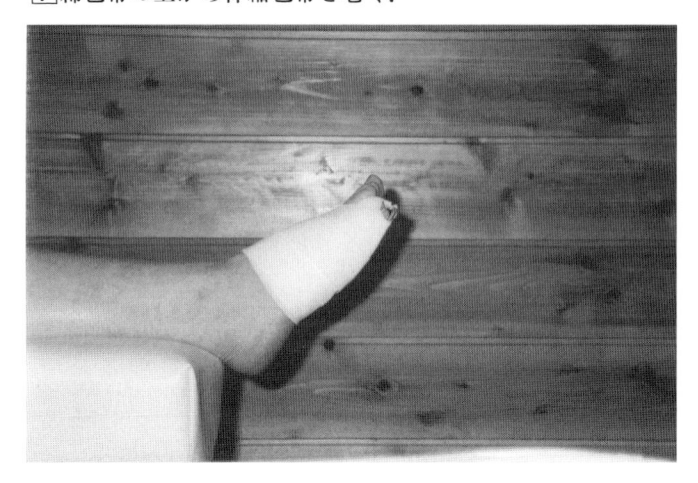

8 ネット帯を被せる．

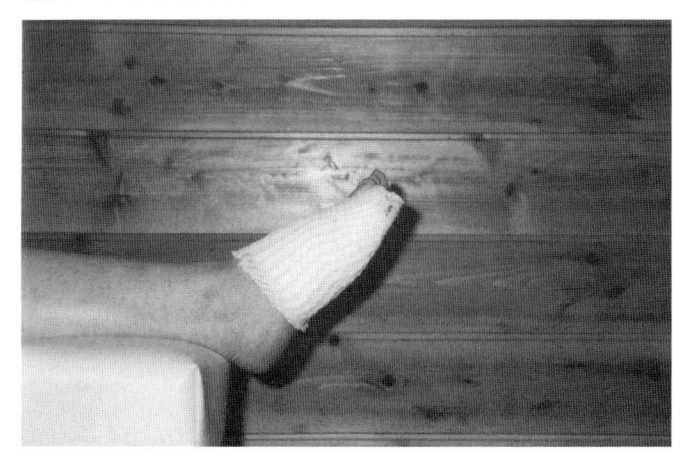

● 足指（趾）（DIP，PIP，MP関節）捻挫　3度（重度）

〈必要な固定材料〉
　①ガーゼ　　　　　　　　⑤ネオプレンゴム
　②湿布　　　　　　　　　⑥粘着性伸縮テープ2本
　③綿包帯　　　　　　　　⑦伸縮包帯
　④プライトンシーネ1～2枚　⑧ネット帯

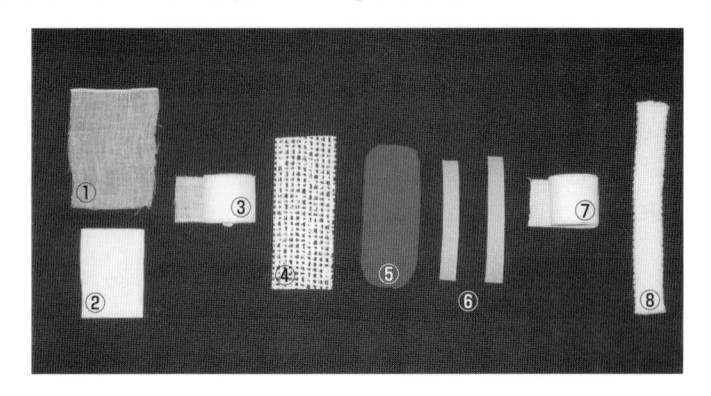

1 患部にガーゼをのせ，冷却水をかける．

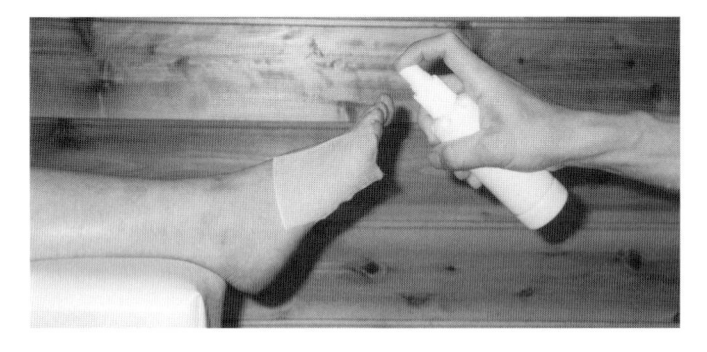

2 ガーゼの上から湿布を貼る．

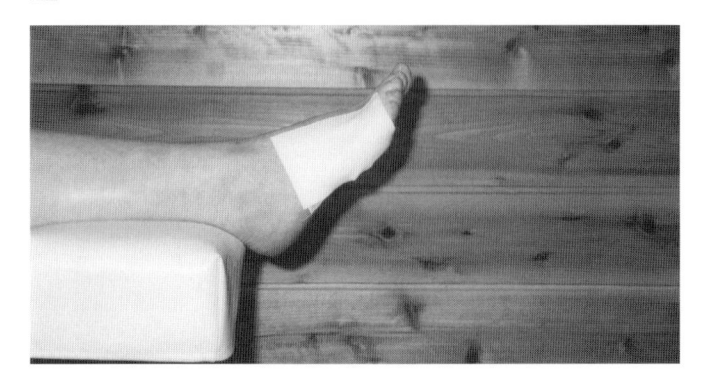

第 7 章　柔整分野での外傷対応例

3 湿布の上から綿包帯を巻く．

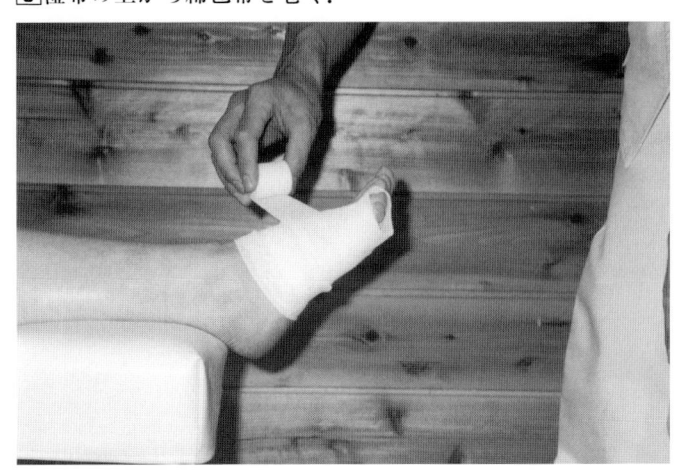

4 ブライトンシーネを指先から足底にかけてあて，綿包帯を巻く（捻挫の指と隣接指の 2 本で固定する）．

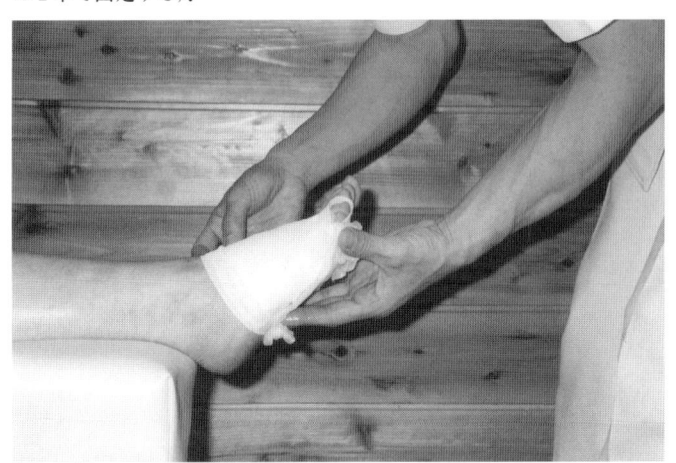

5 綿包帯の上からネオプレンゴムを指先から足底にかけてあて，テープで固定して綿包帯で巻く．

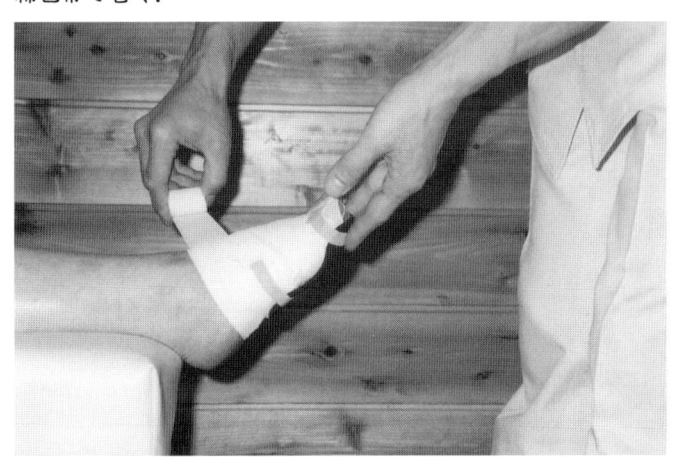

⑥ネオプレンゴムがかくれるまで綿包帯を巻く.

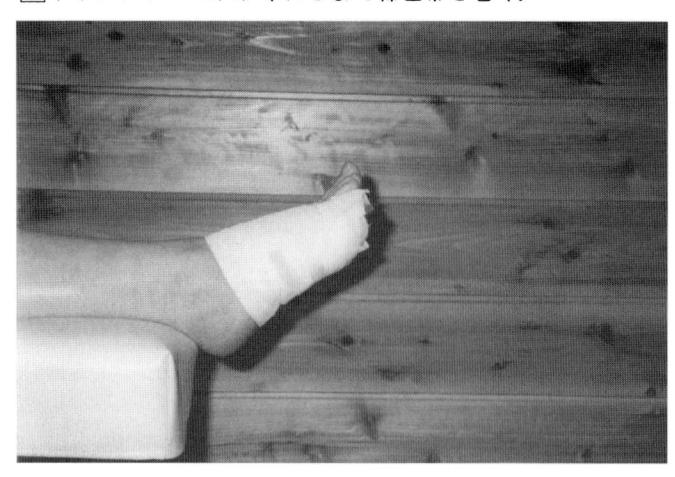

⑦綿包帯の上から伸縮包帯を巻く.

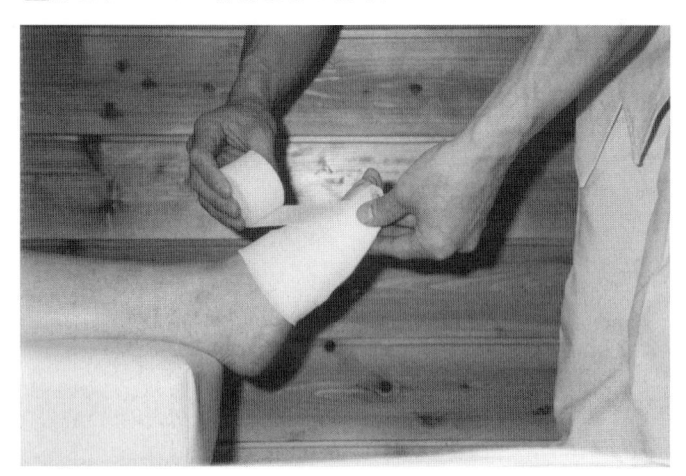

⑧ネット帯を被せる（痛みのため歩行困難な場合は松葉杖を使用する）.

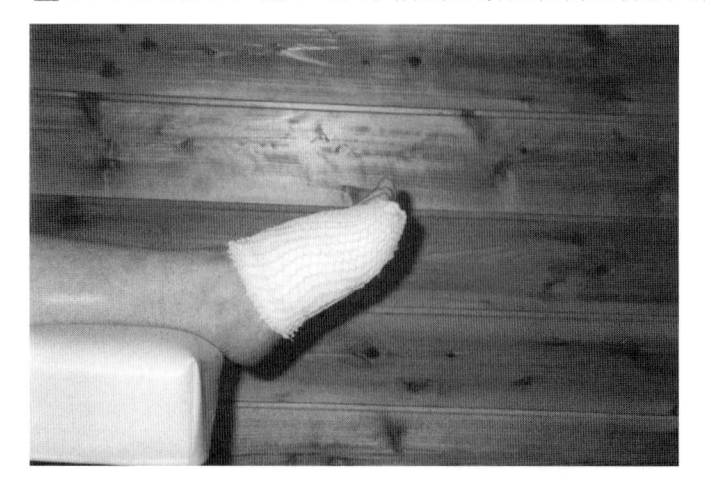

〔4〕手指（DIP，PIP関節）捻挫　1度（軽度）

〈必要な固定材料〉
　①ボール紙
　②粘着性伸縮テープ2本
　③湿布
　④伸縮包帯
　⑤ネット帯

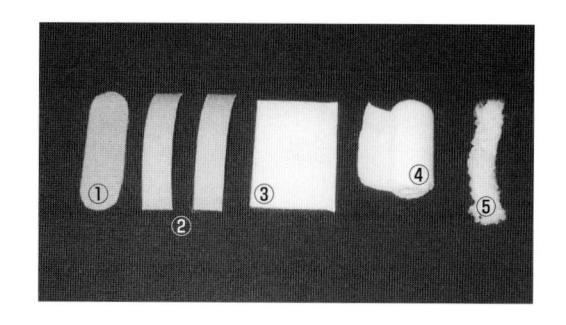

1 ボール紙を指の長さに合わせてカットし，テープで固定する．
2 湿布を患部に貼る．

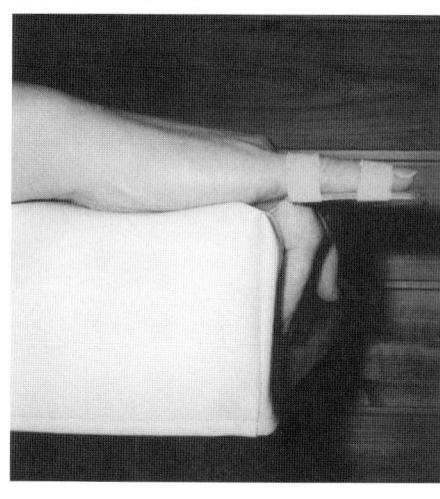

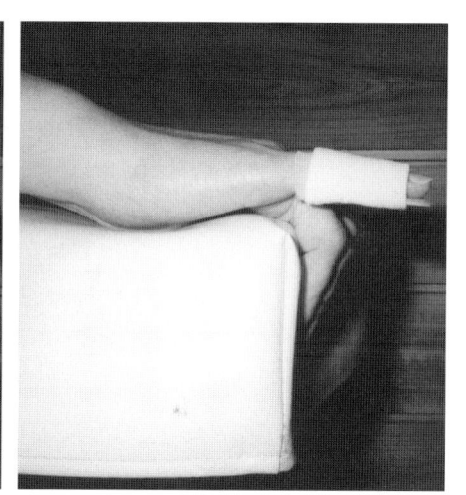

3 伸縮包帯をボール紙がかくれる程度に巻く．
4 ネット帯を被せる．

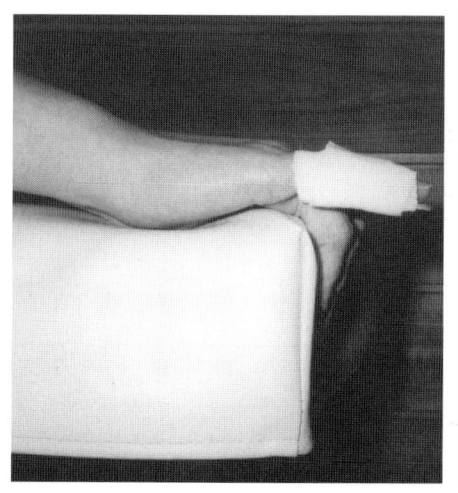

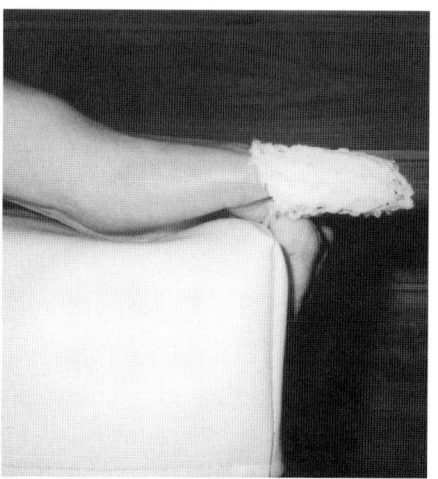

• 手指（DIP，PIP，MP関節）捻挫　2／3度（中等度・重度）

〈必要な固定材料〉
①アルフェンスシーネ
②粘着性伸縮テープ2本
③湿布
④綿包帯
⑤伸縮包帯
⑥ネット帯

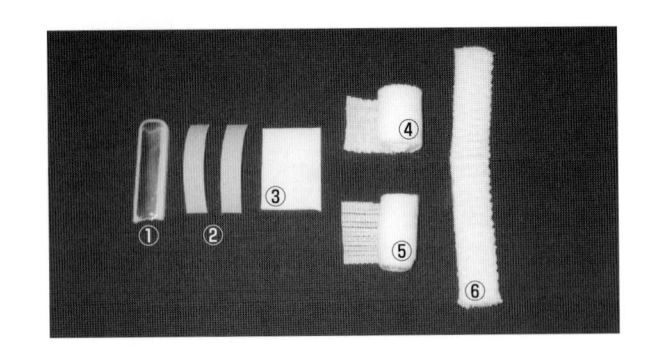

DIP，PIP，MP関節の固定には軽度屈曲位で行なう．

1 アルフェンスシーネを指の長さに合わせてカットし，テープで固定する．

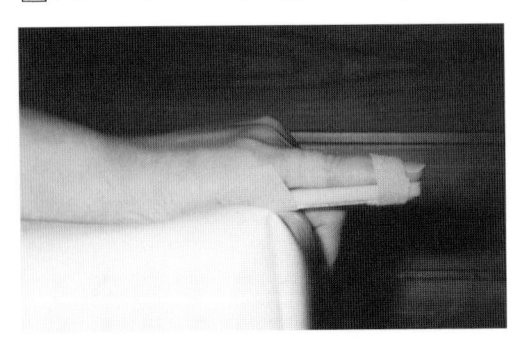

2 患部にガーゼをのせ，冷却水をかける．

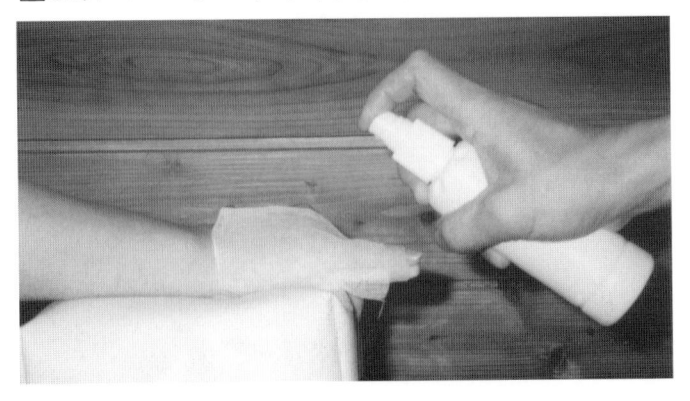

第7章 柔整分野での外傷対応例

3 ガーゼの上に湿布を貼る．

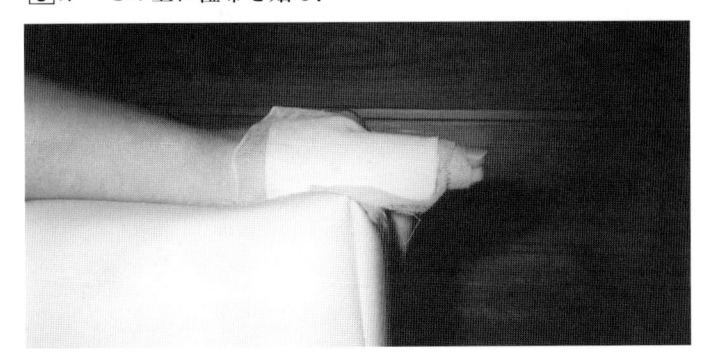

4 湿布の上から綿包帯を指先からてくびにかけて巻く．

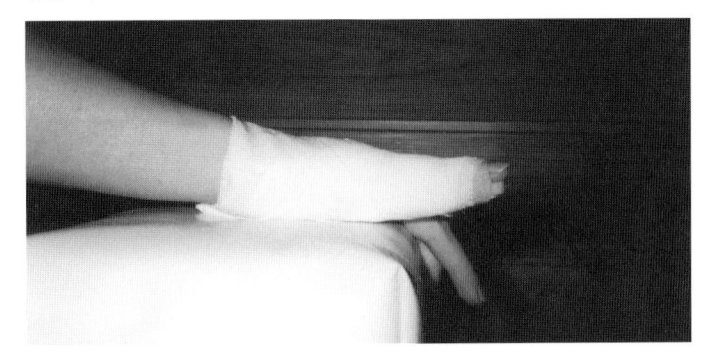

5 綿包帯の上から伸縮包帯を巻く．

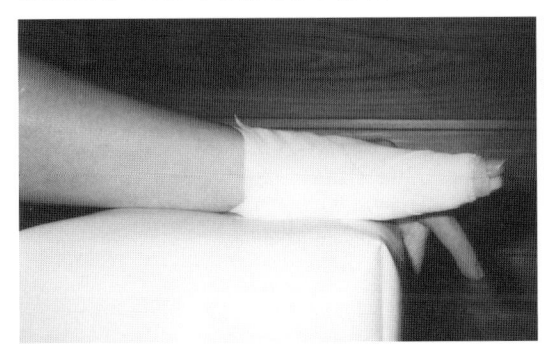

6 ネット帯を被せる．

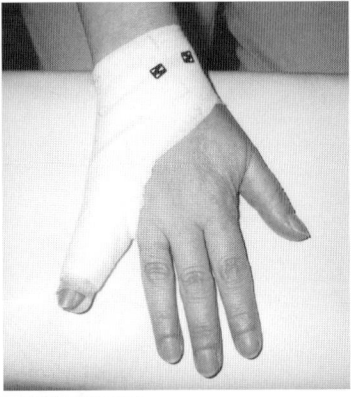

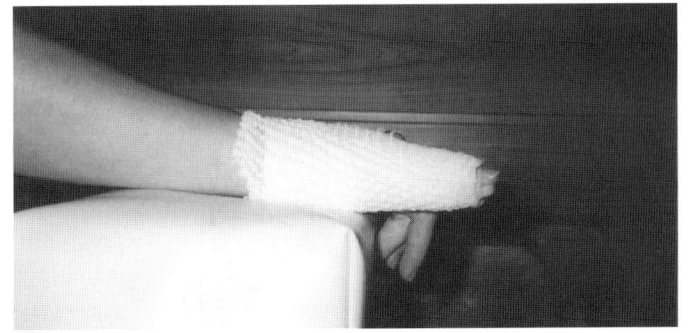

Ⅱ. 橈骨遠位端部骨折

発生機転

ほとんどが介達外力によるもので，手掌を衝いて転倒したさい，手関節の背屈が強制されて発生する．直達外力はきわめて少なく，粉砕骨折が生じる．Caveの分類によれば，背屈0°～40°までは前腕骨骨幹部骨折，ガレアッチ（Galeazzi）骨折が起こり，40°～90°はコーレス（Colles）骨折が生じ，90°以上背屈が強制されると，手根骨の骨折が生じる．

転位の方向は，回内・回外によって違う．前腕回内位で前方に手掌を衝く（下図・左）とコーレス骨折が生じ，前腕最大回外位で後方へ手掌を衝いた（下図・右）とき，または掌屈して手を衝いたときにスミス（Smith）骨折が生じる．

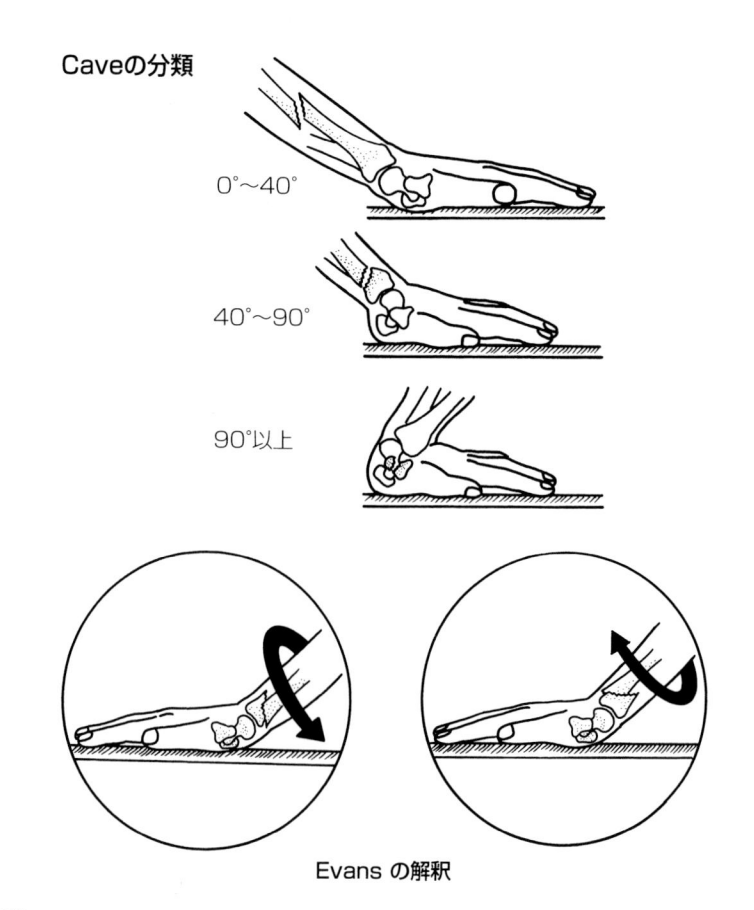

Caveの分類

0°～40°

40°～90°

90°以上

Evans の解釈

参考文献

鈴木義博・他：1. 受傷機転の分析．綜合整骨 第4巻 第2号，p.119－122．メディカルプレス，1987

第7章 柔整分野での外傷対応例

　ここでは，橈骨遠位端部骨折のうち圧倒的に多く見られるコーレス骨折を取り上げ，徒手整復法と固定法を簡単に紹介する．

コーレス骨折（伸展型骨折）

　骨折線の走行は掌側より斜めに背側上方に走る．骨片転位は，中枢片（心臓に近いほう）は円回内筋・方形回内筋により回内・掌側・尺側に転位する．末梢片は腕橈骨筋により回外・背側・橈側に転位する．短縮転位が強度になると，中枢片に末梢片が騎乗してフォーク状変形を呈する．

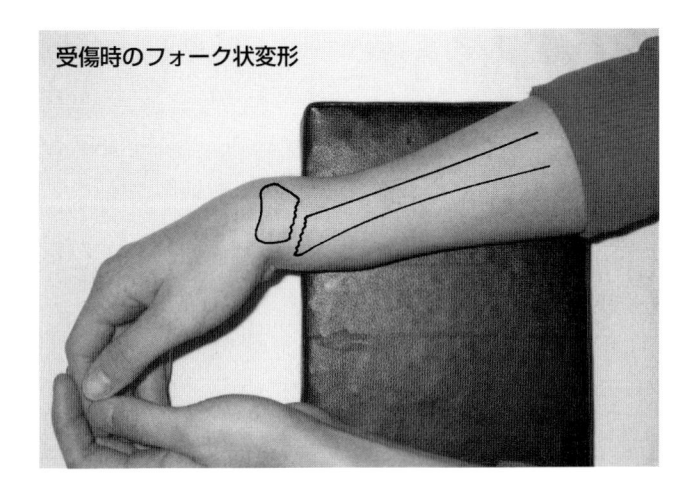

受傷時のフォーク状変形

〈橈骨遠位端部に起こる骨折の種類〉

①コーレス骨折　　④竹節状骨折　　⑦橈骨茎状突起骨折
②スミス骨折　　　⑤骨端〔線〕離解
③若木骨折　　　　⑥バートン骨折

①コーレス（コリーズ）骨折（Colles fracture）

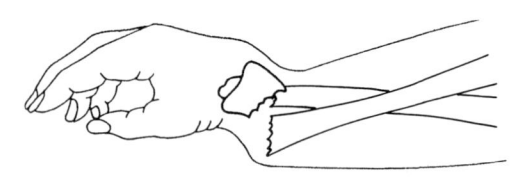

②スミス骨折（逆コーレス骨折：Smith's fracture）

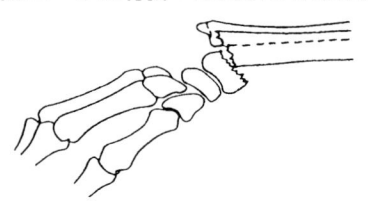

③若木骨折（greenstick fracture）

反対側の骨皮質まで骨折線がある．

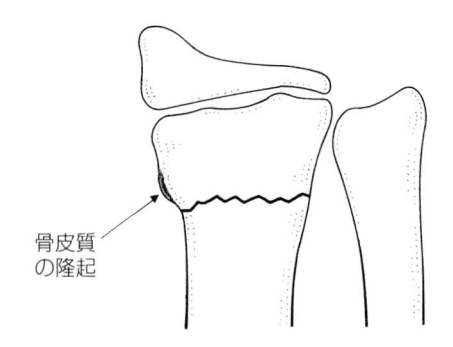

骨皮質の隆起

※torus骨折

反対側の骨皮質に骨折線がない．

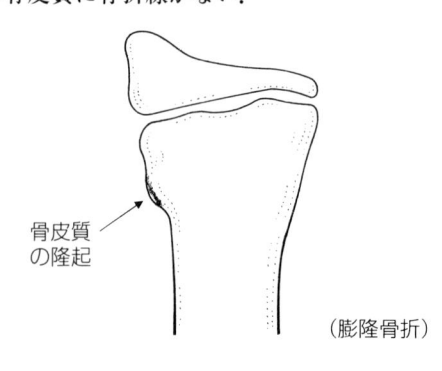

骨皮質の隆起

（膨隆骨折）

④竹節状骨折（bamboo fracture）

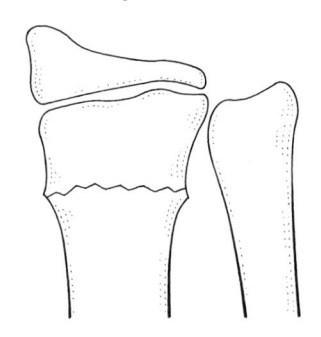

⑤骨端〔線〕離解（epiphysiolysis）

　橈骨遠位骨端核の出現は4歳で，閉鎖の時期は男性19歳，女性17歳である．本骨折は8～15歳くらいに多く見られ，骨折発生機転と予後の面から，Salter-HorrisがⅠ～Ⅴ型に分類した．

　Ⅰ型Ⅱ型は背側に転位するものが多く，自家矯正能力が強いため，転位の少ない整復困難なものはそのまま癒合しても障害は残らないが，Ⅲ・Ⅳ・Ⅴ型は予後が悪く，観血的整復固定が必要な場合もある．

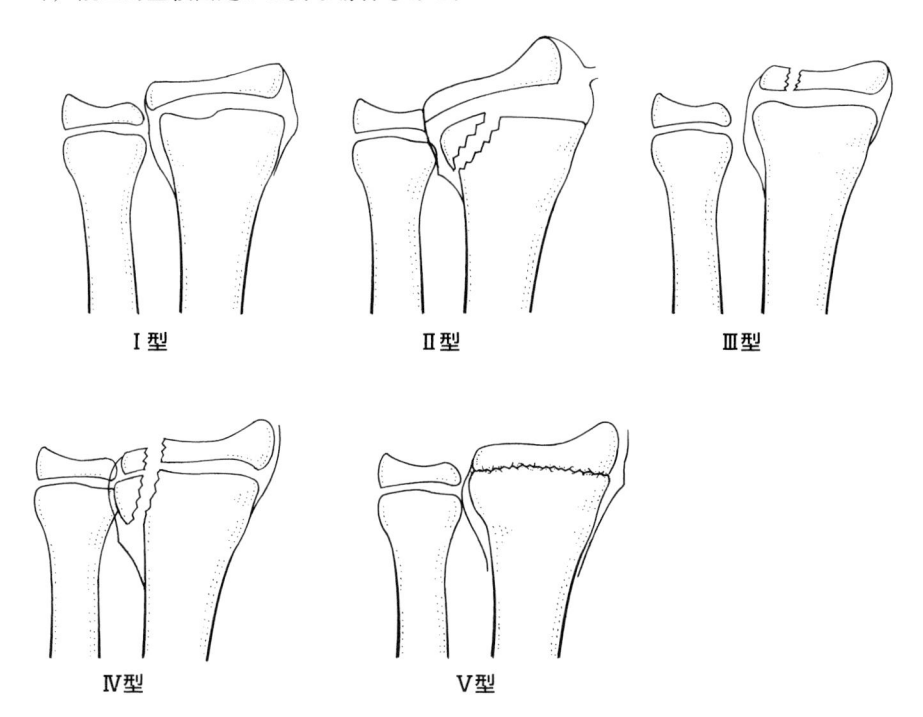

Ⅰ型　　　Ⅱ型　　　Ⅲ型

Ⅳ型　　　Ⅴ型

参考文献

村上實久・他：図17．橈骨遠位部端骨折．小児の骨折，p.134-136．メディカル葵出版，1983

渡辺好博：4．橈骨遠位端骨折．図説臨床整形外科講座第5巻　前腕・手（池田亀夫・他監修），p.215-216．メジカルビュー社，1982

桜井修・他：A橈骨遠位端線離解．骨折・外傷シリーズ5　関節部骨折その2（榊田喜三郎・他監修），p.103-107．南江堂，1987

⑥バートン骨折(Barton's fracture)

<u>背側バートン(脱臼)骨折</u>:
　橈骨遠位端の背側が三角形の骨折を起こし,骨片が手根骨とともに背側に転位する.変形はColles骨折と似ている.

<u>掌側バートン(脱臼)骨折</u>:
　橈骨遠位端の掌側が三角形の骨折を起こし,骨片が手根骨とともに掌側に転位する.

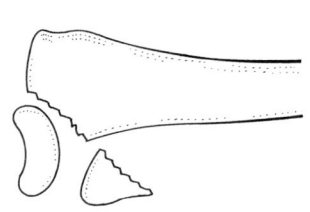

⑦橈骨茎状突起骨折(Chauffer's fracture)

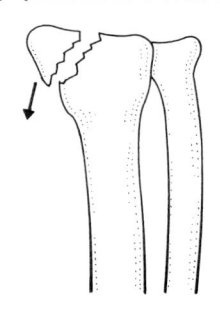

参考:ガレアッチ骨折(Galeazzi's fracture)

　橈骨骨幹部(主に遠位1/3)骨折で尺骨遠位端の脱臼を伴う.
　モンテギア(モンテジア)骨折(Monteggia's fracture)の逆になる.

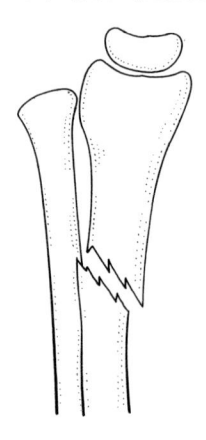

参考文献

渡辺好博:4.橈骨遠位端骨折.図説臨床整形外科講座　第5巻　前腕・手(池田亀夫・他監修),p.215-216,メジカルビュー社,1982

木野義武:4)GALEAZZI骨折.骨折の臨床　全面改訂3版(村地俊二:他偏),p.262-263,中外医学社,1996

第7章 柔整分野での外傷対応例

●徒手整復法

　徒手整復を行なうとき，患者にはできるだけ痛みを与えないように心がける必要があるが，それには呼吸法（深呼吸をくり返し行なう）などをとり入れるとよい．なお，整復にさいしては，前もって必要な固定材料を準備しておく（p.234参照）．

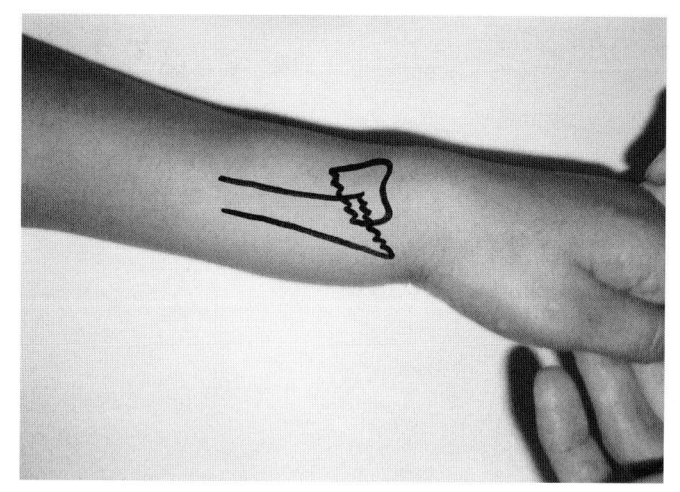

受傷時

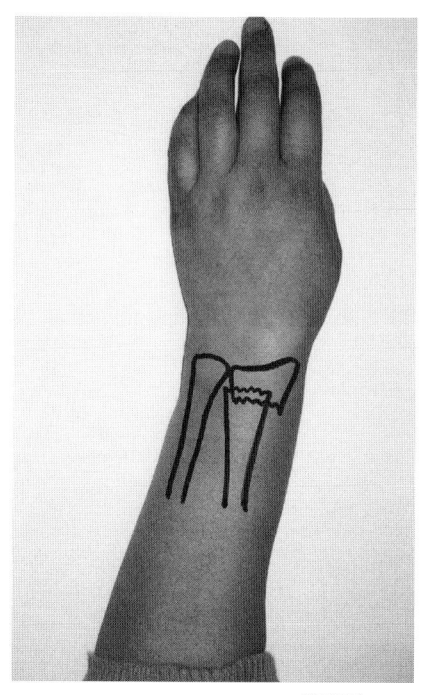

受傷時

1 受者は仰臥位で肘関節を90°屈曲させ，助手が肘部を両手で把握固定する．術者は片手で受者の〔手の〕母指を，他方の手で受者の4指（示指・中指・環指・小指）をつかみ，尺側に末梢牽引をする．騎乗転位，または短縮の度合いにより，2～3分間持続牽引し，前後面軸を整復する．橈骨末梢片が橈側へ側方転位している場合は，橈骨末梢片を直圧する．

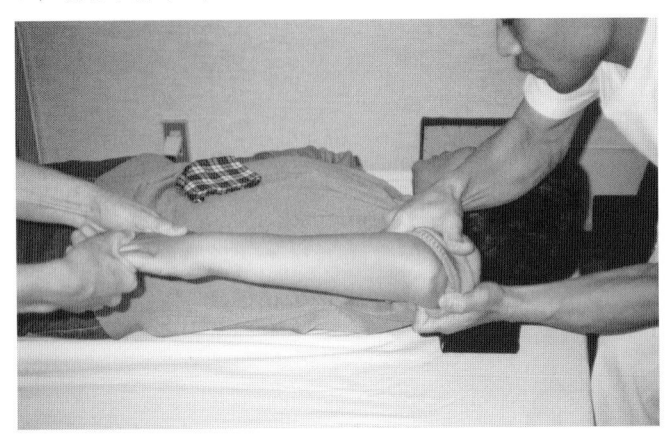

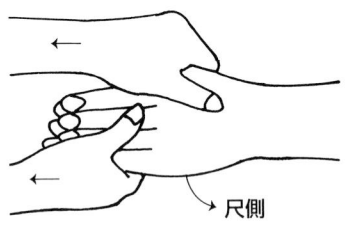

2 術者は対牽引をゆるめず，片手を手関節の3cmくらい上に持ち替える．他方の手も同じ位置に持ち替える．このとき，術者の左右の手の第二指は橈骨中枢片に，左右の〔手の〕母指は橈骨末梢片に把握する．

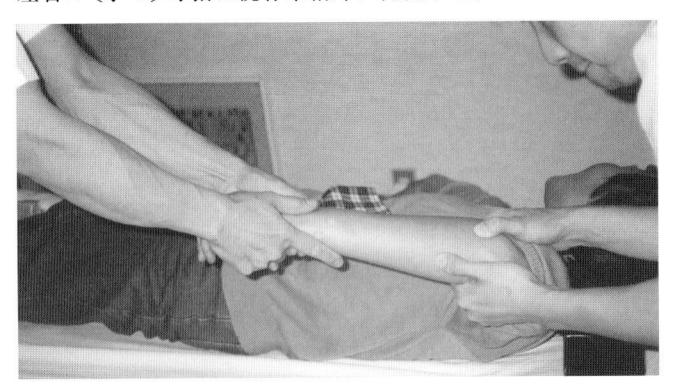

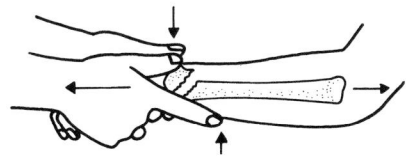

[3] 術者は牽引をゆるめずに，尺側より迅速に掌屈と回内を行なう．このとき，左右の〔手の〕母指は背側より掌側に向かって直圧し，左右の手の第二指は掌側より背側に向けて押し上げて骨折部を接合させる．ゆっくりと手関節を軽度掌屈位と尺屈位にさせ，整復終了．

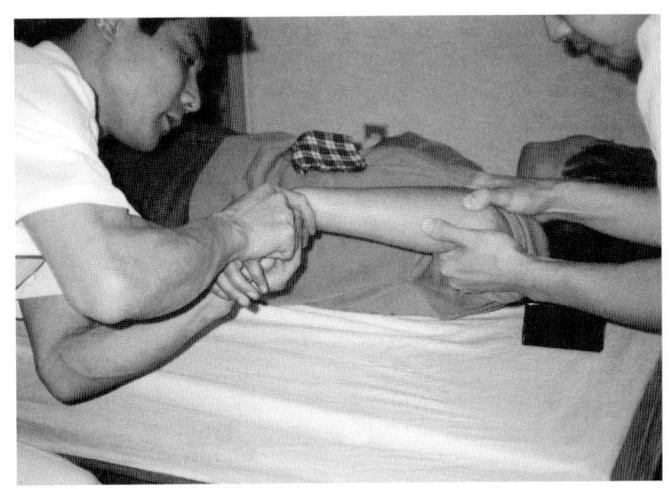

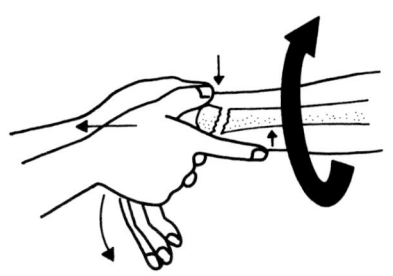

固 定 法

金属シーネ（クランメル）の作り方

シーネの長さは，中枢部は上腕骨内側上顆の下方2横指部より，末梢はMP関節までに合わせる．シーネは新聞に包みボール紙を挟んで，その上から包帯を巻く．

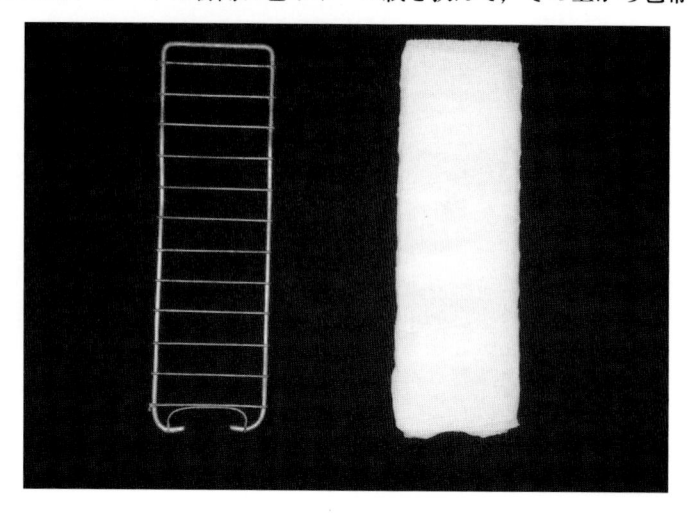

〈必要な固定材料〉

① 金属シーネ
② ブライトンシーネ 2〜3枚 ｝どちらを使用してもよい
③ わた（オルソラップ）
④ 8裂綿包帯
⑤ 4裂〜6裂綿包帯
⑥ ガーゼ（冷湿布の下に置くもの）
⑦ 冷湿布（和紙を2枚用意して和紙の間に湿布を塗布する．一般的な湿布を使用する場合は⑧は必要なし）
⑧ 油紙（自転車のゴム管を油紙で包みテープで止める）．
⑨ スポンジ付きボール紙（ボール紙は患部の大きさに合わせてカットし，スポンジを両面テープで貼りつける）．
⑩ 4裂〜6裂綿包帯
⑪ 4裂〜2裂綿包帯
⑫ 4裂〜2裂伸縮包帯
⑬ ネット帯

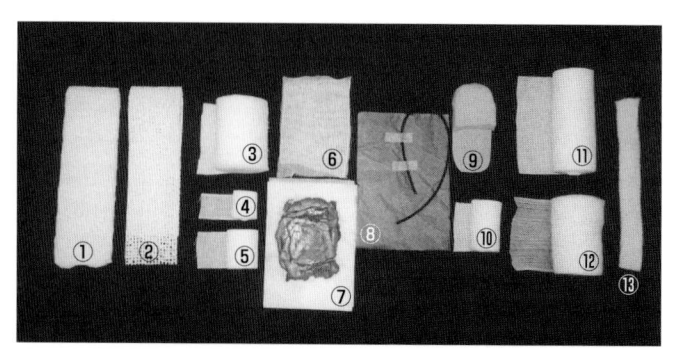

①金属シーネを上腕骨内側上顆下方よりMP関節まで前腕に密着させる．手関節掌側の隙間が埋まるように，シーネのその部分にはあらかじめわたをのせておく（手関節軽度掌屈位）．

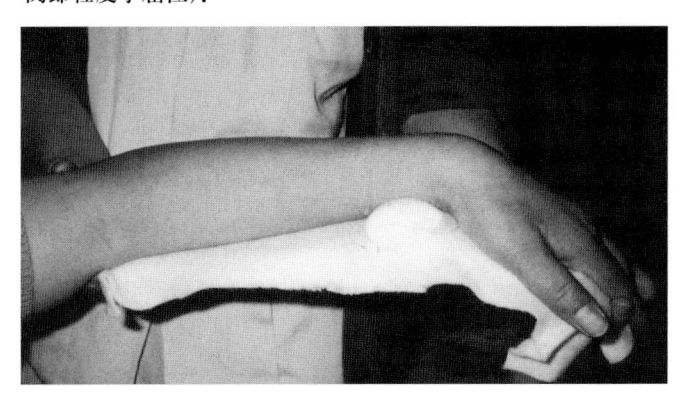

②MP関節から手背部，手関節にかけてわたを巻き，その上から8裂綿包帯で固定する．

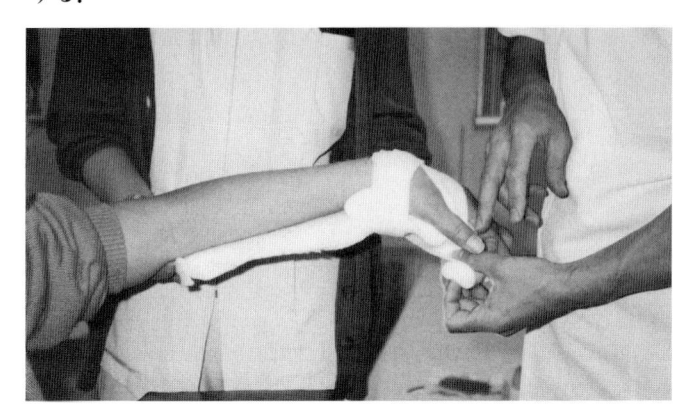

③前腕骨幹部より上部にかけてわたを巻き，その上から4〜6裂綿包帯で固定する．

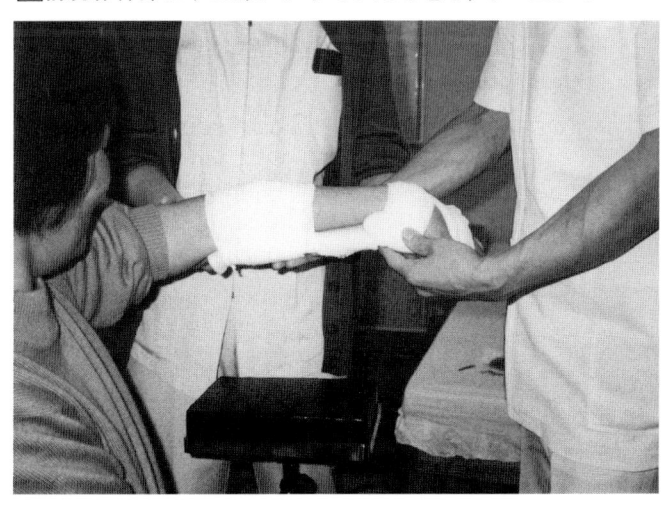

ここの固定では，転位の程度により，1週間前後は固定を外さないこと．ただし，包帯がゆるんだ場合や肌がかぶれたときは固定を外してもよい．

4 骨折部にガーゼをのせ冷却水（ミネラル水を冷やして使用）をかける．

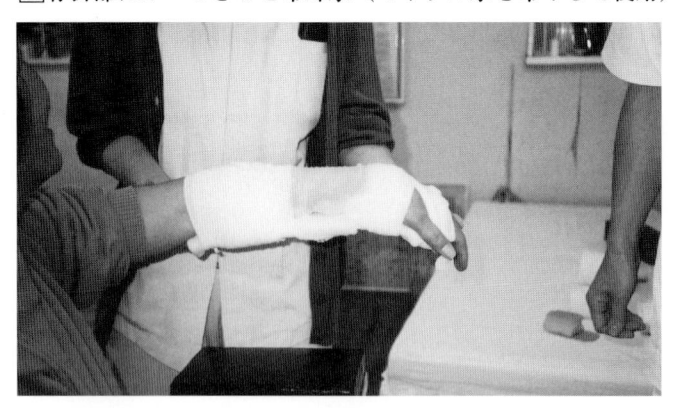

5 ガーゼの上に冷湿布をのせ，油紙を被せる（写真下A，B）．

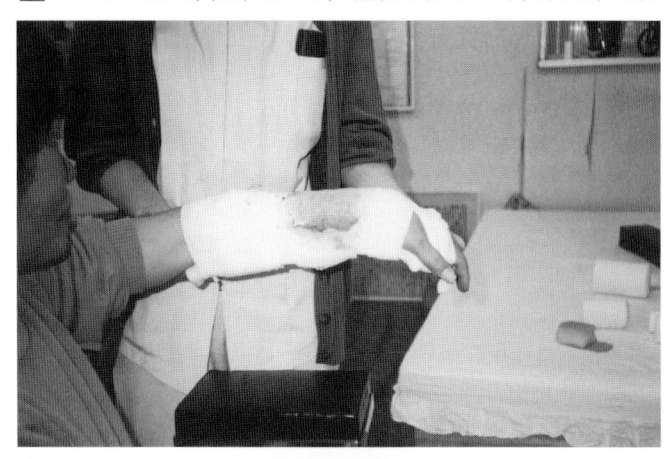

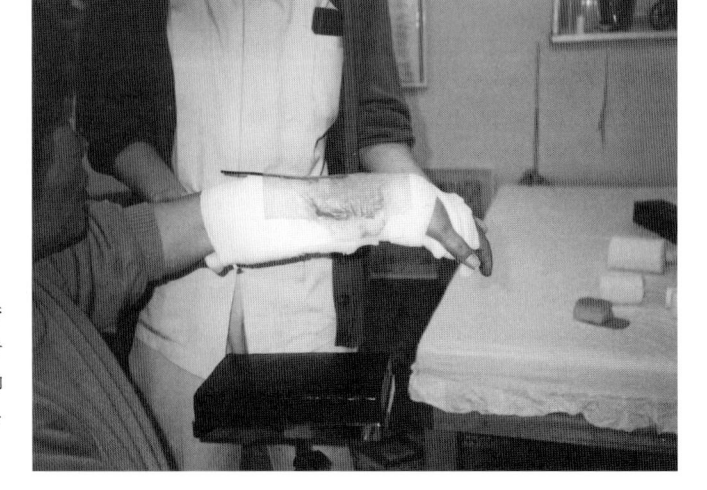

A

油紙に付いているゴム管は固定の外に出し，患者が自宅でゴム管から冷却水を入れる（スポイドなどを使用する）．

B

6 油紙の上から4〜6裂の綿包帯を巻き，スポンジ付ボール紙を橈骨末梢骨片にスポンジが当たるようにのせ，残りの包帯を巻く．

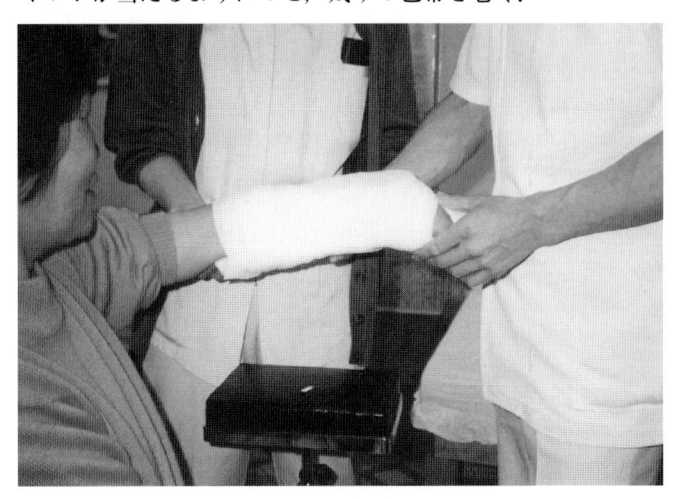

7 肘関節を90°屈曲させ，4裂〜2裂の綿包帯と伸縮包帯を使って前腕部を体幹に固定する（転位が軽度の場合は三角巾で吊っておく）．

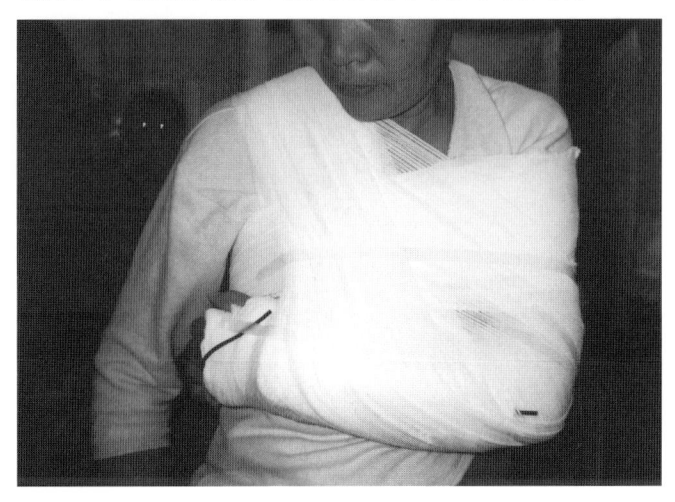

固定の後，数分間おいて手指にしびれ感や指の色の変化を確認すること．

参考文献

桜井修・他：A橈骨遠位骨端線離解，骨折・外傷シリーズ5関節部骨折その2（榊田喜三郎・他監修），p.103-107．南江堂，1987

根元正光：3.骨端線離解．綜合整骨vol.1 No.1（荻島秀男・他編），p.41-42，メディカルプレス，1984

全国柔道整復学校協会・監修：5 橈骨下端部骨折．柔道整復理論 改訂第2版（全国柔道整復学校協会・教科委員会・編集），p.182-187．南江堂，1994

中華人民共和国天津反帝病院革命委員会・編著：第15章 橈骨下端骨折．骨折治療学（鳥居良夫・監修），p.147-153．柏書房，1978

根本正光：整復の実際Ⅰ．綜合整骨Vol.1 No.1（荻島秀男・他編），p.29-42，メディカルプレス，1984

〈症例 1. 右コーレス骨折（伸展型骨折）(31歳・女性)〉

- 負傷原因：自転車に子供を乗せて走っていて転倒．転倒したときに子供をかばって左手で自転車を支え，右手を地面に衝いて負傷する．
- 固定：前腕回内位，手関節軽度掌屈位，軽度尺屈位で前腕上端部より中手指関節まで，プライトンシーネで3週間固定する（手背部より橈骨下端部もプライトンシーネで固定する）．
- 経過：治癒までに39日間（実日数29日）．

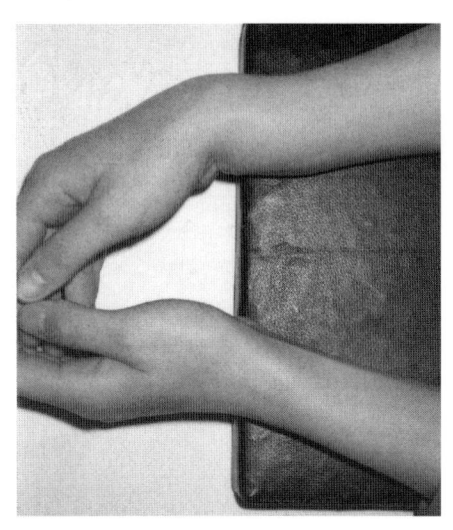

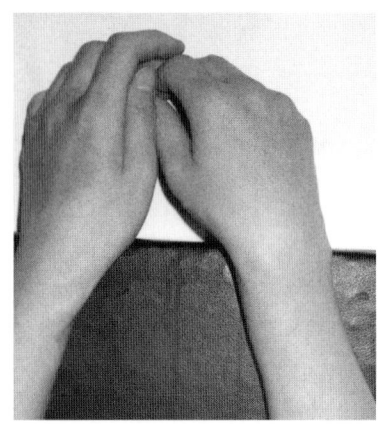

受傷時（A，B）　　　　　　　　　A

B

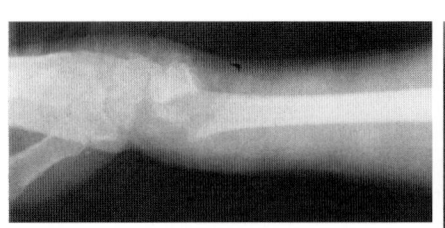

受傷時

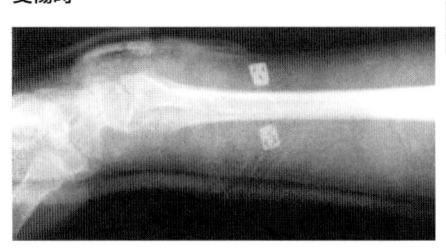

整復時

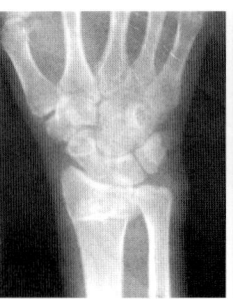

受傷時 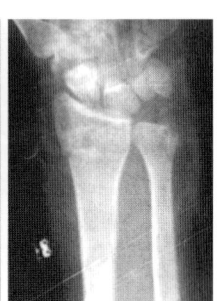　　　　　　整復時

〈症例 2. 右橈骨遠位端部若木骨折（15歳・男子）〉

- **負傷原因**：学校の昼休みにサッカーをやっていて転倒．右手を負傷する．
- **診断までの経過**：受傷日に来院．腫脹は軽度で手関節の運動痛・運動制限・圧痛が軽度であったために，右手関節捻挫として固定を施行したが，翌日には腫脹が強くなり，背側・掌側の圧迫による限局性圧痛がみられた．医師に診断を依頼したところ，右橈骨遠位端部の若木骨折と判明．
- **整復**：末梢に牽引を加え，手関節を掌圧させ，さらに手関節の背屈を矯正する．このとき，術者の両手母指で背側部を圧迫して手関節を戻す．整復のさいに骨折音があり，完全骨折となる．
- **固定**：前腕回内位，手関節軽度掌屈位で前腕上端部より中手指関節までプライトンシーネにて2週間，ボール紙で1週間固定する（手背部はスポンジ付ボール紙で固定する）．
- **経過**：治癒までに26日間（実日数22日）．

なお，この症例では，連続性の残っている骨皮質が整復と固定保持の妨げになるため完全骨折とした．

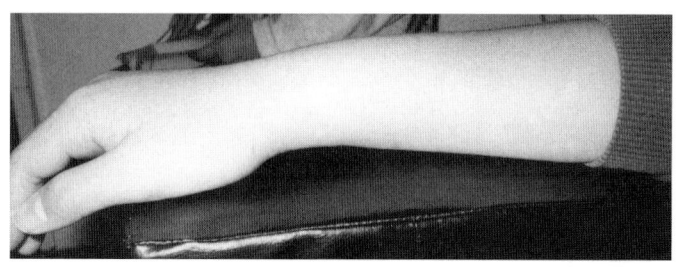

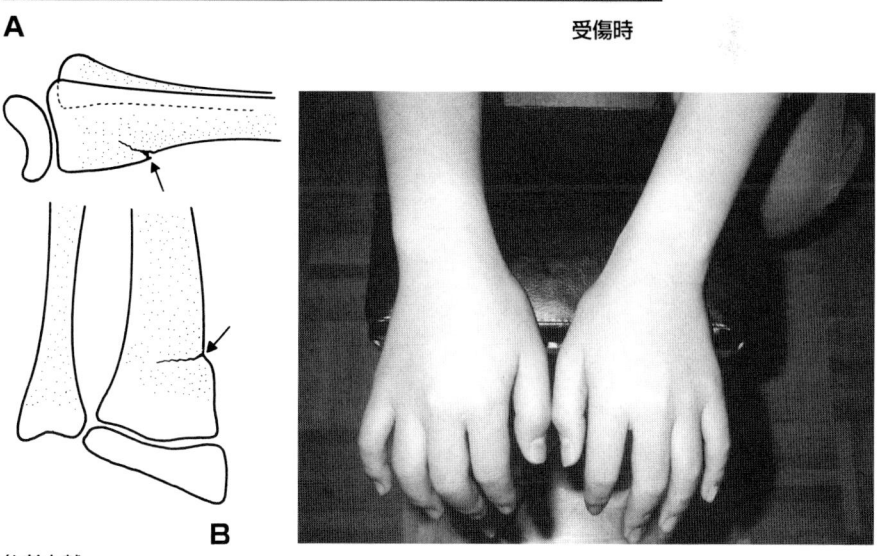

A　受傷時

B

参考文献

村上寶久・他：若木骨折．小児の骨折，p.139．メディカル葵出版，1988

III. 経験症例

　外傷外来のさい，捻挫か　打撲か　骨折か　脱臼か　の判断がわれわれ接骨師に課せられた急務であるが，X線検査ができない現状では，視診・触診・問診のみで診断を下さなければならない．整形外科医との連係が必要だが，最も大切なことは，外傷にたいする豊富な知識と経験によってある程度は自らの診断が出来なければならない．
　ここでは私の経験にもとづく症例のいくつかを紹介し，施療法の参考に供したいと思う．

　① 槌指（マレットフィンガー）——17歳・男子
　② 橈骨遠位端骨折（竹節状骨折）——12歳・男子
　③ 上腕骨遠位端（外顆骨折）—— 9歳・男子
　④ 右足第四指基節骨骨折——45歳・男性
　⑤ 右第一中足骨骨折——34歳・男性
　⑥ 下腿骨遠位端骨折（腓骨果部骨折）——16歳・女子
　⑦ 手背部打撲——14歳・女子

症例 1. 槌指（マレットフィンガー）——（17歳・男子）

　　バレーボールの試合中，ブロックしたさいボールが左手の指に触れ負傷する．専門医に行ったところ，手術をすすめられたが，本人は手術がいやで当院に来院する．来院時の症状は外観上，左示指のDIP関節が軽度屈曲位で，自動伸展不能，爪甲から末節骨背側にかけて内出血と軽度腫脹，圧痛を伴うなどがみられたので「槌指」を疑い医師に診断を依頼した．その結果，左示指末節骨基部背側骨折（マレットフィンガー）と診断された．

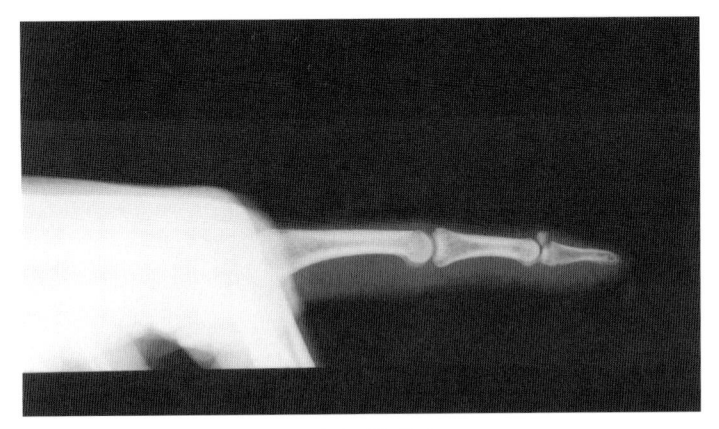

診断依頼時，DIP関節は軽度屈曲変形を呈す．

●超音波観察

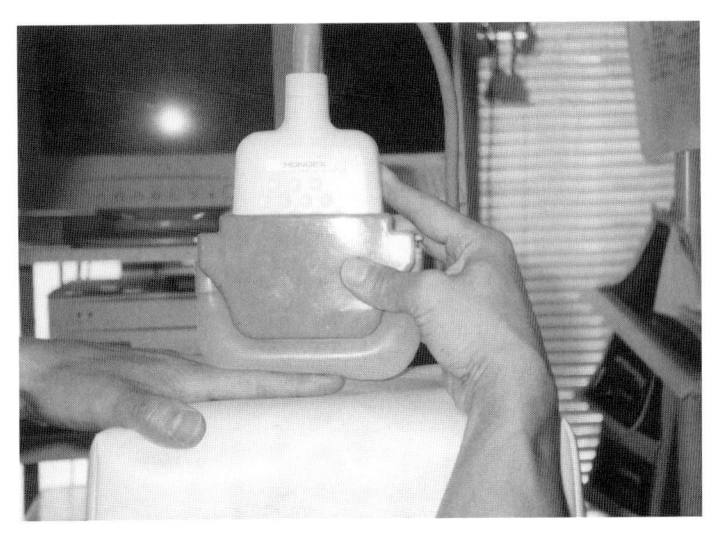

プローブ走査方向：左手示指背側にプローブ（7.5MHz）を長軸に対して平行（長軸）に走査する．（超音波観察システムは㈱エス・エス・ビーを使用）

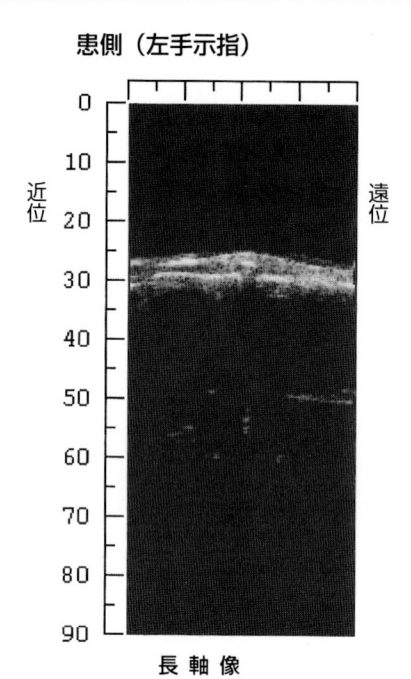

242

患側（左手示指）	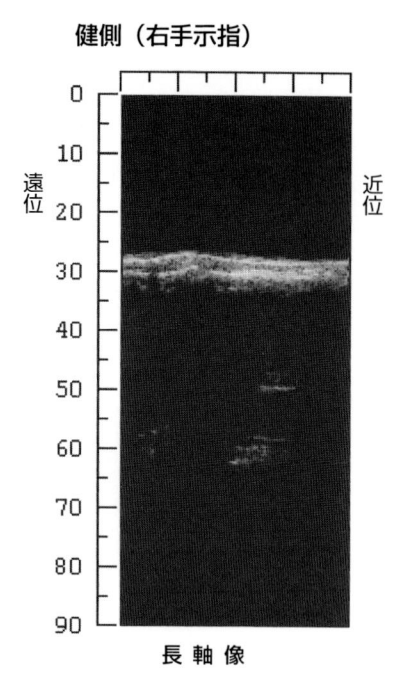 健側（右手示指）
近位　　　　　遠位	遠位　　　　　近位
長　軸　像	長　軸　像

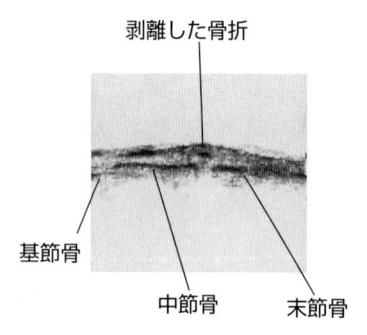

剥離した骨折

基節骨　　中節骨　　末節骨

第 7 章　柔整分野での外傷対応例

〈必要な固定材料〉

固定材料での詳細な説明は　8.固定法（p.193－194参照）

①アルフェンスシーネ
②粘着性伸縮テープ2本
③綿包帯（ブライトンシーネの下巻きとして使用する．指の大きさに合せて必要な長さにカット.）
④ブライトンシーネ1枚（指を3周巻く長さにカットする）
⑤湿布
⑥綿包帯（8裂を使用する）
⑦ネット帯

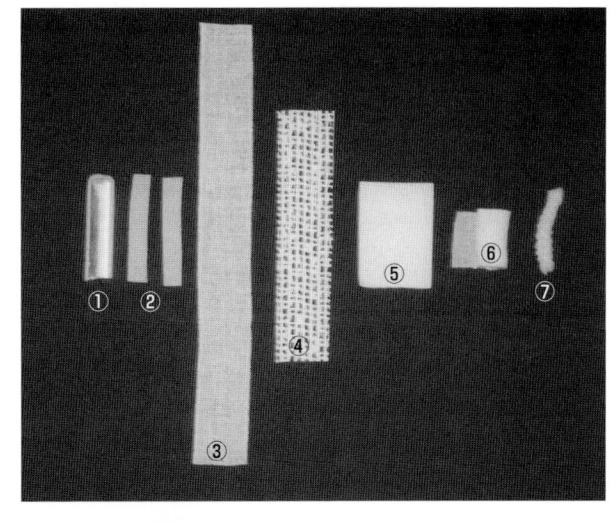

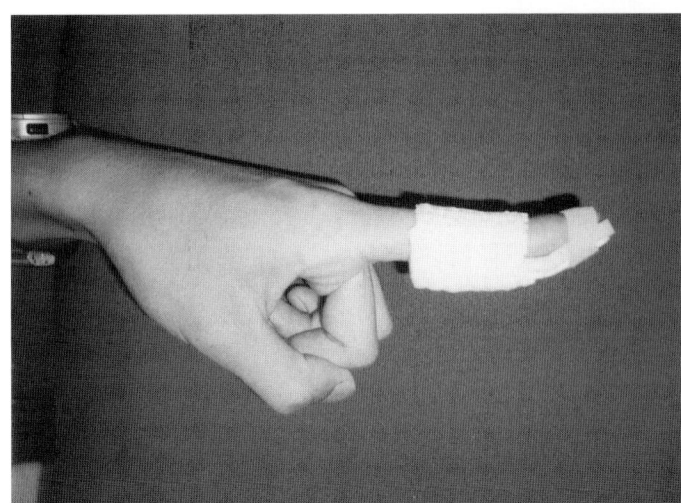

固　定　法

　DIP関節を過伸展させたまま，固定材料の①アルフェンスシーネを掌側にあて，②粘着性伸縮テープ2本で指に固定する．③綿包帯をDIP関節に少し巻き，その上から④ブライトンシーネを巻く．⑤湿布を患部に貼り，その上から綿包帯でアルフェンスシーネがかくれる程度に巻いて，⑦ネット帯を被せる．

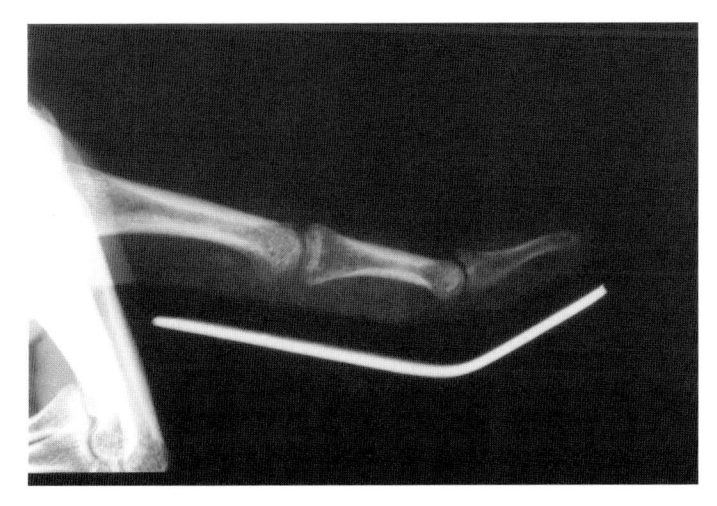

固定のままX線確認を行なう．

治癒時

治癒時

長 軸 像

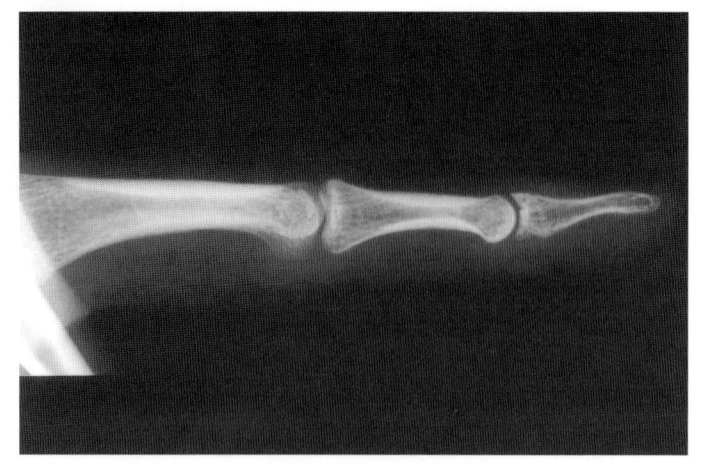

経過：負傷日より1週間は総合病院へ通院，その後当院へ．シーネ固定を5週間施行．固定除去後，温罨法，マッサージを2週間行い，経過は良好．治癒まで7週間（実日数13日）を要した．

治癒時

治癒時

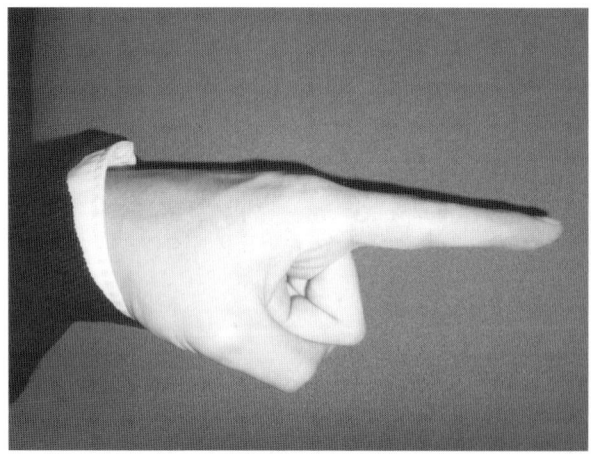

DIP関節は自動伸展可能となる

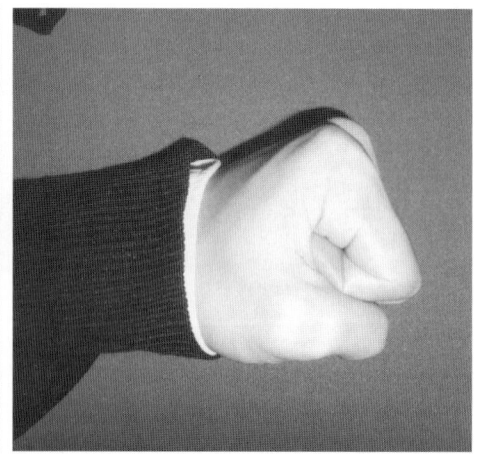

DIP関節は痛みは消え，完全屈曲可能となる

あとがき
　槌指はⅠ型からⅣ型までに分類され，型によって固定期間が異なるため，どの型に該当するかを診断するにはX線検査が必要になる．

参考文献
長谷愼一：手指痛を訴えたケース（15歳男子）．『整骨外来ハンドブック』見誤りやすい疾患の鑑別ポイントQ＆A，p.107－111．エンタプライズ，1998．

症例 2. 橈骨遠位端骨折（竹節状骨折）――（12歳・男子）

　小学校の校庭で昼休み中，石につまづき転倒し，左手を衝き負傷する．自分で湿布をしていたが，1週間経っても前腕部（写真×印）の腫れが引かず当院へ来院する．来院時の症状は，患部の痛みはほとんど訴えておらず，手関節，前腕の可動域制限や運動痛もなかった．ただ写真×印部位に限局性圧痛が強く出ていたので，超音波で観察したところ異常所見がみられた．医師に診断を依頼した結果，左橈骨遠位端骨折（竹節状）と判明した．

来院時　　　　　　　　　　　　来院時

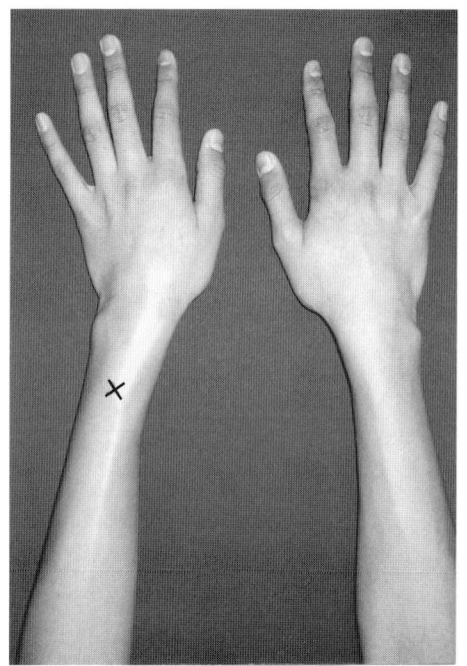

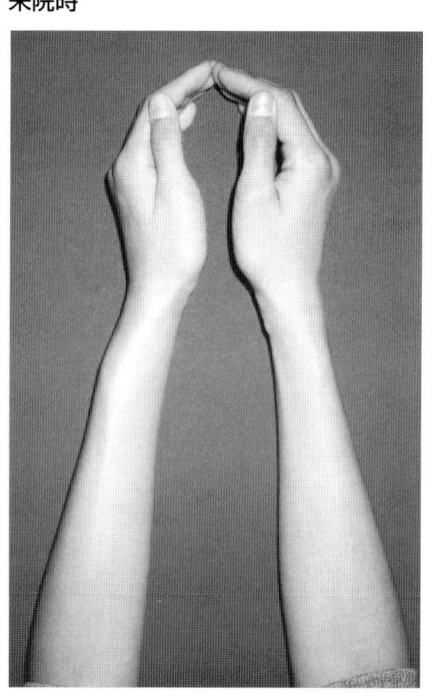

● 超音波観察　　　　　　　　　　プローブの走査方向
骨折の疑いのある近位と遠位にテープを貼る．　橈骨遠位端部の背側にプローブ（7.5 MHz）を長軸に対して平行（長軸）に走査する．

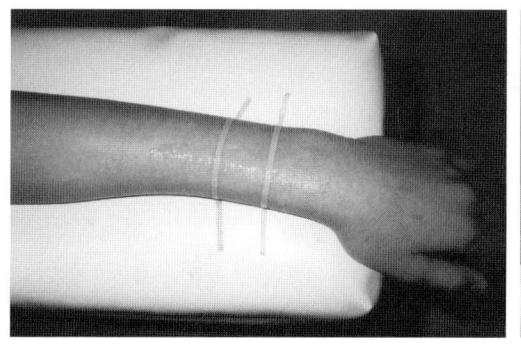

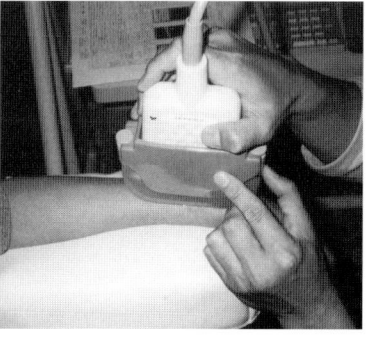

246

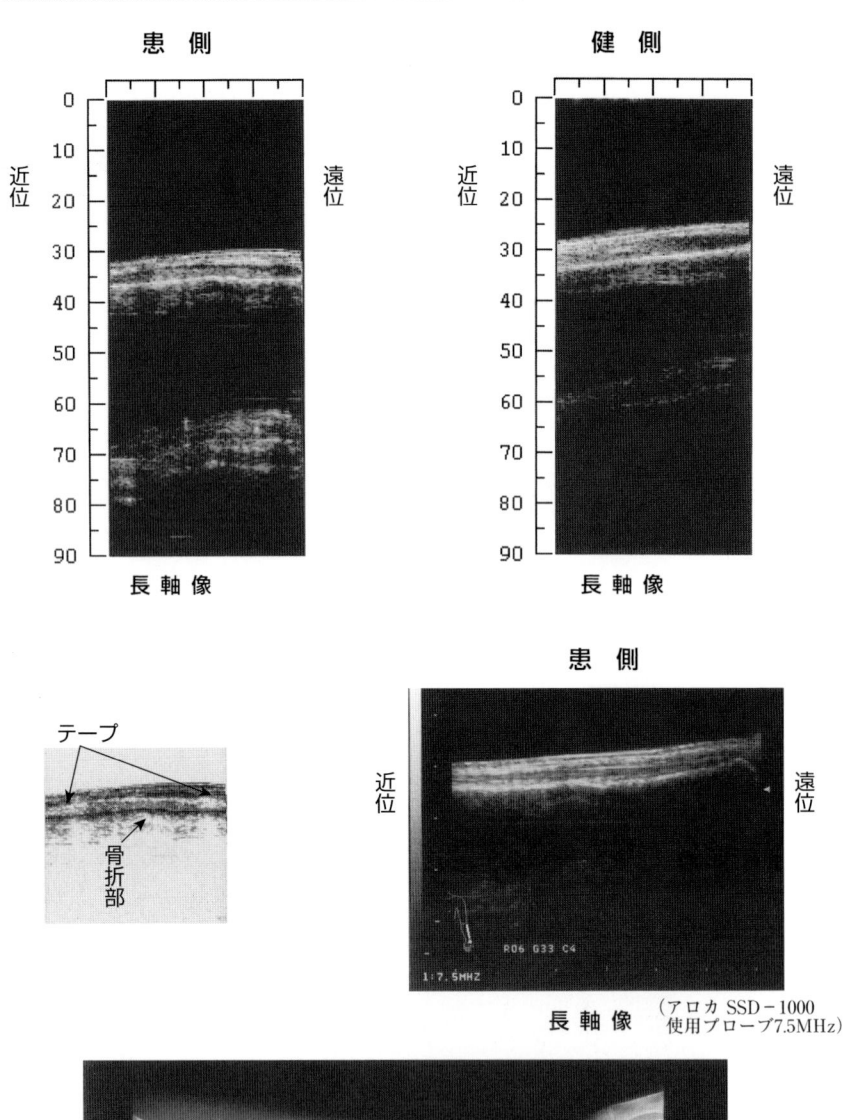

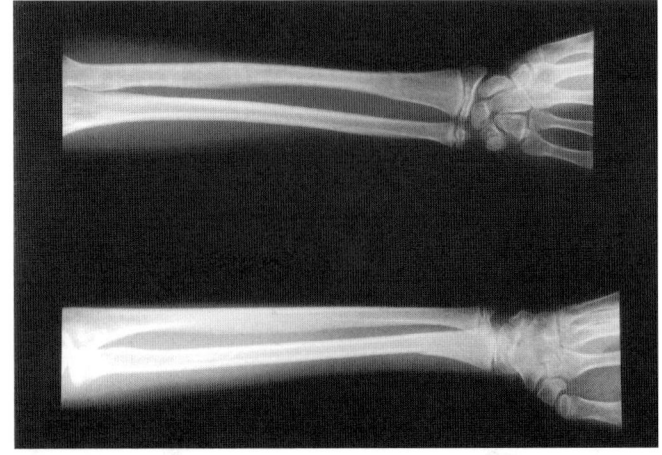

患側 / 健側

長軸像 / 長軸像

テープ
骨折部

患側

長軸像　（アロカ SSD-1000
　　　　　使用プローブ7.5MHz）

診断依頼時
（負傷より10日目）

上の正面像では竹節状骨折がみられ，下の
側面像では骨皮質の隆起がみられる．

第7章　柔整分野での外傷対応例

〈必要な固定材料〉
①ガーゼ
②湿布
③綿包帯
④ブライトンシーネ2～3枚
⑤ボール紙
⑥伸縮包帯
⑦ネット帯

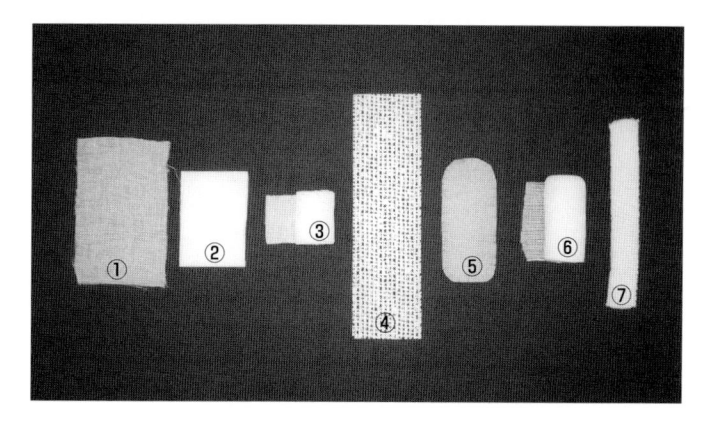

固定法
1 患部にガーゼをのせ，その上に湿布を貼る．

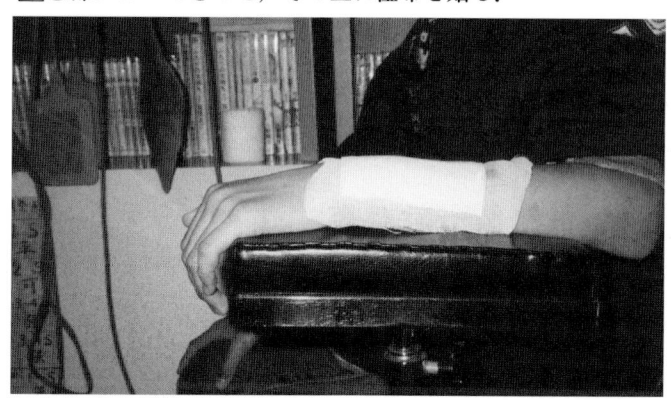

2 湿布の上から綿包帯を巻く．

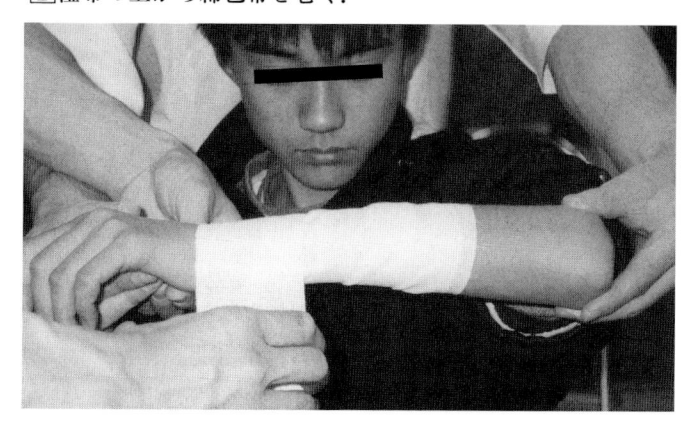

3 プライトンシーネを軟化させる前に，患部の長さに合わせてカットする（一般的にはMP関節から前腕上端部までの長さでよい）．プライトンシーネを掌側面にあて，綿包帯を巻く．

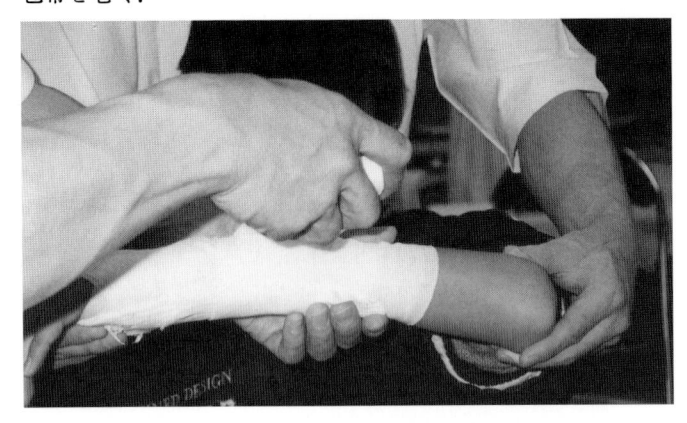

4 ボール紙を患部の長さに合わせてカットし，背側面にあてて綿包帯を巻く．

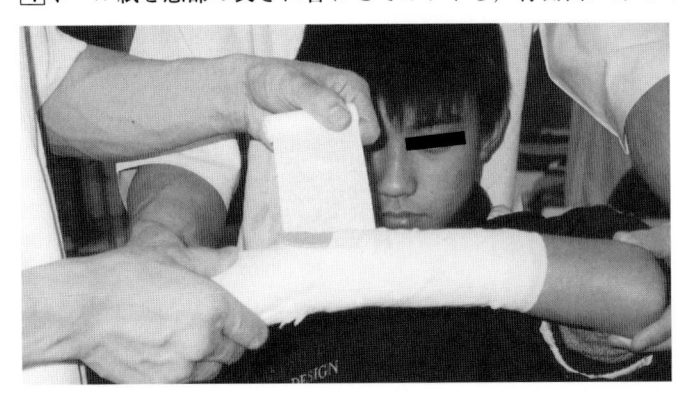

5 綿包帯の上から伸縮包帯を巻く．

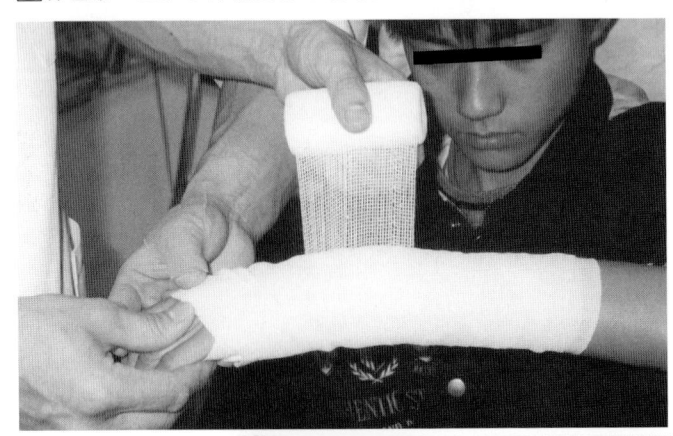

6 ネット帯を被せる．

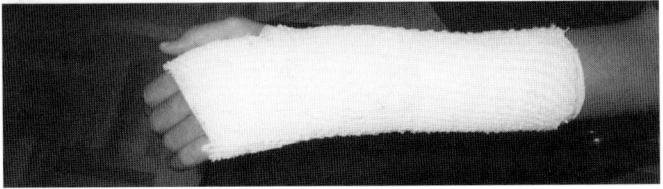

第 7 章　柔整分野での外傷対応例

負傷から37日目

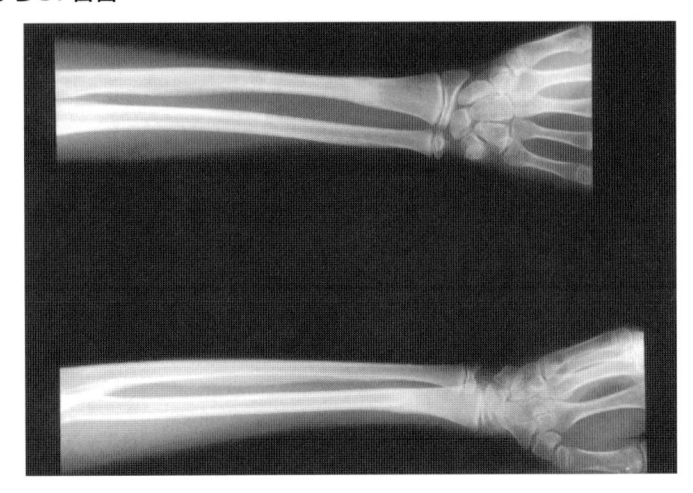

治癒時 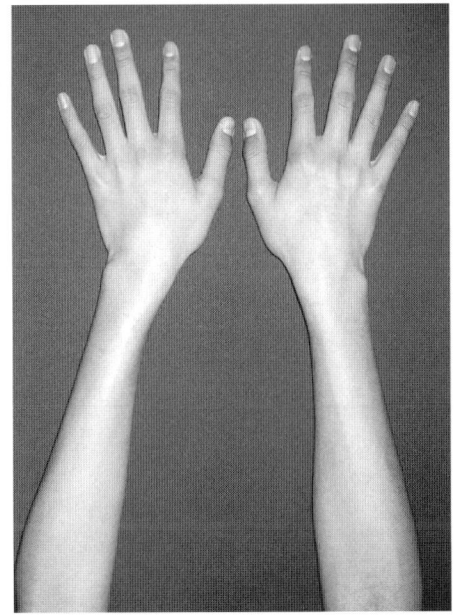　　　　　　　治癒時

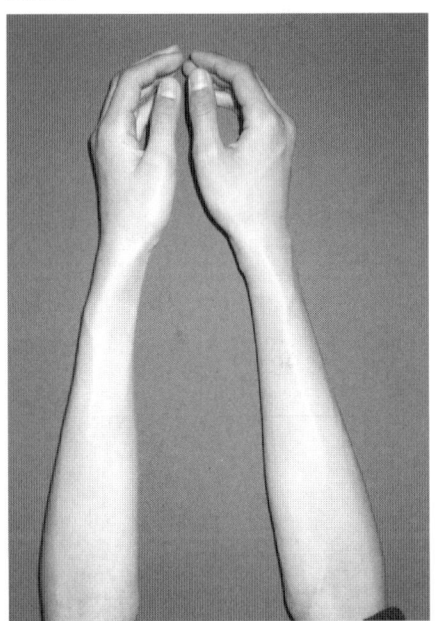

治癒時：負傷から56日目　　　　　　　　　治癒時

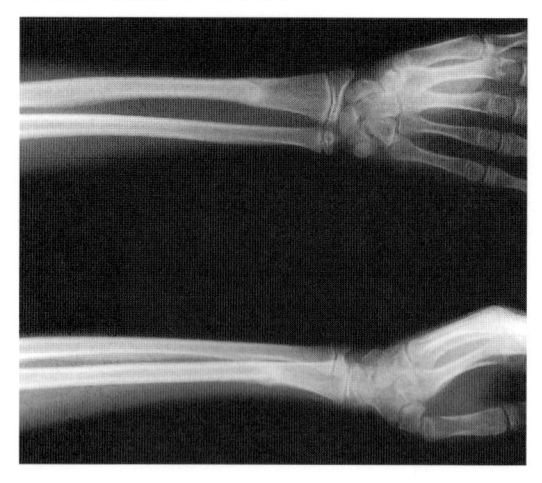

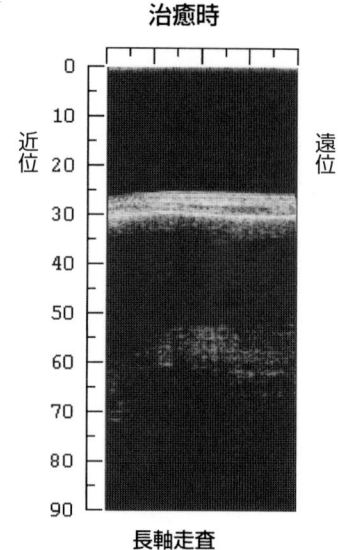

長軸走査

経過：負傷から10日目に当院へ来院する．それから3週間，ブライトンシーネ固定．シーネ除去後1週間は包帯固定，その後3週間リハビリを行ない，来院から49日間（実日数20日）で経過は良好で治癒する．

あとがき

　本症例は初診時の症状の訴えが殆どなく，捻挫として誤診のおそれがあり，骨折として疑う判断がついたのは，限局性の圧痛が決め手となった．触診の大切さを痛感した症例であった．

症例 3. 上腕骨遠位端骨折（外顆骨折）――（10歳・男子）

　サッカーの試合中に相手とぶつかり転倒する．そのさい右肘にギクッという音とともに強い痛みと腫れが生じたため，当院へ来院する．その症状は，右肘関節外側部を中心に腫脹と圧痛が著明であり，可動域制限もみられた．右肘部の骨折を疑い，医師に診断を依頼した．その結果，右上腕骨遠位端骨折（外顆骨折）と診断された．

来院時

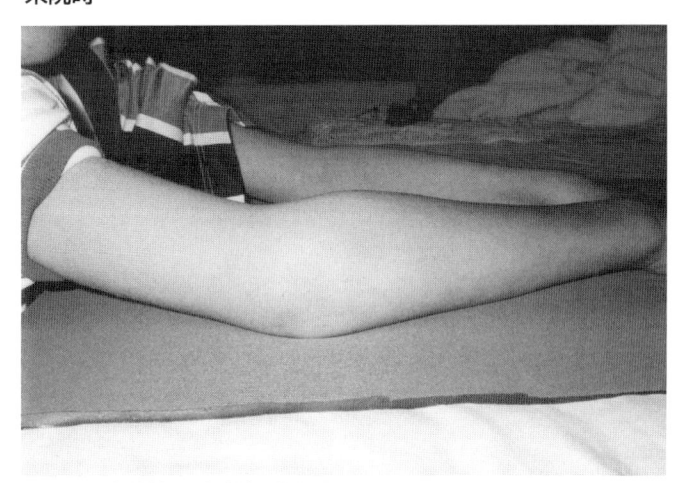

右肘部に膨隆状の腫脹がみられる．

来院時

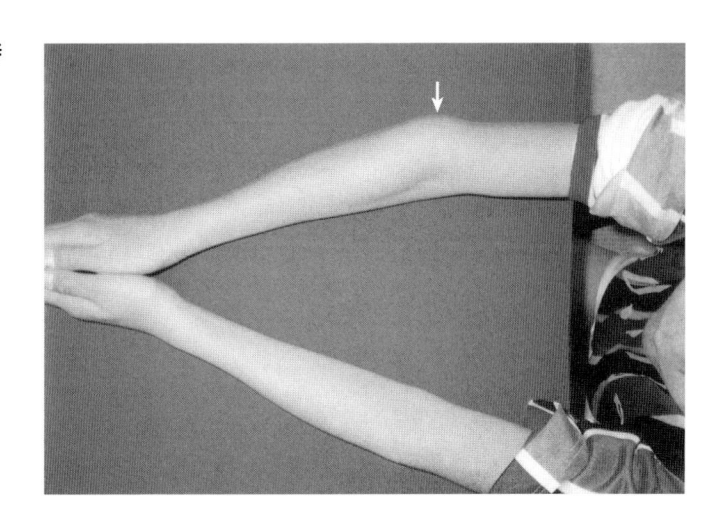

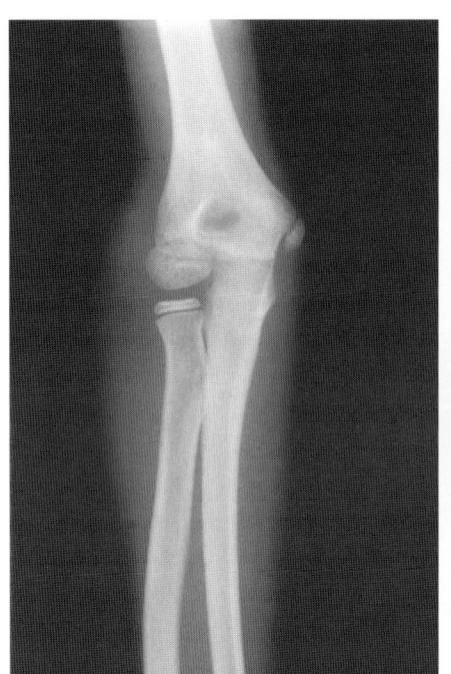

診断依頼時（正面）　　　診断依頼時（側面）

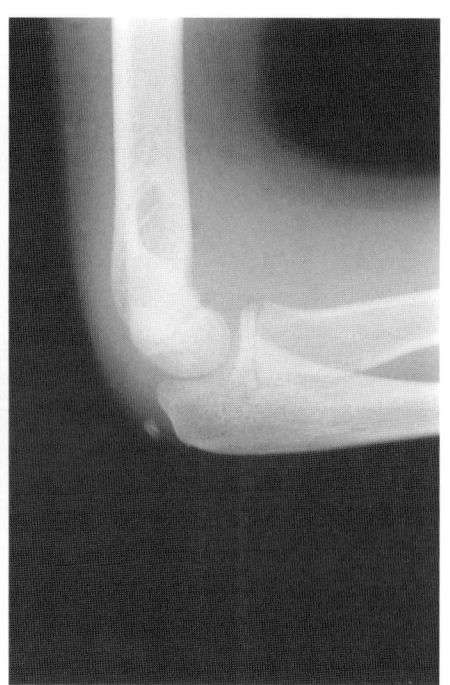

外顆部に骨片転位はなく，骨折線だけがみられる．

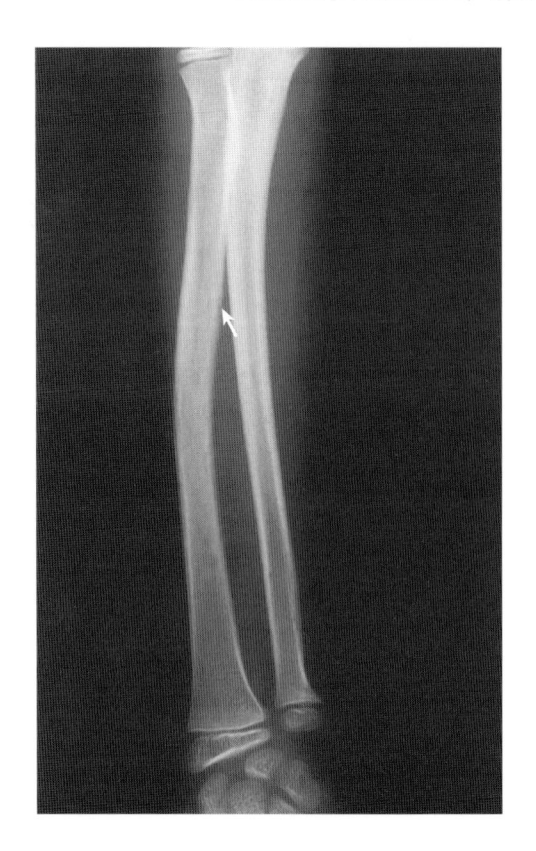

初診時に尺骨骨幹部に圧痛があり，X線像（正面）上も骨折のような疑わしき線（矢印）が入っていたが，これは栄養血管（ハヴァース管）であった．

第 7 章 柔整分野での外傷対応例

・超音波観察

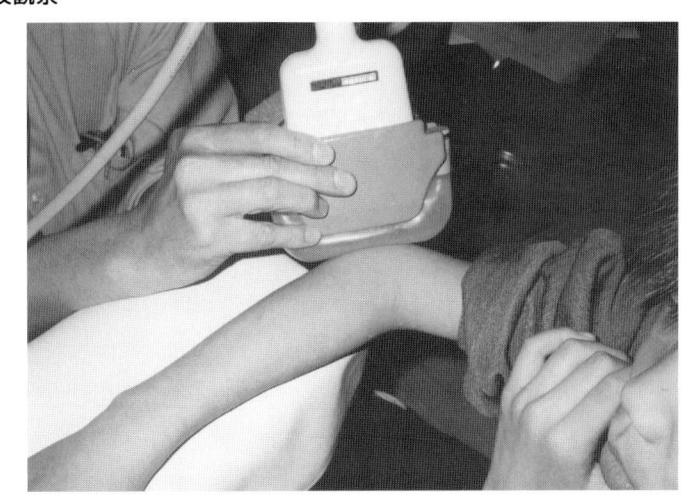

プローブ走査方向
肘関節屈曲位，前腕回内位で上腕骨外顆部を中心にプローブ（7.5MHz）を長軸に対して平行（長軸）に走査する．

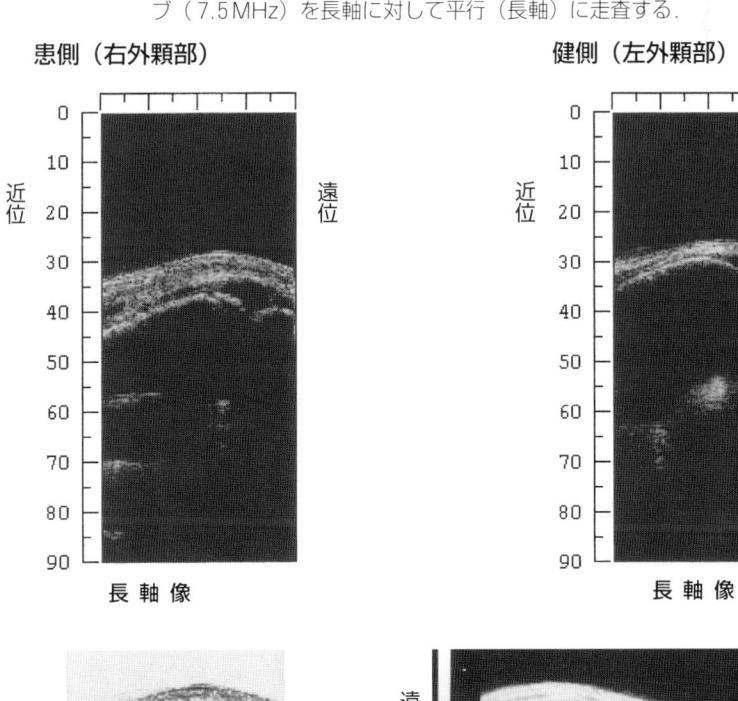

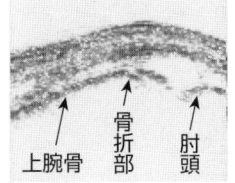

患側（右外顆部）　　　　　　　健側（左外顆部）

長軸像　　　　　　　　　　　長軸像

上腕骨　骨折部　肘頭

アロカ（SSP-1000, 使用プローブ7.5MHz）

長軸像

〈必要な固定材料〉
①ガーゼ
②湿布
③綿包帯
④プライトンシーネ2枚
⑤金属シーネ（クランメル）
⑥綿包帯
⑦伸縮包帯
⑧ガーゼまたは三角巾
⑨ネット帯

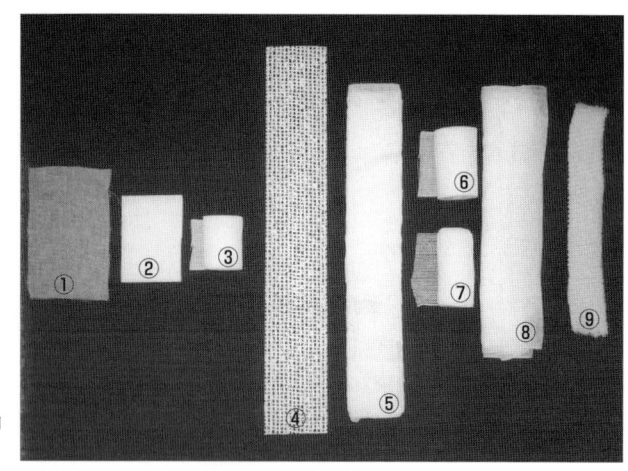

固定法

1 患部にガーゼをのせ，その上から湿布を貼る．

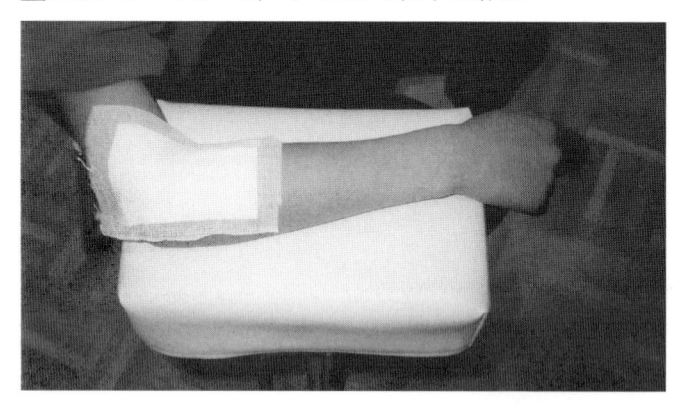

2 湿布の上から綿包帯を巻き，固定肢位は肘関節屈曲80°前腕中間位の位置で軟化させたプライトンシーネをあて綿包帯を巻く．

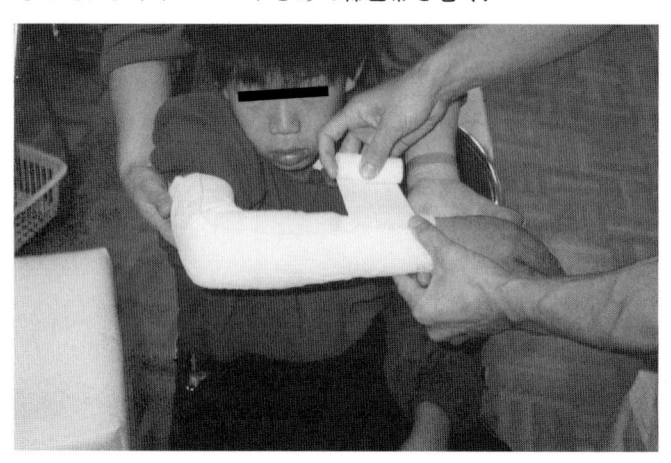

第7章 柔整分野での外傷対応例

3 さらに，金属シーネを上腕骨幹部より手関節部まであて，綿包帯を巻く（当院では骨片転位がない場合でも，程度のよっては金属シーネのあてる位置が異なる．一般的には上腕部よりMP関節まであてる）．

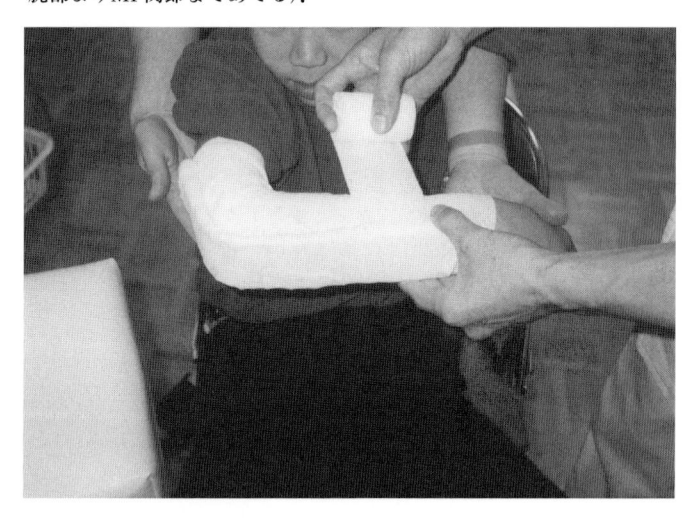

4 ネット帯を被せる．

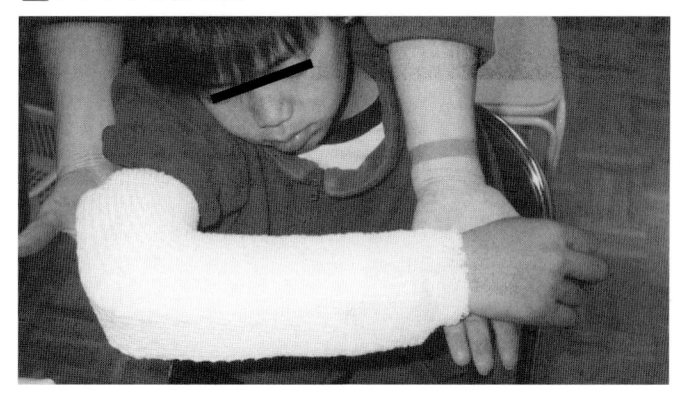

5 ガーゼで腕を吊る．

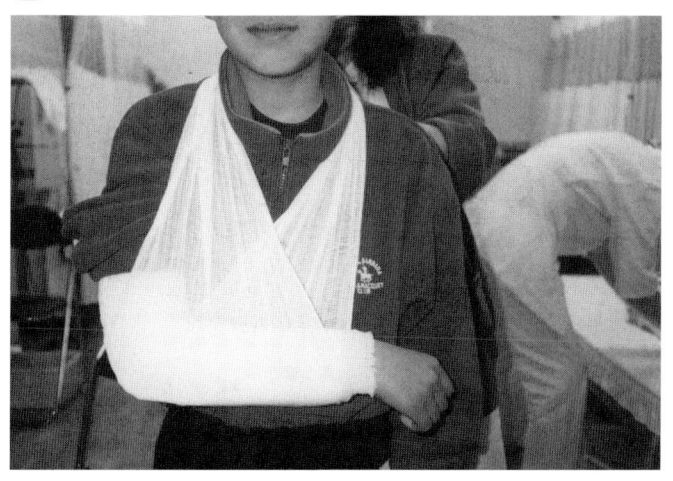

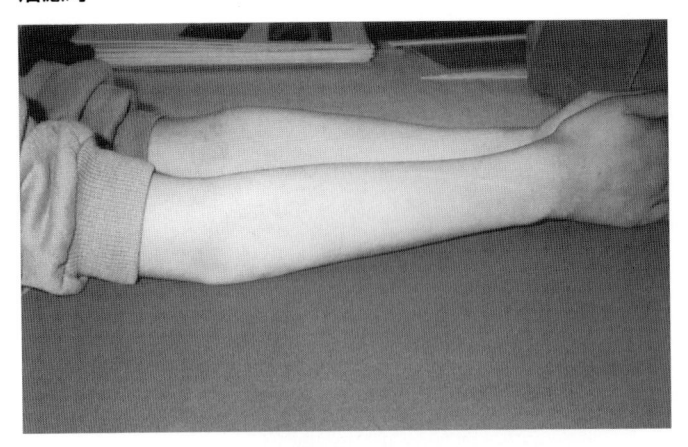

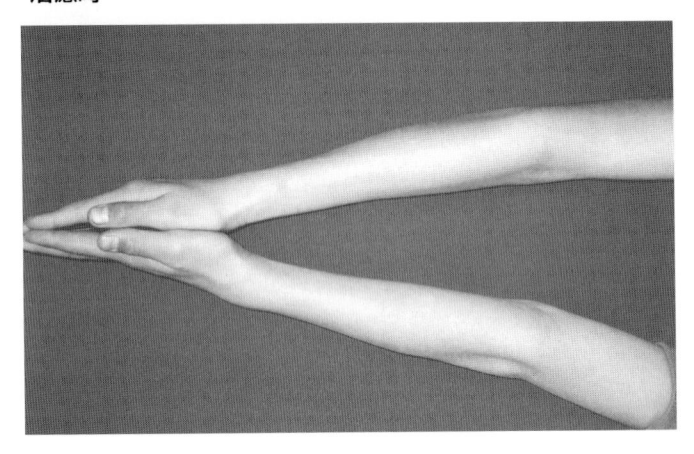

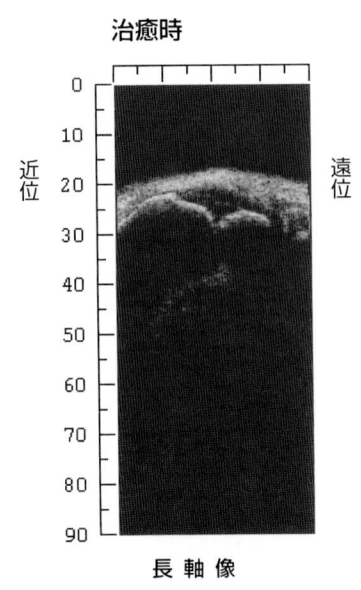

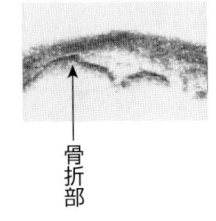

治癒時

治癒時

治癒時

近位　遠位

長軸像

骨折部

治癒時(負傷より91日目)　　　治癒時(負傷より91日目)

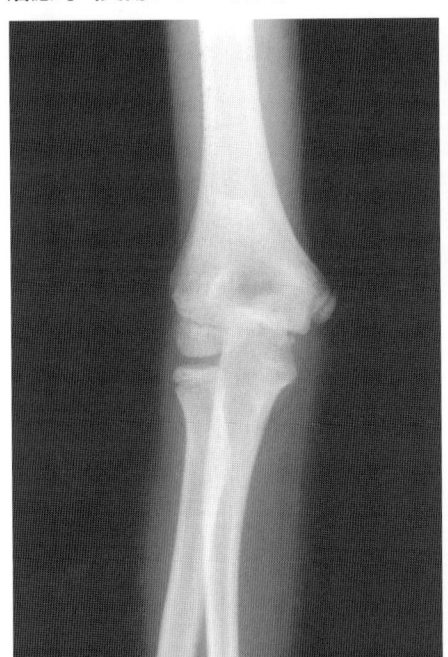

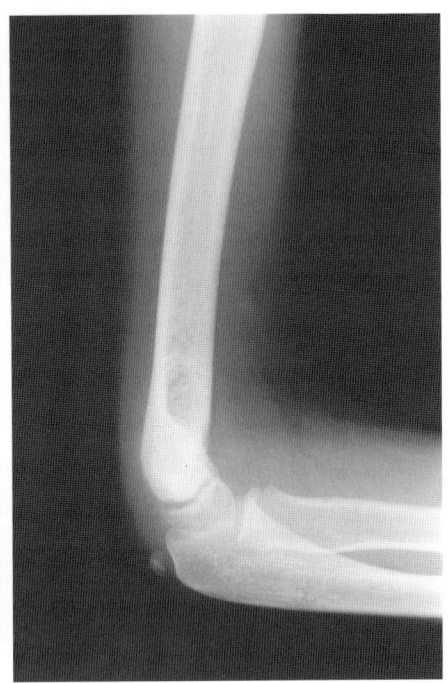

経過
- 来院より3週間(実日数15日間)後に金属シーネを除去．ガーゼでの腕吊りなし，肘関節屈曲80°から50°へ角度を変える．
- 4週間(実日数21日間)後，ブライトンシーネを除去し，包帯固定のみとする．軽い自動運動を行なう．
- 5週間(実日数26日間)後，包帯固定を除去し，他動運動を行なう．
- 来院より約12週間(実日数58日間)で，経過は良好で治癒する．

あとがき
　転位ない場合でも，施療中に徐々に転位をおこすこともあり，適切な固定法と固定期間が必要となる．本症では，早期に固定除去と運動療法を行なったが，自動完全屈曲がなかなか出来ず，長期を要した．

参考文献
根本正光：上腕骨橈側顆骨折．根本整骨研究会(第五回)，p.30．根本整骨研究出版部，1978

症例 4. 右足第四指基節骨骨折（45歳・男性）

マラソンをしているときに，石に爪先がひっかかり転倒，負傷する．10分ぐらい歩いていると，だんだんと指先が痛み出した．運動靴を脱いで指を見てみると右足第四指（趾）全体に腫脹が著明，軽度の発赤と限局性圧痛があり，骨折を疑い超音波観察を行なう．基節骨に疑わしき骨折像がみられたため医師に診断を依頼した．その結果，右足第四指（趾）基節骨骨折と診断された．

来院時

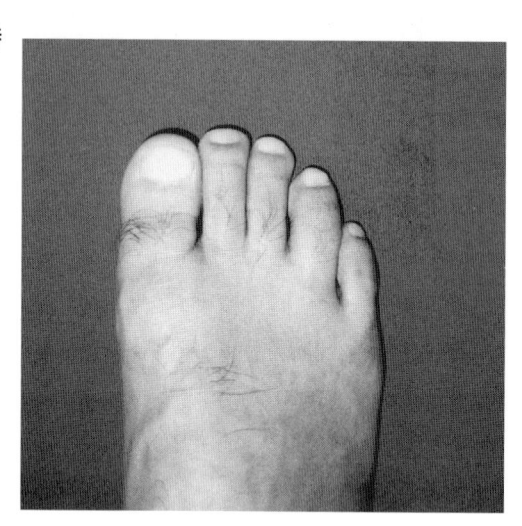

● **超音波観察**

プローブ走査方向

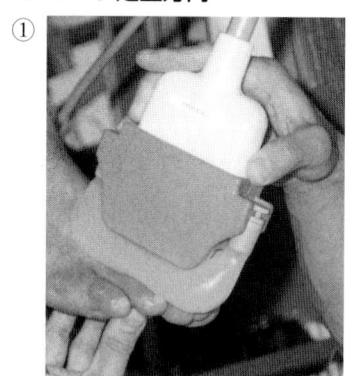

① 第四指（趾）基節骨を中心に，プローブ（7.5MHz）を長軸に対して平行（長軸）に走査する．

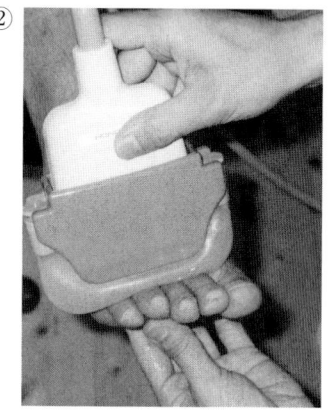

② 第四指（趾）基節骨を中心に，プローブ（7.5MHz）を長軸に対して直角（短軸）に走査する．

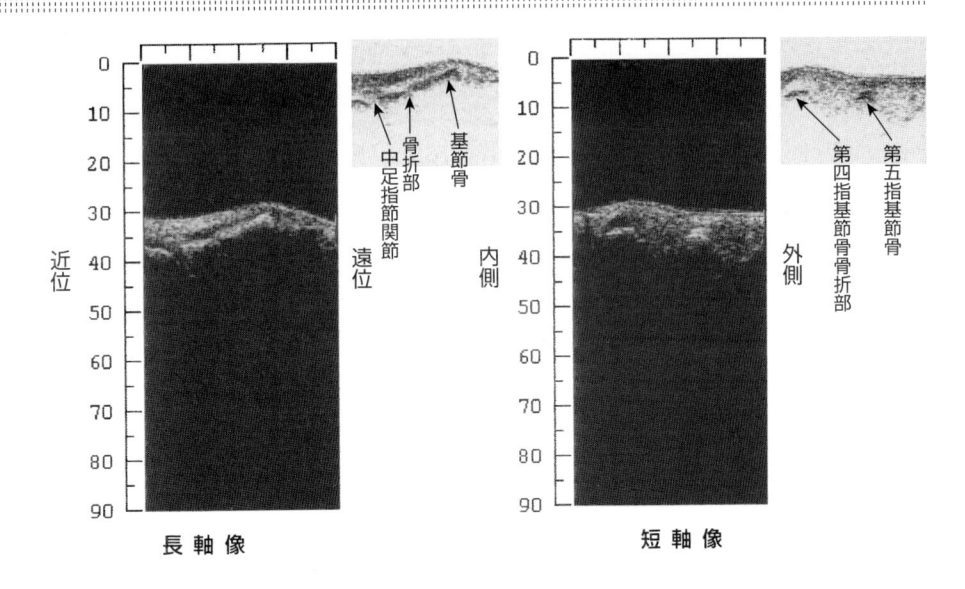

第 7 章 柔整分野での外傷対応例

長軸像では基節骨に骨折線が見られるが，プローブが骨に対して垂直でないためか短軸像では骨折線が殆んど見られない．

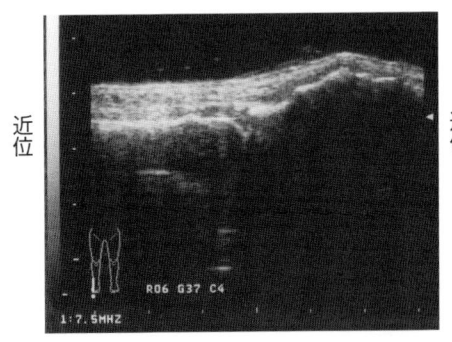

（アロカ，SSD-1000
使用プローブ7.5MHz）

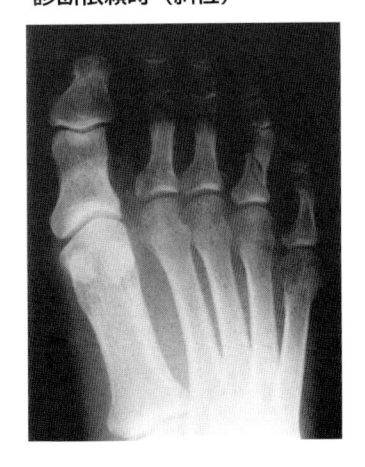

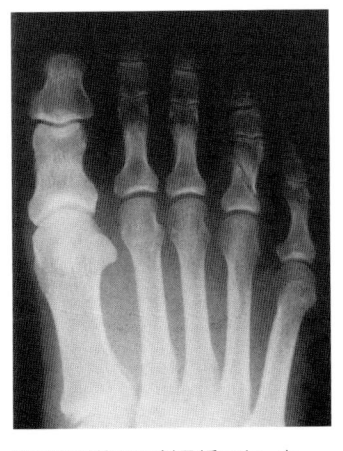

第四指基節骨の斜骨折であった．

〈必要な固定材料〉
① ガーゼ
② 湿布
③ 綿包帯
④ プライトンシーネ 2枚
⑤ ネオプレンゴム
⑥ 粘着性伸縮テープ2本
⑦ 綿包帯
⑧ 伸縮包帯
⑨ ネット帯

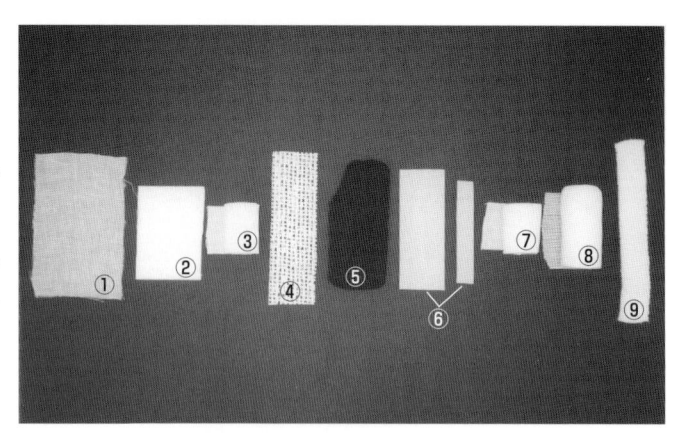

固 定 法

1 患部にガーゼをのせ，その上に湿布を貼る．

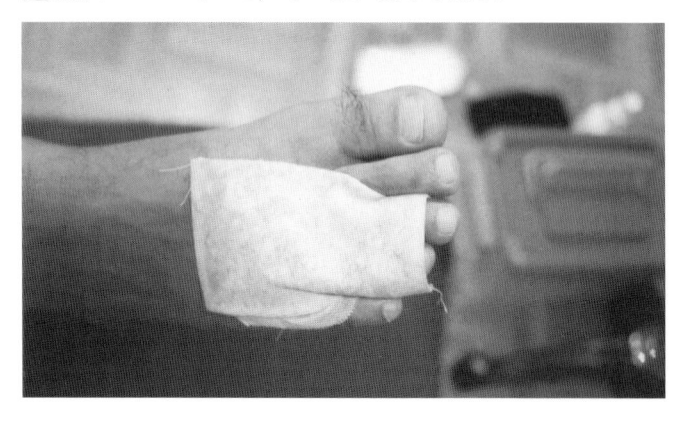

2 湿布の上から綿包帯を巻き，ネオプレンゴムを足底にあて，粘着性伸縮テープで固定する．

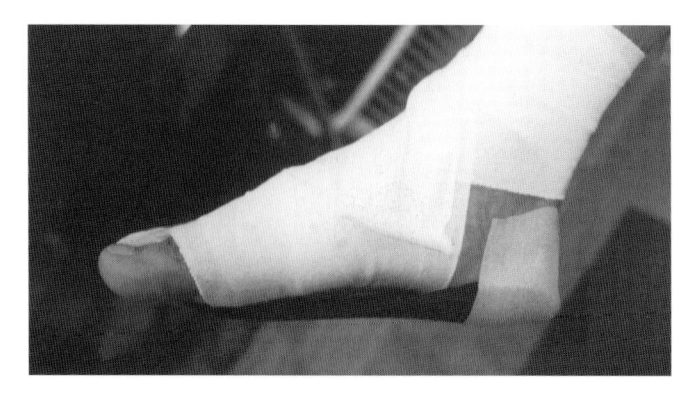

3 ネオプレンゴムがずれないように綿包帯を巻く．

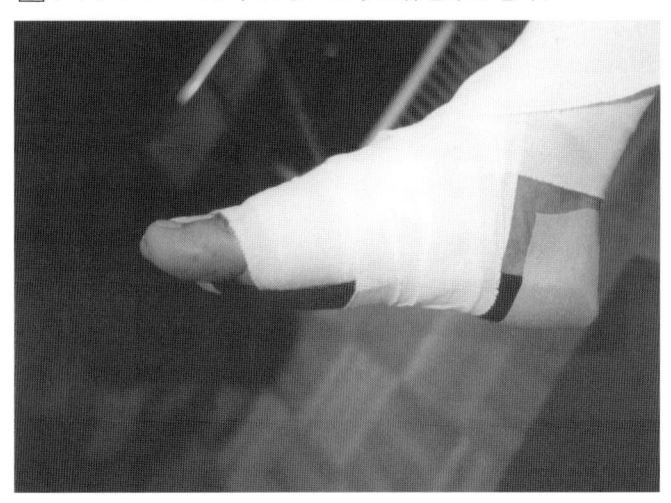

4 ブライトンシーネを軟化させて足底にあて，綿包帯と伸縮包帯を巻き，ネット帯を被せる．

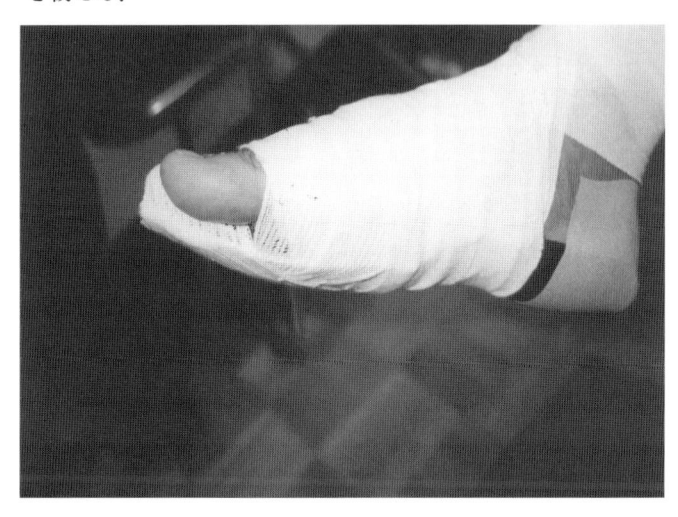

治癒時

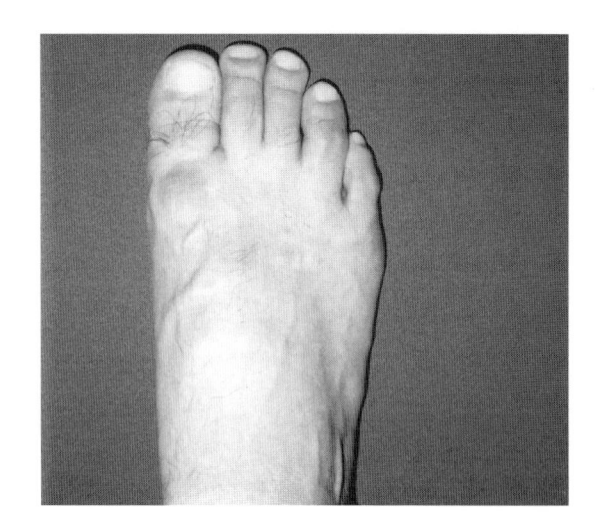

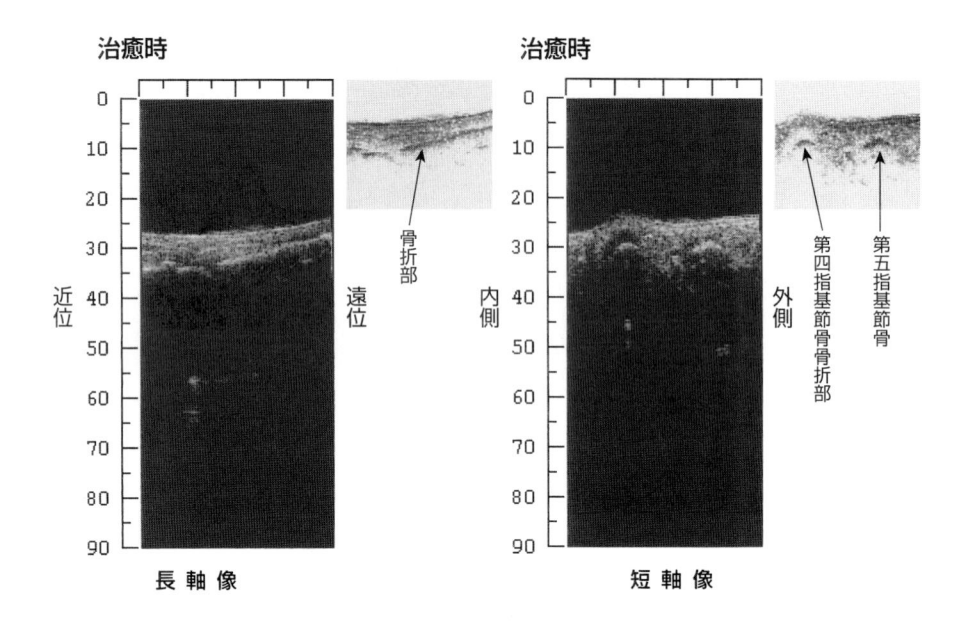

治癒時 治癒時

近位 — 長軸像 — 遠位　骨折部

内側 — 短軸像 — 外側　第四指基節骨骨折部　第五指基節骨

治癒時
正面：負傷より84日目

治癒時
斜位：負傷より84日目

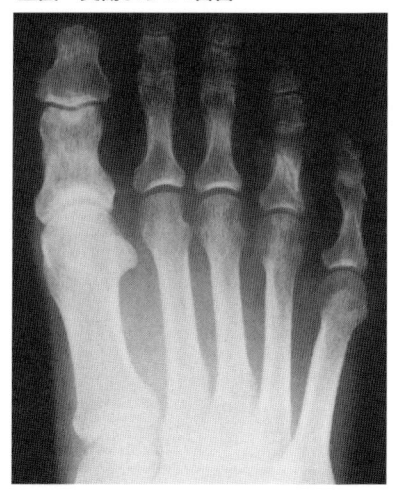

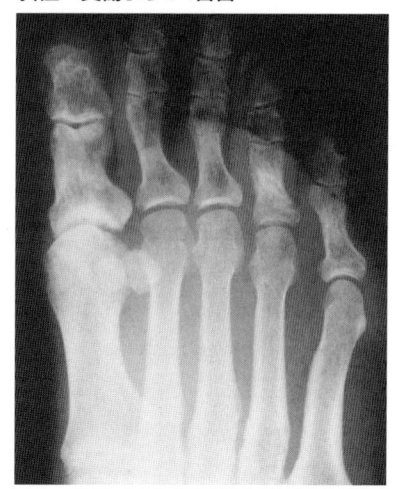

正面：負傷より158日目

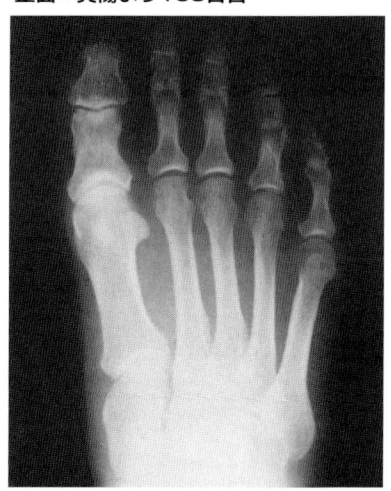

斜位：負傷より158日目

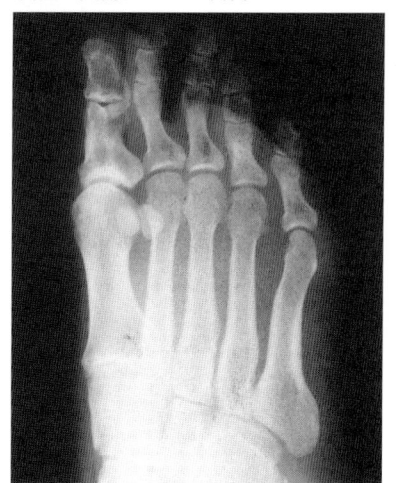

来院より12週間（実日数60日間）で運動痛は完全に消失した．

経過
- 負傷日より2日後に骨折部を靴で踏まれ再負傷する．
- 来院より6週間（実日数20日間）でブライトンシーネのみを除去する．
- 来院より8週間（実日数29日間）でボール紙を除去する．
- 来院より8週と3日（実日数32日間）でネオプレンゴムを除去し，第四指のみ伸縮包帯固定．
- 来院より9週間（実日数36日間）で伸縮包帯を除去する．
- 来院より12週間（実日数60日間）で運動痛は完全に消失した．
- 来院より20週間（実日数73日間）でDIP関節の可動域は改善されたがPIP関節に多少の拘縮障害が残る．

あとがき
　本症例は，受傷より2日後に再負傷し，その後にも数回，足を踏まれたため，腫脹がなかなかひかず，固定の期間が長引いた．リハビリ開始が遅れたため，関節拘縮がすぐには改善されず長期を要した．

症例 5. 右第一中足骨骨折（34歳・男性）

　剣道の練習中，踏み込んださいに右足を捻り負傷する．その後，足が衝けなくなり，近医でX線検査の結果，打撲といわれる．腫れと痛みがしだいに強くなり当院に来院する．来院時の症状は右第二指〜第四指の内出血と右足背部全体の腫脹が著明であり，とくに右第一中足骨部に限局性の圧痛があったので骨折を疑い超音波観察を行なう．疑わしい骨折像がみられたため，医師に診断を依頼した．その結果，右第一中足骨骨折と診断された．

来院時

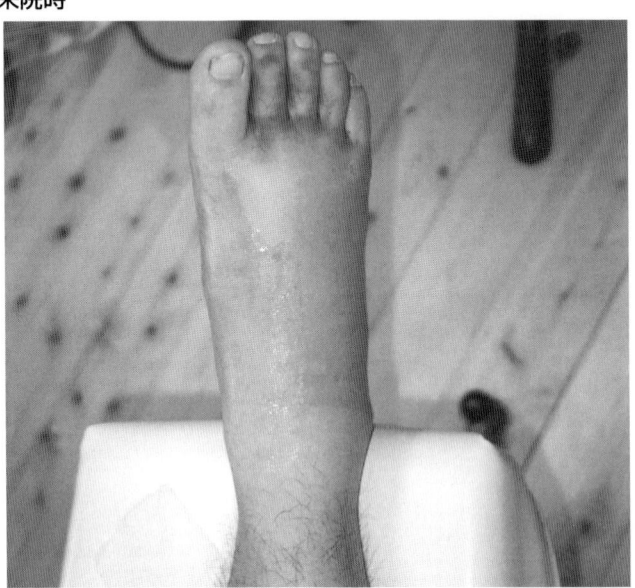

超音波観察

プローブ走査：
内側楔状骨と第一中足骨の間（リスフラン関節を中心にプローブ（7.5MHz）を長軸に対して平行（長軸）に走査する．

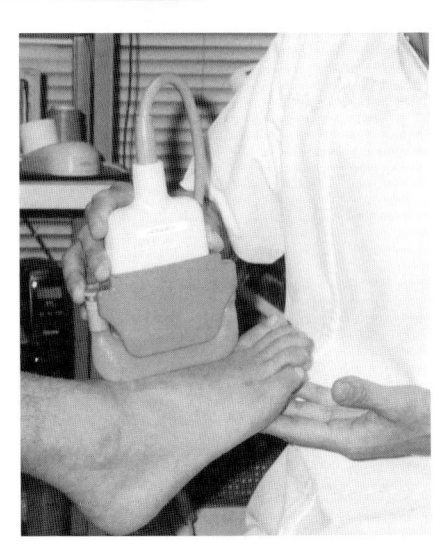

第7章 柔整分野での外傷対応例

来院時

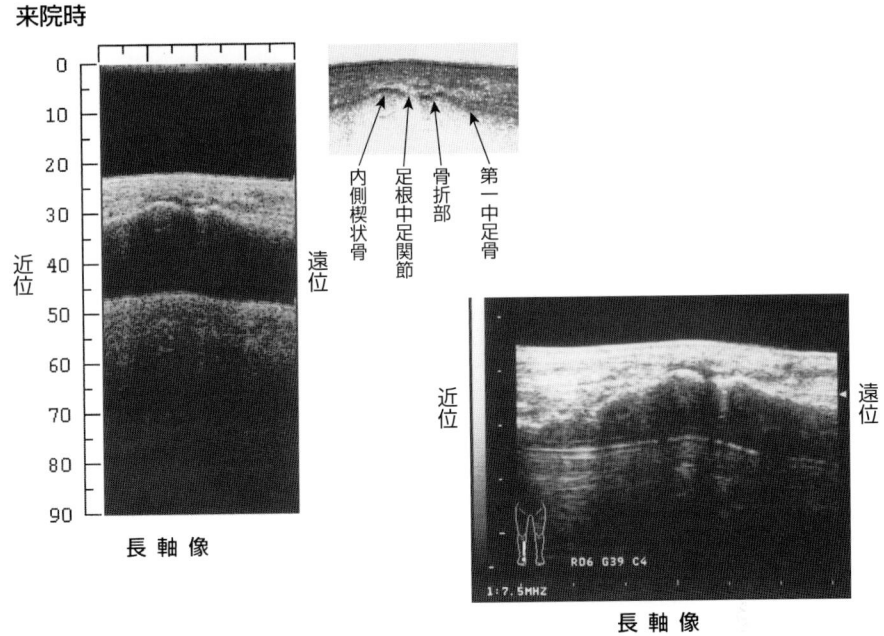

長軸像

内側楔状骨　足根中足関節　骨折部　第一中足骨

長軸像
（アロカ，SSD-1000使用プローブ7.5MHz）

診断依頼時

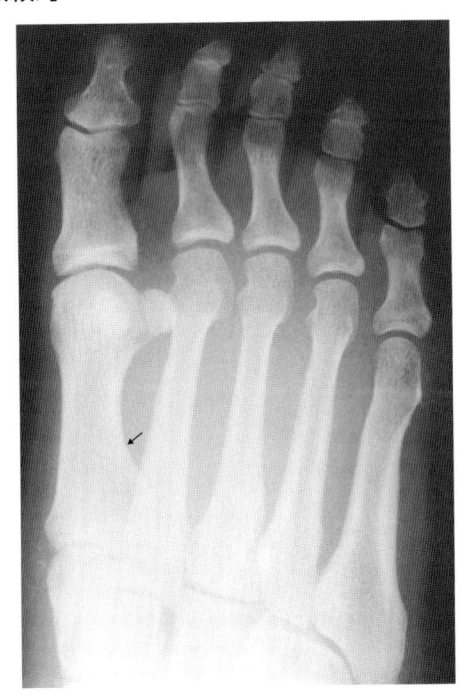

第一中足骨基底部にわずかな骨折線がみられる（矢印）．

〈必要な固定材料〉
① ガーゼ
② 湿布
③ 綿包帯
④ ブライトンシーネ 2〜3枚
⑤ ネオプレンゴム
⑥ 綿包帯
⑦ 伸縮包帯
⑧ ネット帯

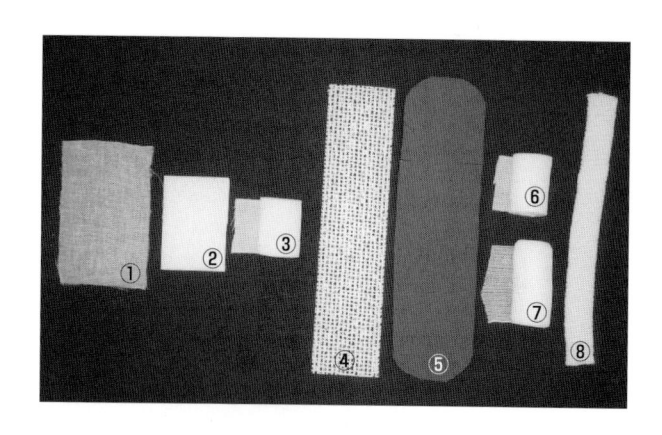

固 定 法

1 患部にガーゼをのせ，その上に湿布を貼る．

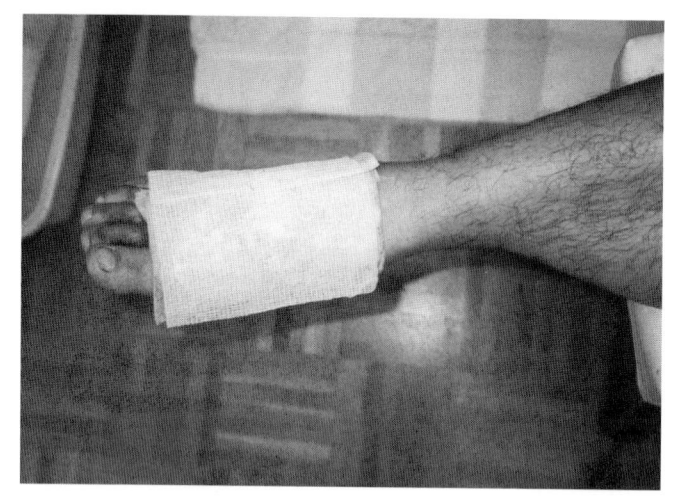

2 湿布の上から綿包帯を巻く．

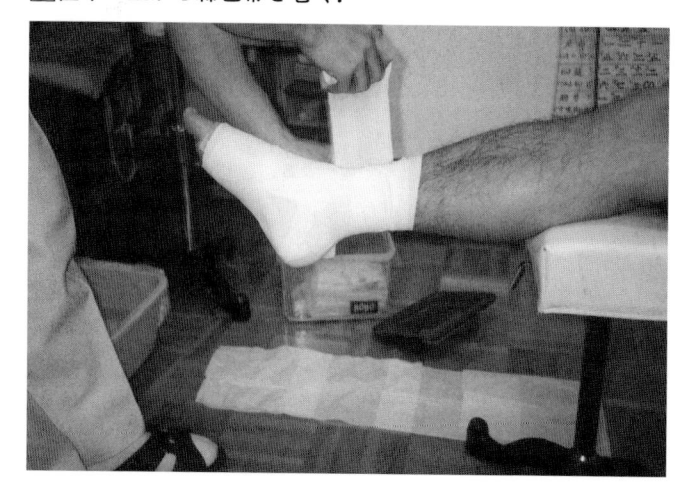

第7章 柔整分野での外傷対応例　　267

3 ブライトンシーネを足のサイズに合わせてカットする．シーネを軟化させ，下腿下部から足底にかけてあて，綿包帯を巻く．このとき足関節は自然肢位（軽度底屈）で固定する．

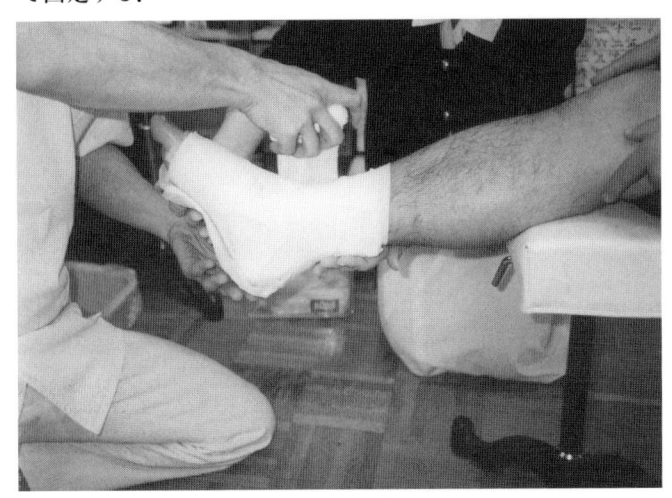

4 綿包帯の上からネオプレンゴムをあて，伸縮包帯をまく．

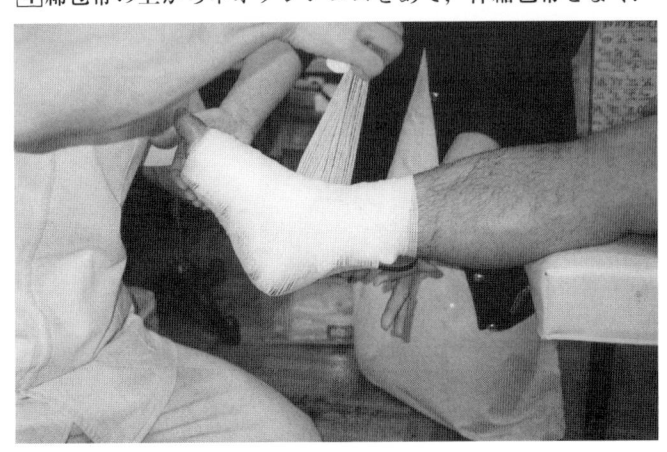

5 ネット帯を巻く．松葉杖歩行とする．

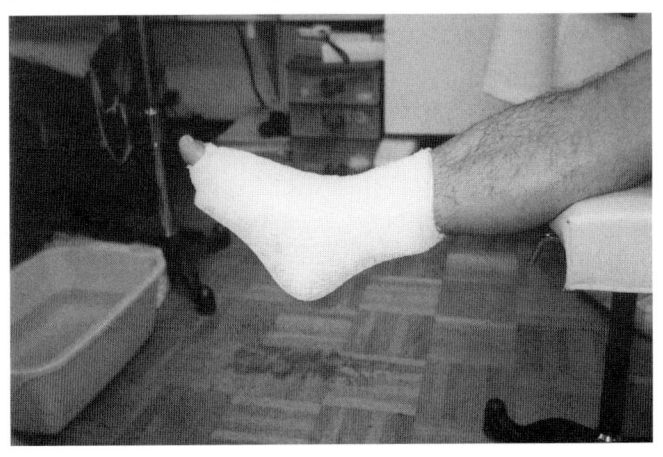

治癒時

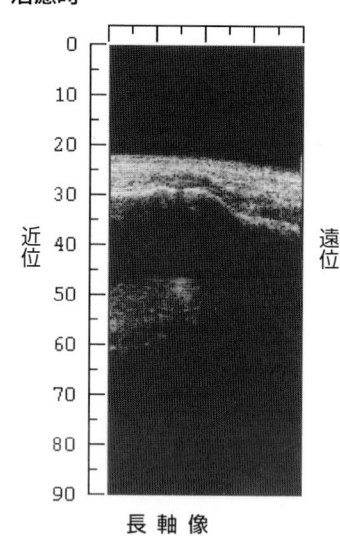

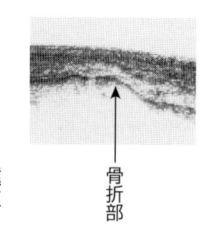

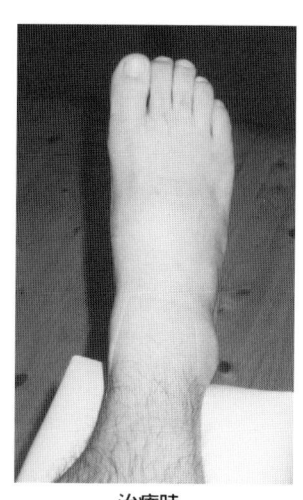

近位　遠位

長軸像

骨折部

治療時

治癒時（負傷より42日目）

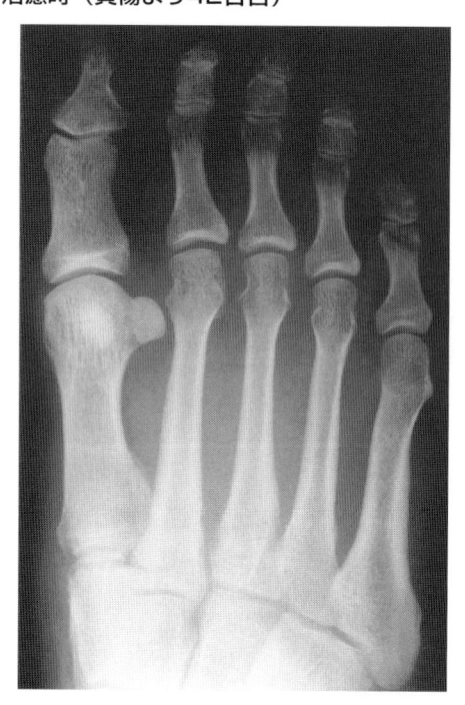

経過
- 来院より3週間は松葉杖歩行とする．
- 来院より3週間と3日間（実日数12日間）でプライトンシーネを除去する．
- 来院より4週間（実日数15日間）でネオプレンゴムを除去する．
- 来院より5週間（実日数20日間）で包帯固定を除去する．
- 来院より6週間（実日数25日間）で経過は良好で治癒する．

あとがき

　診断依頼時X線像ではわずかな骨折線のため，診断のプロであっても骨折を見逃しやすいと思われるが，本症は視診，触診，問診がポイントとなり，とくに骨折部の限局性の局所圧痛が決め手となった．X線検査ができない現状では，知識と指先の「勘」を訓練する必要がある．

症例 6. 下腿骨遠位端骨折（腓骨果部骨折）──（16歳・女子）

　　駅の階段を一段抜きで降りているとき，足がもつれて転倒．そのさいに左足を捻り負傷する．総合病院で下腿骨骨折と診断され，手術を勧められる．本人は入院がいやで通院を希望し当院へ来る．来院時の症状としては，左腓骨外果部を中心に腫脹と内出血が著明で，歩行困難な状態であった．

　　保存療法が可能であるか医師に診断を依頼する．その結果，腓骨果部骨折と診断され，医師のアドバイスをうけながら，本人の希望どおり保存的施療が可能となった．

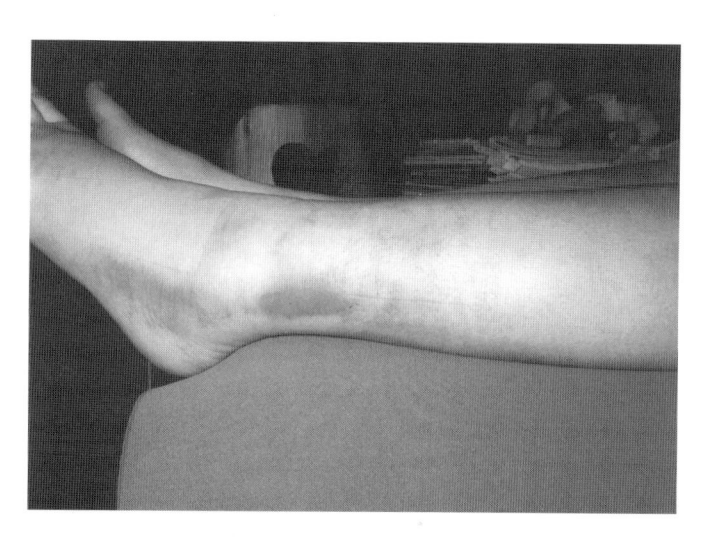

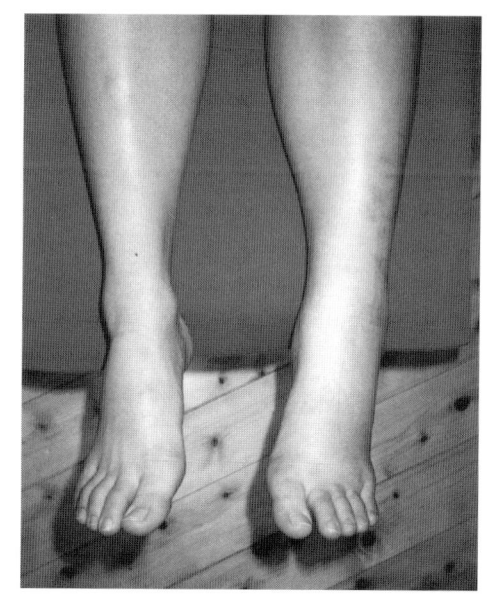

来院時

来院時

診断依頼時（正面）　　　　　　診断依頼時（斜位）

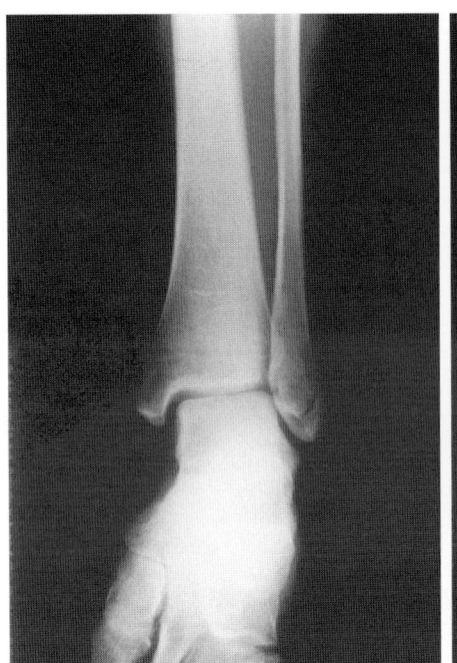

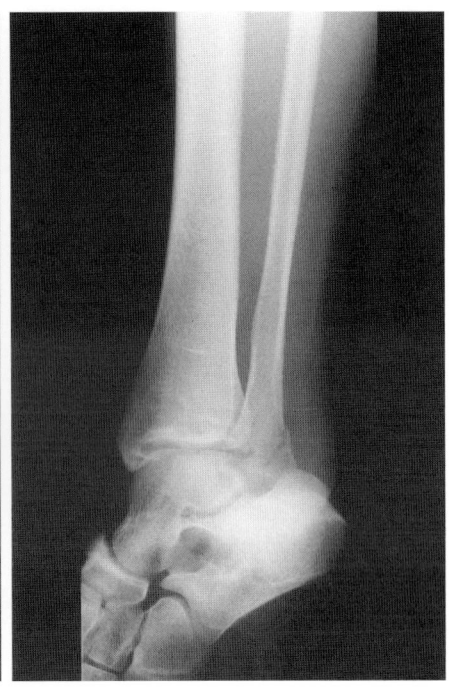

超音波観察　　　　　　　　　　　プローブ走査方向

来院時の左腓骨外果　　　　　　　腓骨外果部を中心にプローブ（7.5MHz）を長軸に
対して直角（短軸）に走査する．

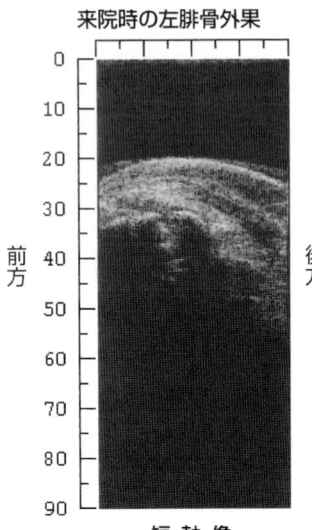

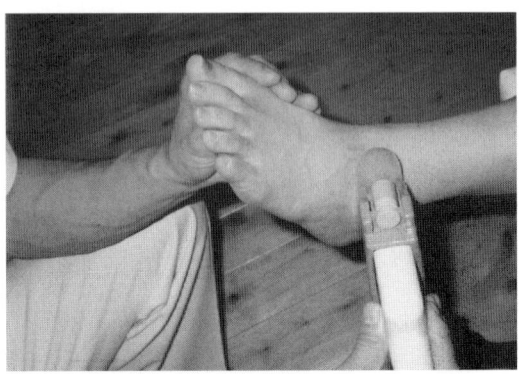

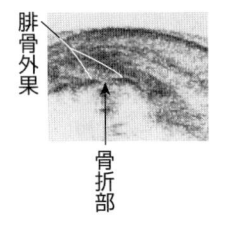

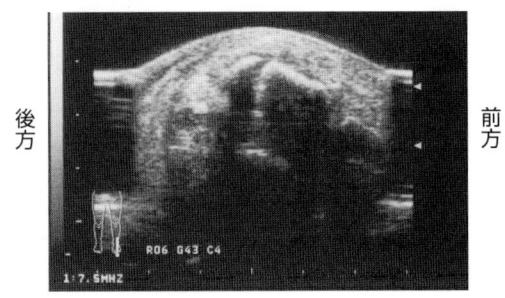

前方　　　　　　　後方

短軸像

腓骨外果
骨折部

後方　　　　　　　前方

短軸像　　　（アロカ，SSD-1000
使用プローブ7.5MHz）

第 7 章　柔整分野での外傷対応例

〈必要な固定材料〉
　①ガーゼ
　②湿布
　③綿包帯
　④ネオプレンゴム
　⑤プライトンシーネ
　　2〜3枚
　⑥ネオプレンゴム
　⑦伸縮包帯
　⑧ネット帯

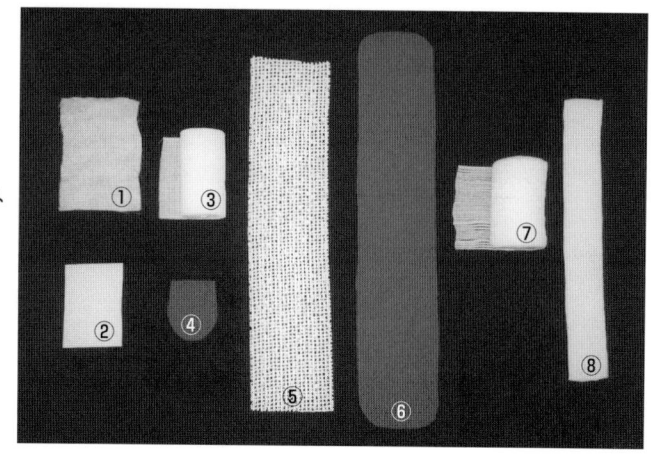

固 定 法

1 患部にガーゼをのせ，その上に湿布を貼る．

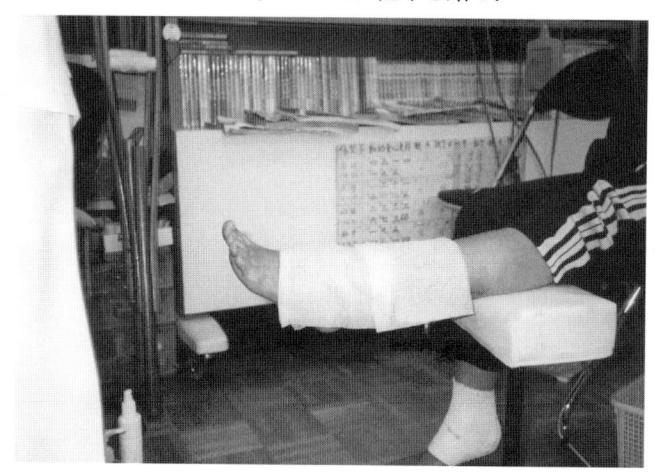

2 湿布の上から綿包帯を巻く．

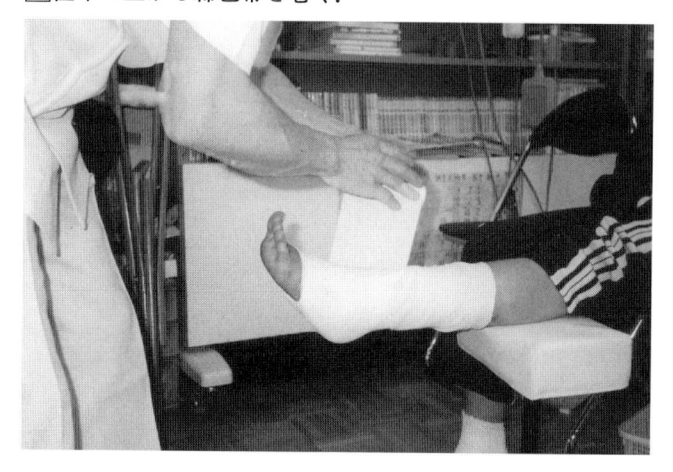

③踵の形に合わせたネオプレンゴムを粘着性伸縮テープで固定する.

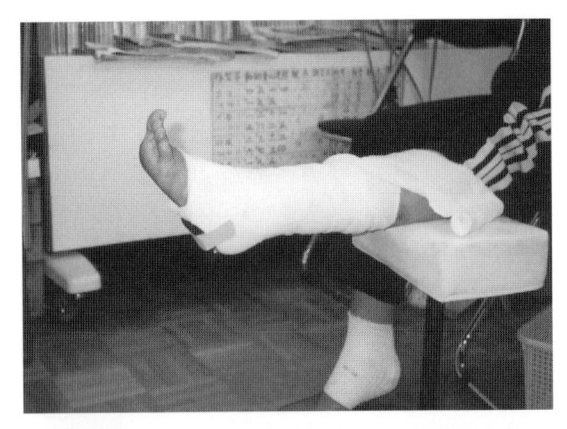

④ブライトンシーネを足のサイズに合わせてカットする.シーネを軟化させ,下腿上部(または骨幹部)から足底にかけてあて,綿包帯を巻く.このとき足関節は自然肢位(軽度底屈)で固定する.

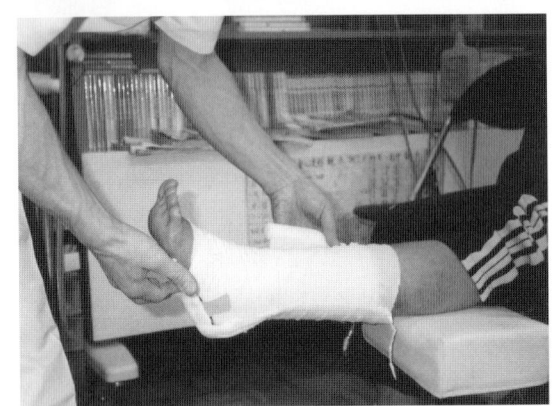

⑤綿包帯の上からネオプレンゴムをあて,伸縮包帯を巻く.

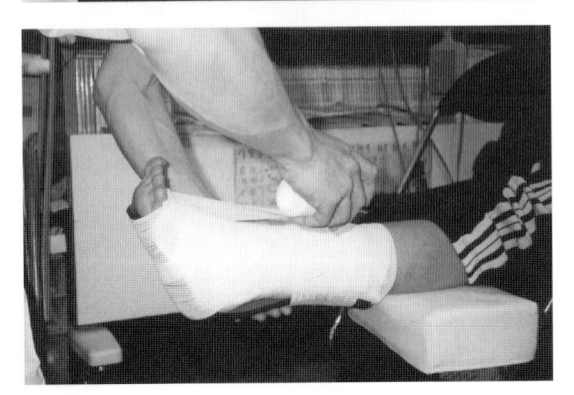

⑥ネット帯を巻く.松葉杖歩行とする.

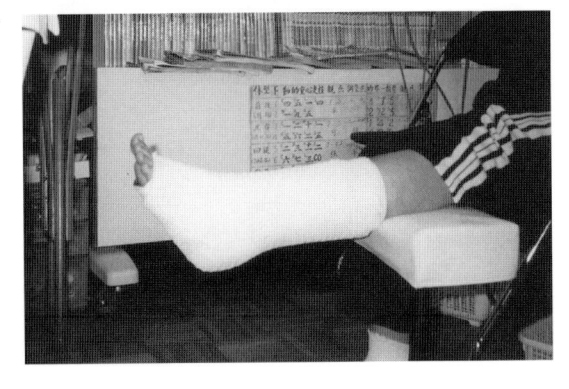

第 7 章 柔整分野での外傷対応例

正 面

負傷日より16日目

側 面

負傷日より16日目

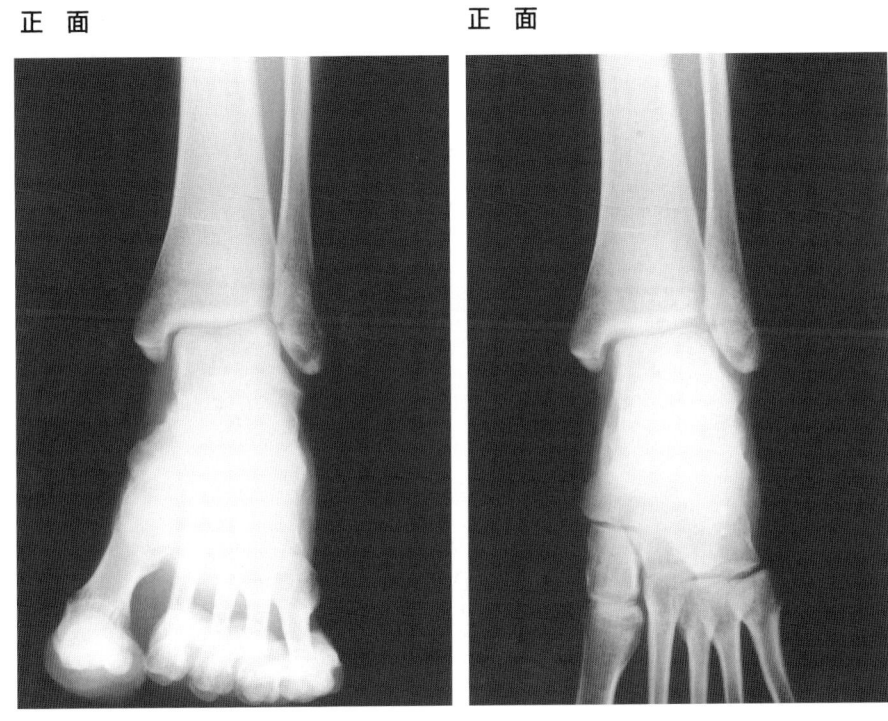

正 面

負傷日より49日目

正 面

負傷日より80日目

治癒時

治癒時

治癒時

前方　後方

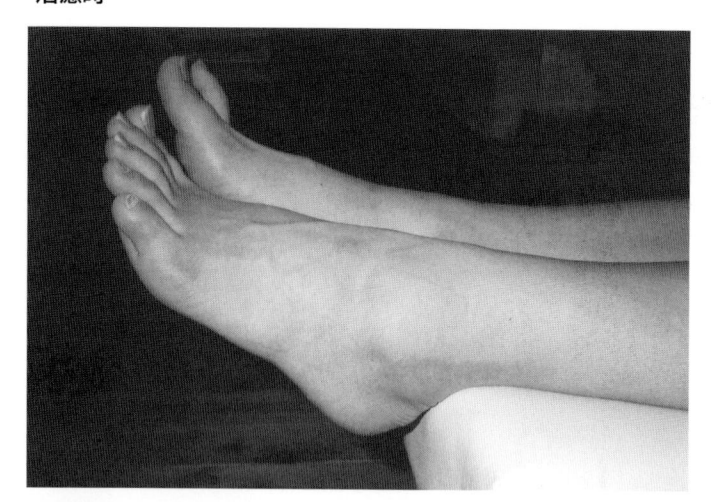

骨折部（矢印）

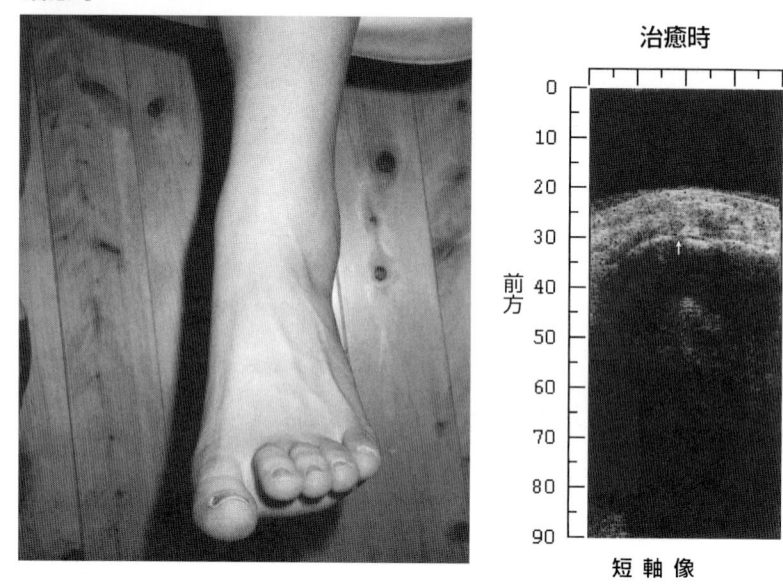

短軸像

経　過
- 来院より5週間と1日（実日数25日間）でブライトンシーネを除去する．
- 来院より6週間（実日数28日間）でネオプレンゴムを除去する．
- 来院より7週間（実日数33日間）で包帯固定を除去し，粘着性伸縮テープ固定（p.195参照）を行なう．
- 来院より11週間（実日数44日）で経過は快方に向う．

あとがき
　過去に左足関節捻挫の既往が十数回あり，その上，負傷4週間後に右足関節前距腓靱帯断裂をおこしたため，右足に重心をかけられないという悪条件が重なり改善の妨げとなった．

症例 7. 手背部打撲（14歳・女子）

　　右手の握り拳で柱を強くなぐった．その直後から右手背部が腫れ，やがて右手が握れなくなり，当院に来院する．そのときの症状は右手第二指MP関節の腫脹が著明で，可動域制限もあったため医師に診断を依頼する．その結果，右手背部打撲と診断された．

受傷直後

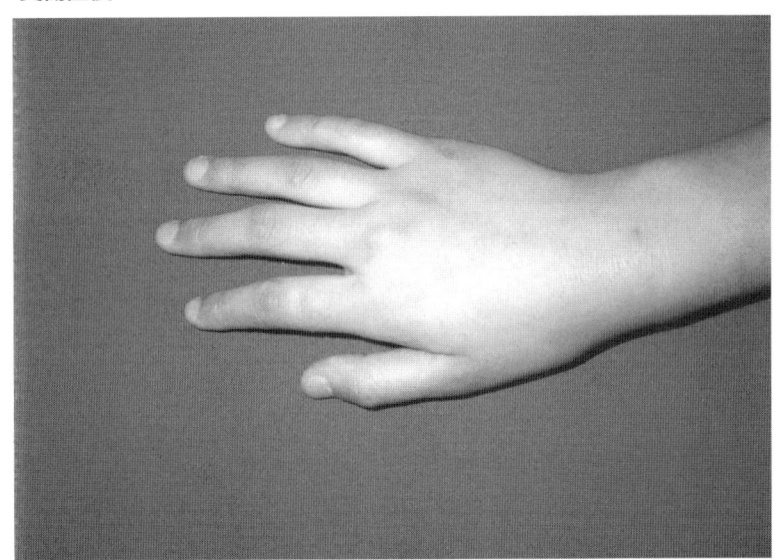

診断依頼時

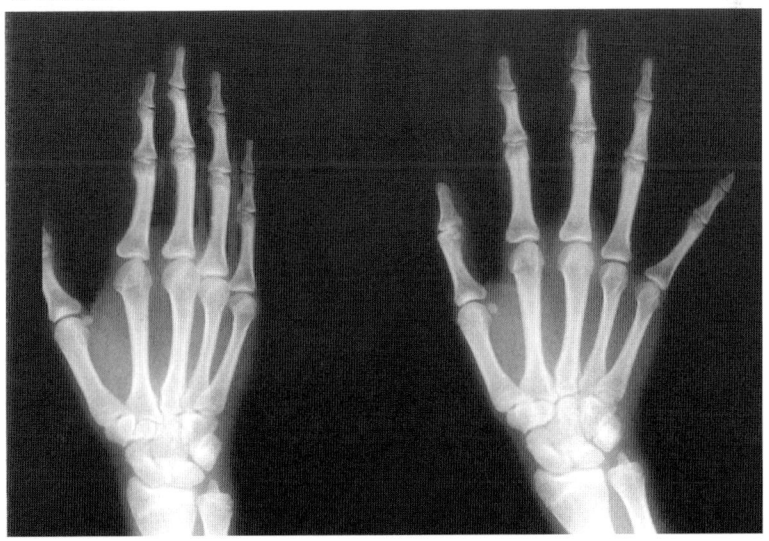

斜位　　　　　　　　　　　　　　前面

超音波観察

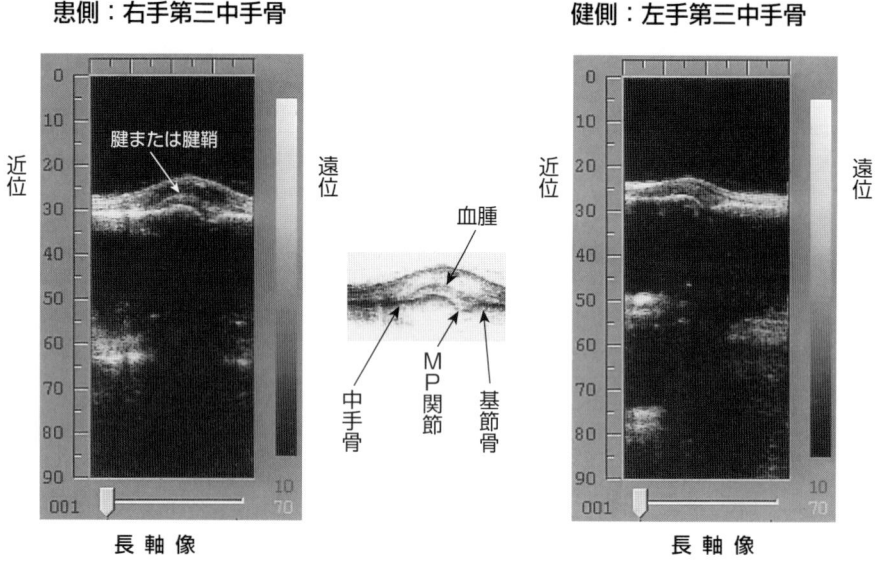

患側：右手第三中手骨 / **健側：左手第三中手骨**

長軸像

- 腱または腱鞘
- 血腫
- 中手骨
- MP関節
- 基節骨

近位／遠位

プローブの走査方向
右手第三中手骨骨頭手背部にプローブ（7.5MHz）を長軸に対して平行（長軸）に走査する．

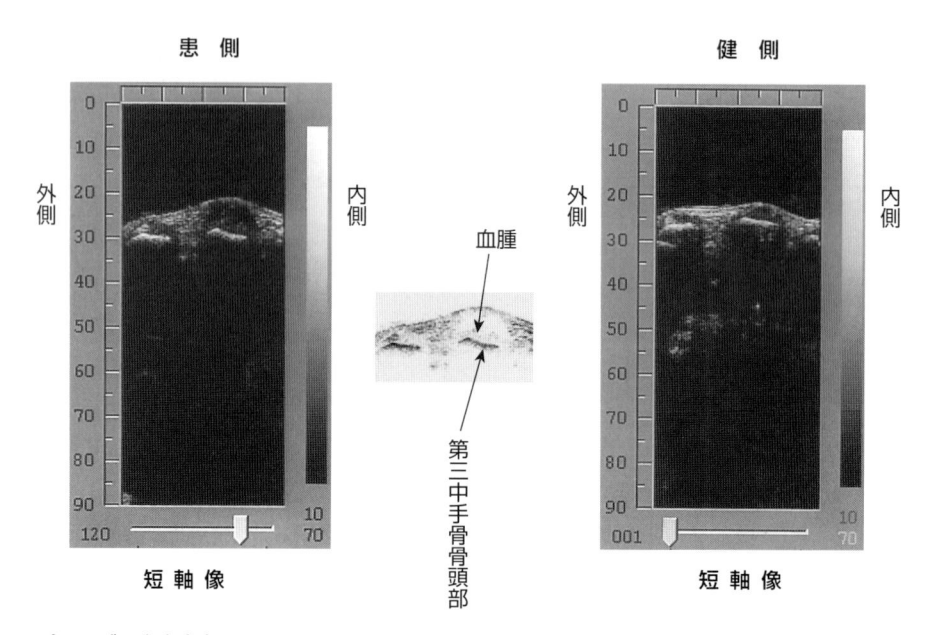

患側 / **健側**

短軸像

- 血腫
- 第三中手骨骨頭部

外側／内側

プローブの走査方向
右手第三，四指中手骨頭手背部にプローブ（7.5MHz）を長軸に対して直角（短軸）に走査する．

〈必要な固定材料〉

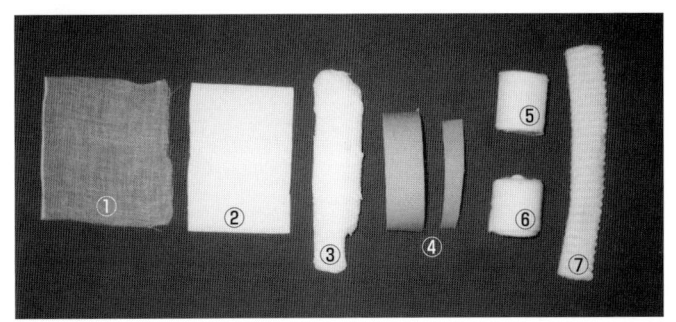

① ガーゼ
② 湿布
③ アルフェンスシーネ*
④ 粘着性伸縮テープ2本
⑤ 綿包帯（8裂を使用）
⑥ 伸縮包帯（8裂を使用）
⑦ ネット帯

(13mm幅を2本使用し，1本は第三指の長さに合わせ，もう1本は第四指の長さに合わせてカットして包帯を巻く)．

固定法

1 患部にガーゼをのせ，冷却水をかける．

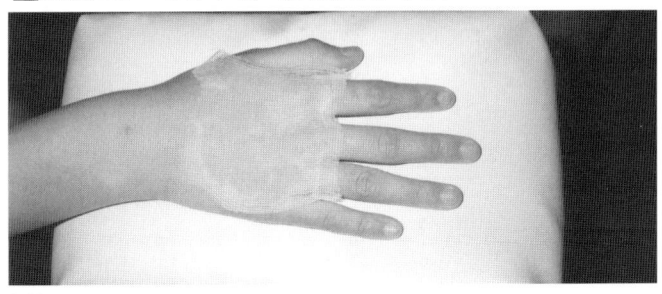

2 アルフェンスシーネを第三，四指の掌側面にあて，粘着性伸縮テープで固定する．ガーゼの上から湿布を貼る．

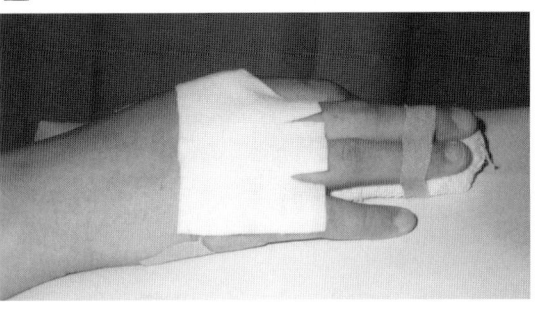

3 湿布の上から綿包帯と伸縮包帯を巻き，ネット帯を被せる．

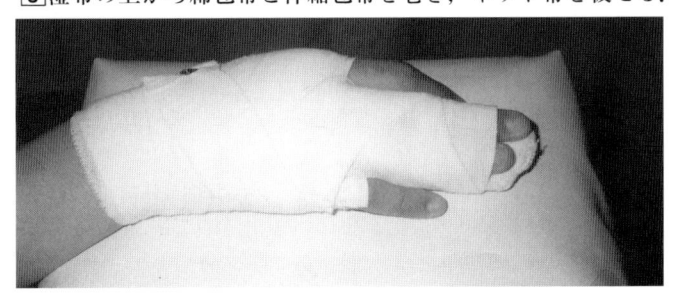

治癒時

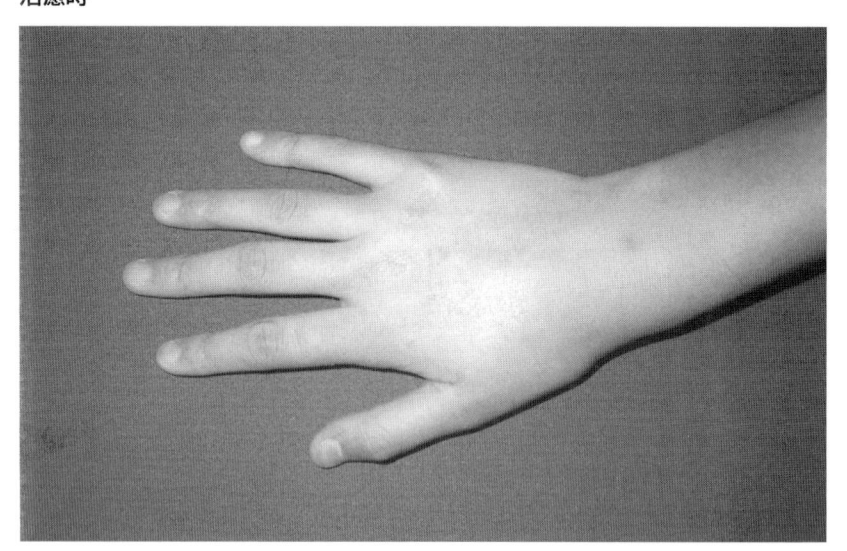

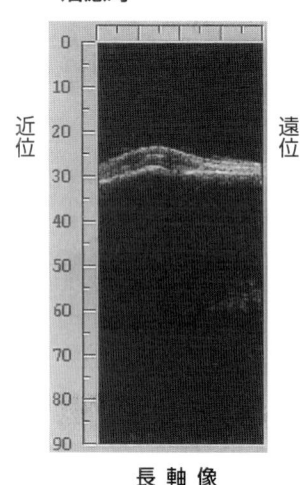

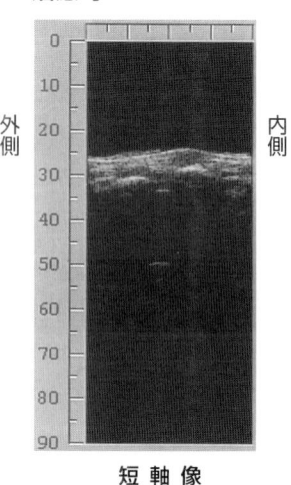

治癒時　　　　　　　　　　　治癒時

長軸像　　　　　　　　　　　短軸像

経　過
- 来院より4日間でアルフェンスシーネを除去し，伸縮包帯のみとする．
- 来院より7日間で伸縮包帯を除去し，粘着性伸縮テープで右手第三指背側部を固定する．
- 来院より18日間（実日数9日間）で経過は良好，治癒する．

あとがき
　受傷直後に来院した症例で，右手第三中手骨頭部の腫脹が強度であったため，靭帯損傷なのか，不全骨折なのか判断がつかずX線検査を必要とした．

10秒1ポーズ体操

　この項では，患者さんが自宅で自分で行うことができ治療の補助療法として役に立つ体操を紹介します．

　10秒1ポーズ体操は，1ポーズ10秒間キープするだけの簡単な体操です．ふだん日常の動作では使われていない体の深い部分にある赤筋という筋肉を刺激します．人間の体には2種類の筋肉繊維があり赤色に見える筋繊維は「赤筋」白色に見える筋繊維は「白筋」と呼ばれ「赤筋」は収縮の速度が遅いため「遅筋」ともいわれ，ゆっくりとした持久的な運動に向き疲労しにくい筋肉といわれます．骨から骨に付着している筋肉も効率よく伸ばし柔軟性のある質のいい筋肉が出来上がり同時に骨の強化にもつながる体操です．

　体操を行うさい（指導するとき）には，次のポイントに注意すること．

①はじめは自分のペースで行い，むやみに力んだり，無理をしたりしないで自分の動かせる範囲内で体勢をとり，10秒間キープしましょう．
②炎症症状があるときは，炎症がおさまってから行う．
③体操は，ゆっくりと伸ばし伸ばしきったところで止める．かならず息を止めずに「1，2，3」と声を出してゆっくりと10秒間数えれば有酸素運動になる．
④刺激している部位の奥深くにある筋肉（インナーマッスル）を伸ばしたり収縮させたりしているをイメージしながら行う．

肩こり

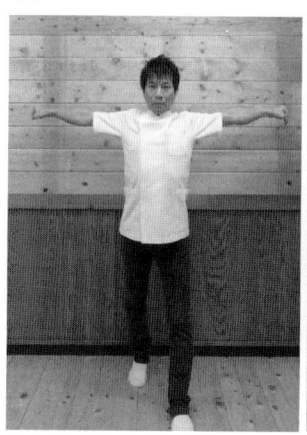

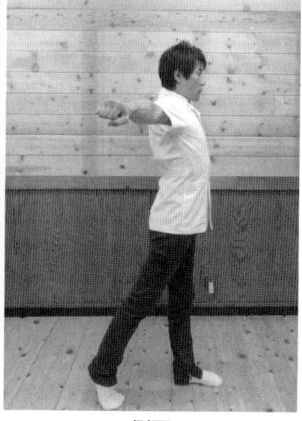

正面　　　側面

①足は肩幅に開き，握りこぶしをつくった両腕を肩の高さで真横に伸ばす．片足を一歩前に踏みだし，後ろの足はつま先立ちでかかとを出来るだけ上げて，胸を張って腕を後方に引きます．この体勢で10秒間キープします．

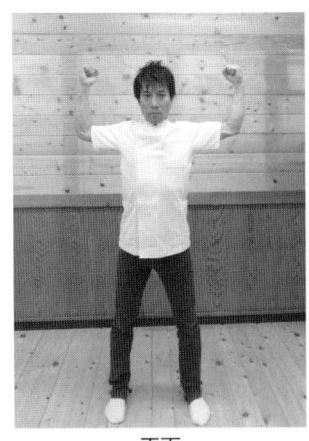

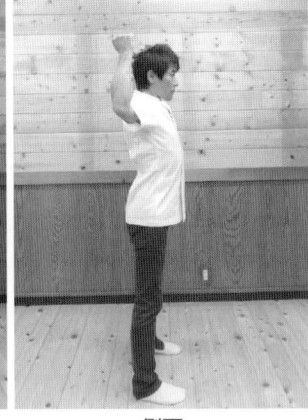

②足は肩幅に開き，両手のこぶしをしっかり握り両腕は肩の高さまで上げ両肘を直角に曲げ，握りこぶしの指が耳の方向に向け，胸を張って両肘を後方に引く．
この体勢で10秒間キープします．

正面　　　　　側面

頚こり

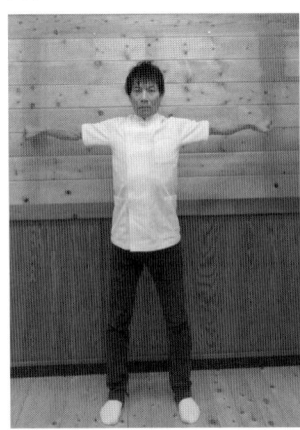

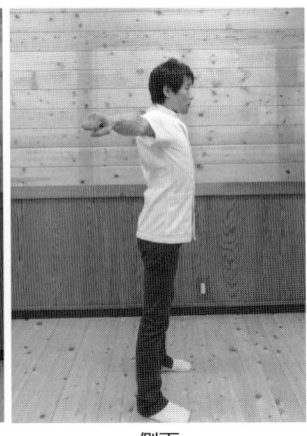

①足は肩幅に開き，両腕は肩の高さで真横に伸ばし両手はこぶしをにぎり両腕を後方に引く．このとき腕が肩の高さより下がらないように注意する．
この体勢で10秒間キープします．

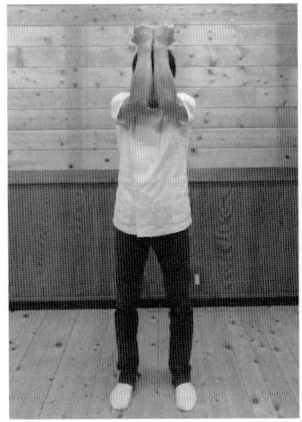

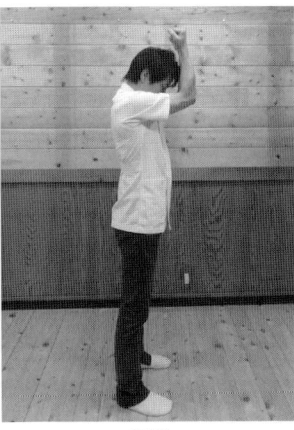

正面　　　　　側面

②足は肩幅に開き，両手のこぶしをしっかり握り両腕は肩の高さまで上げ顔の前で，手の甲側を外に向け，握りこぶしから両肘までをぴったり合わせる．頚を前屈して，出来るだけあごを胸につける．
この体勢で10秒間キープします．

正面　　　　　側面

手指・腕のしびれ

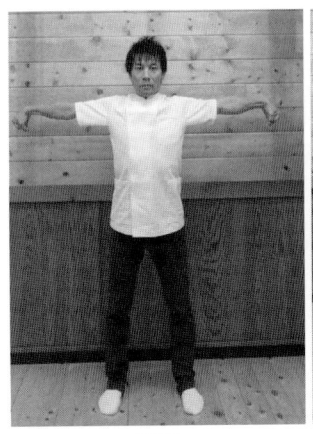

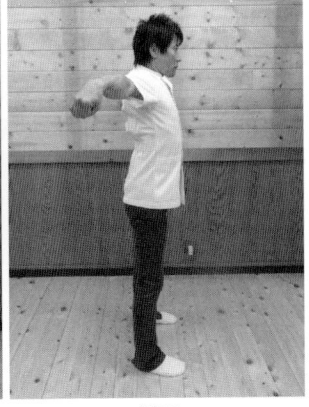

正面　　　　側面

①足は肩幅に開き，両手は集約拳を作り両腕は肩の高さで真横に伸ばし胸をはり手関節を底屈させる．この体勢で10秒間キープします．
※第2・3指を屈曲しその上に第1指さらに第4・5指重ねて曲げる．

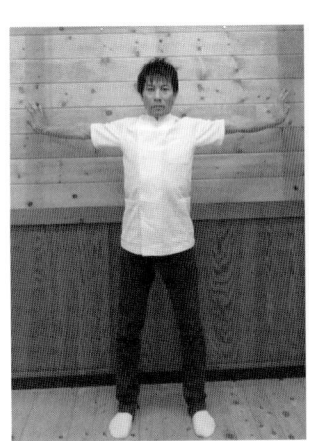

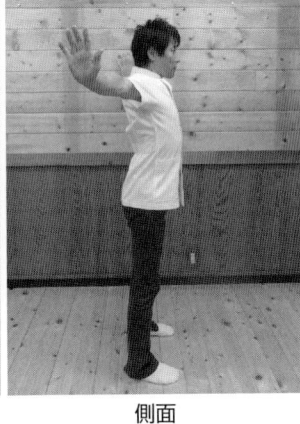

正面　　　　側面

②足は肩幅に開き，手のひらは大きく，広げ外側に向け手首は背屈させ両腕を後方に反らす．両腕が肩の高さより下がらないように注意する．
この体勢で10秒間キープします．

五十肩（肩関節周囲炎）

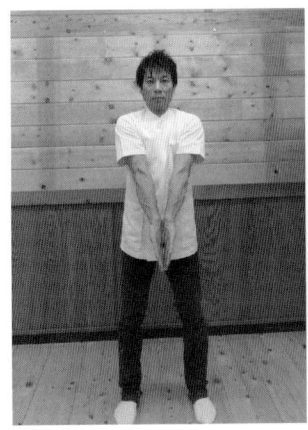

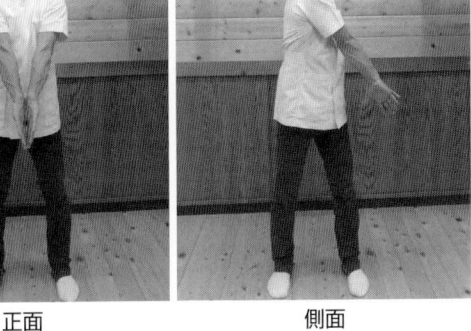

正面　　　　側面

①足は肩幅に開き，背すじを伸ばし，両手指は大きく広げて手背どおしを着け肘は出来るだけ伸ばし上半身を真横に捻る．
この体勢で10秒間キープします．反対側も同様に行う．

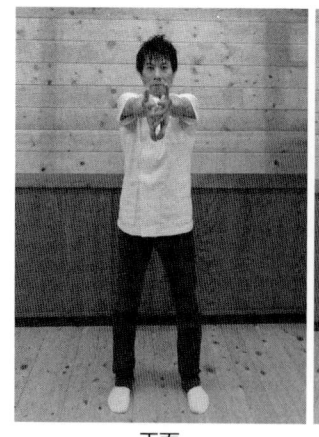

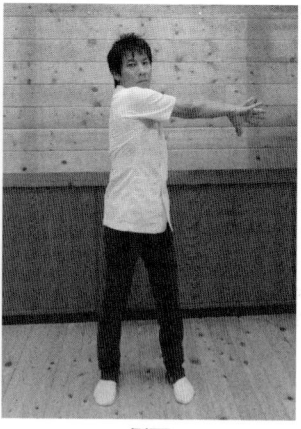

②足は肩幅に開き，背すじを伸ばし，両腕は肩の高さで両手指は大きく広げて手背どおしを着け肘は出来るだけ伸ばし上半身を真横に捻る．
この体勢で10秒間キープします．反対側も同様に行う．

正面　　　　　側面

猫背矯正（姿勢矯正）

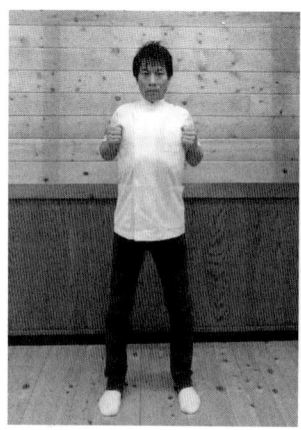

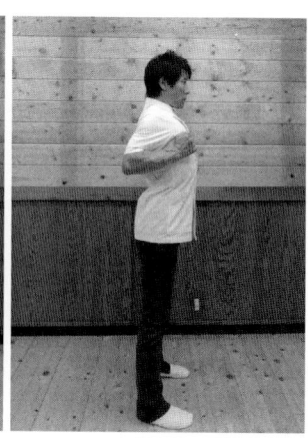

①背すじを伸ばして立ち，足は肩幅に開き両手は胸のあたりで握りこぶしを作りわきを軽くしめる．このとき肘は手首より下がっていること胸を斜め上に突き出すと同時に両肘を後方に引く．

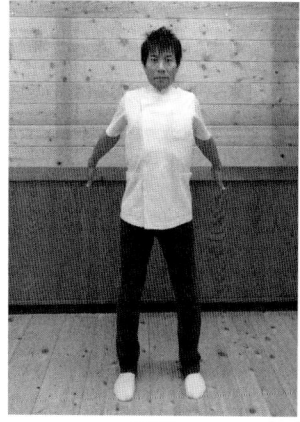

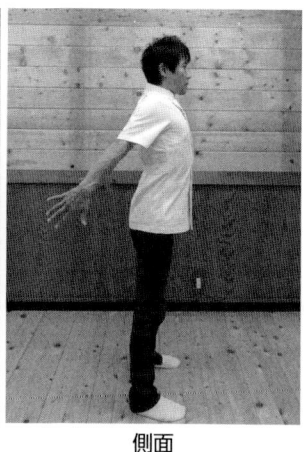

正面　　　　　側面

②足は肩幅に開き，両手の指をしっかり開き，胸を前上方に突き出しつつ，両腕を後方に伸ばし手のひらどおしが向かい合い肘をしっかりと伸ばす．
この体勢で10秒間キープします．

正面　　　　　側面

腰痛

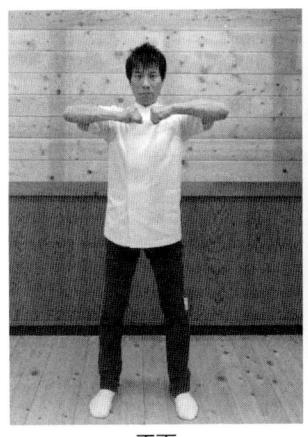

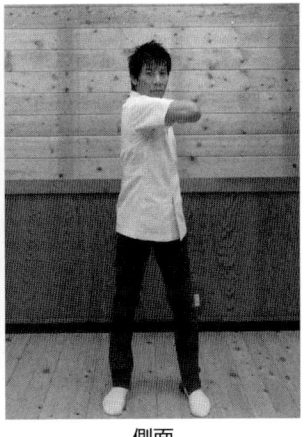

正面　側面

①足は肩幅に開き，両手で握りこぶしを作り，両肘を曲げ肩の高さまで上げる．左右のこぶしの間は，こぶし1つ分あけ，指は下向きになるようにする．背すじを伸ばして上半身を真横に捻る．
この体勢で10秒間キープします．反対側も同様に行う．

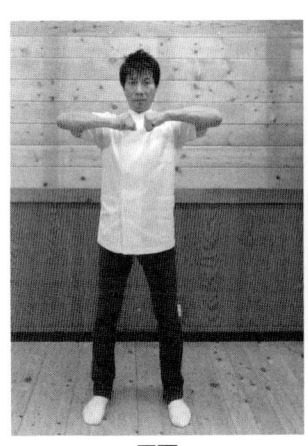

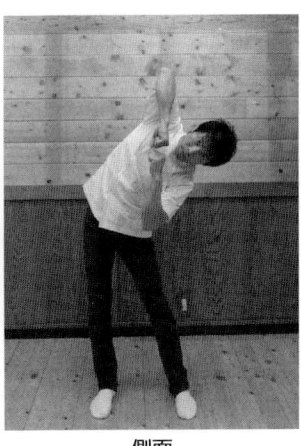

正面　側面

②足は肩幅に開き，両手で握りこぶしを作り，両肘を曲げ肩の高さまで上げる．左右のこぶしの間は，こぶし1つ分あけ，指は下向きになるようにする．背すじを伸ばして上半身を真横に倒す．
この体勢で10秒間キープします．反対側も同様に行う．

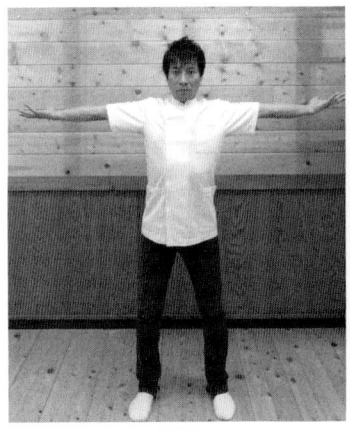

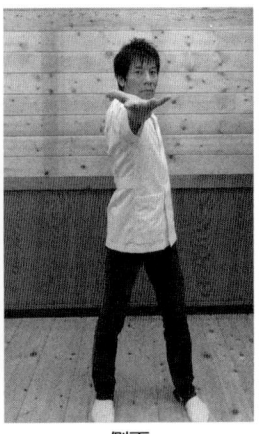

正面　側面

③足は肩幅に開き，手のひらを上に向け，両腕を肩の高さで真横に伸ばす．下半身は動かさず，上半身だけを捻ります．顔は正面に向き，後ろの腕が下がらないように注意する．
この体勢で10秒間キープします．反対側も同様に行う．

膝　痛

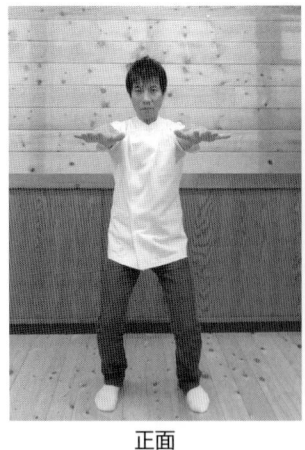

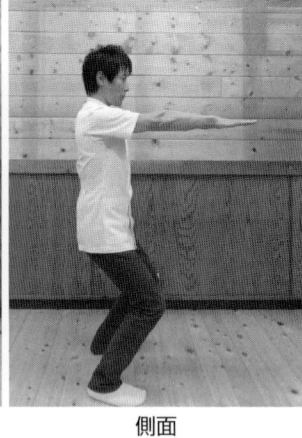

正面　　　　　側面

①足は肩幅に開き，膝を軽く曲げ，両腕は床に平行になるようにまっすぐ伸ばす．顔は正面を向き指先もまっすぐ前に伸ばす．
　この体勢で10秒間キープします．

側面

②イスに座り足のつま先にタオルをかけて膝の裏を伸ばします．
　この体勢で10秒間キープします．反対側も同様に行う．

側面

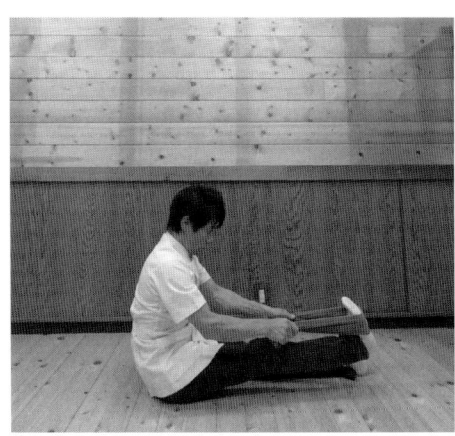

③床に座り足のつま先にタオルをかけて膝の裏を伸ばします．
　この体勢で10秒間キープします．反対側も同様に行う．

メタボリック　お腹引き締め

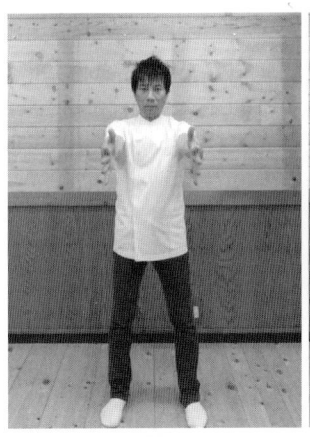

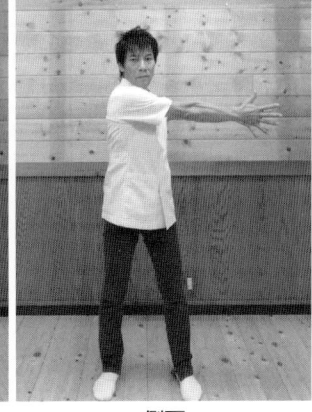

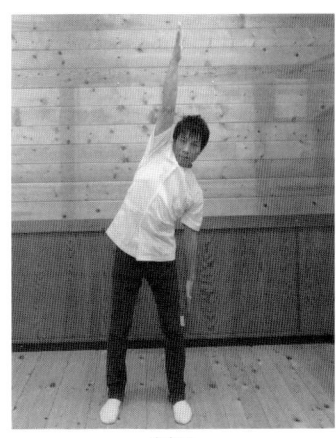

正面　　　　　　　側面

①足は肩幅に開き，両腕はまっすぐ伸ばし肩の高さまで上げ手のひらは，内側に向け上半身だけを真横に捻る．
この体勢で10秒間キープします．反対側も同様に行う．

側面

②足は肩幅に開き，両手のひらを大きく広げる．片方の手は真上に伸ばし，もう片方の手は真下に伸ばす．
この体勢で10秒間キープします．反対側も同様に行う．

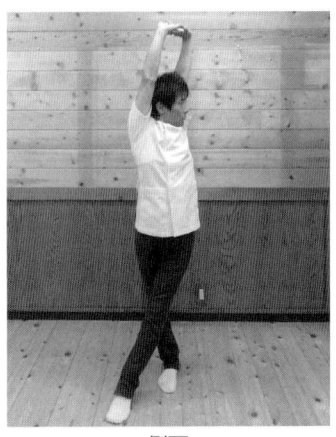

側面

③足は肩幅に開き，両手を組んで頭上にくるように腕を伸ばす．手のひらを返して上向きにする．片足を斜め一歩前に出すと同時に両腕を上方に伸ばす．さらに顔を真横に向ける．
この体勢で10秒間キープします．反対側も同様に行う．

著者紹介

長谷愼一（ながたに・しんいち）

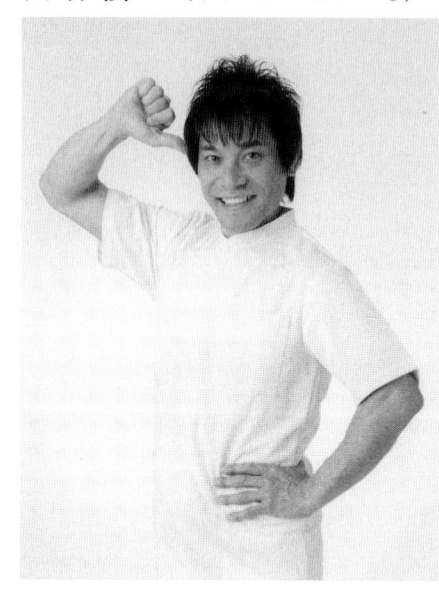

1959年生まれ
長谷接骨院院長／柔道整復師
中国国術損傷接骨技術員
接骨をベースに，体の歪みを整える姿勢均整術，筋肉のバランスを整える筋肉断層術，手首・足裏の反射療法などを考案．
丈夫な骨作りのための体操「骨骨☆体操シリーズ」を考案し骨骨☆先生として数々のメディアで活躍．CD，一般書，専門書など多数．

長谷 接骨院　http://homepage1.nifty.com/seikotu/

写真で見る 姿勢均整術と整復手技

2014年11月25日　第1刷発行

著　者　長谷 愼一
発行者　谷口 直良
発行所　㈱たにぐち書店
　　　　〒171-0014　東京都豊島区池袋2-69-10
　　　　TEL. 03-3980-5536　FAX. 03-3590-3630
　　　　http://t-shoten.com　　http://toyoigaku.com

落丁・乱丁本はお取り替えいたします。